Abenteuer Zahnmedizin
Der MEDI-LEARN Studienführer

1. Auflage

Autoren: Frederick Frank, Christian Weier, Jens Plasger

Herausgeber:
MEDI-LEARN Verlag GbR
Elisabethstr. 9, 35037 Marburg/Lahn

Herstellung:
MEDI-LEARN Verlag GbR, Standort Kiel
Dorfstraße 57, 24107 Ottendorf
Tel: 0431/78025-0, Fax: 0431/78025-262
E-Mail: redaktion@medi-learn.de, www.medi-learn.de

Verlagsredaktion: Nina Dalitz, Philipp Dahm, Leonie Koziol
Fachliche Co-Autoren: Hans-Peter Kaluza (SfH), Reinhard Karasek (Kanzlei Karasek), Dr. Alexander Zimmerhofer, Lioba Peters, Luisa Bergholz (ITB Consulting), Karl-Heinz Silbernagel (Deutsche Ärzteversicherung)

Lektorat: Denise Drdacky, Dr. Marlies Weier
Layout und Satz: Christian Gottschalk, Fritz Ramcke, Kristina Junghans
Illustration: Daniel Lüdeling, www.medi-learn.de/cartoons
Druck: A.C. Ehlers Medienproduktion GmbH
1. Auflage 2013

Fotos: istockphoto.com, Private Universität Witten Herdecke (Stadtfoto Witten), Koop (Stadtfoto Homburg, UKS), Georg Pöhlein (Stadtfoto Erlangen), KaVo Dental GmbH (Phantomköpfe)

ISBN-13: 978-3-938802-91-5
© 2013 MEDI-LEARN Verlag GbR, Marburg

Inhaltsverzeichnis

Eigener Herd ist Goldes wert — 62

Ohne Moos gar nix los! — 69

Endlich geht es los! — 83

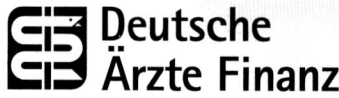

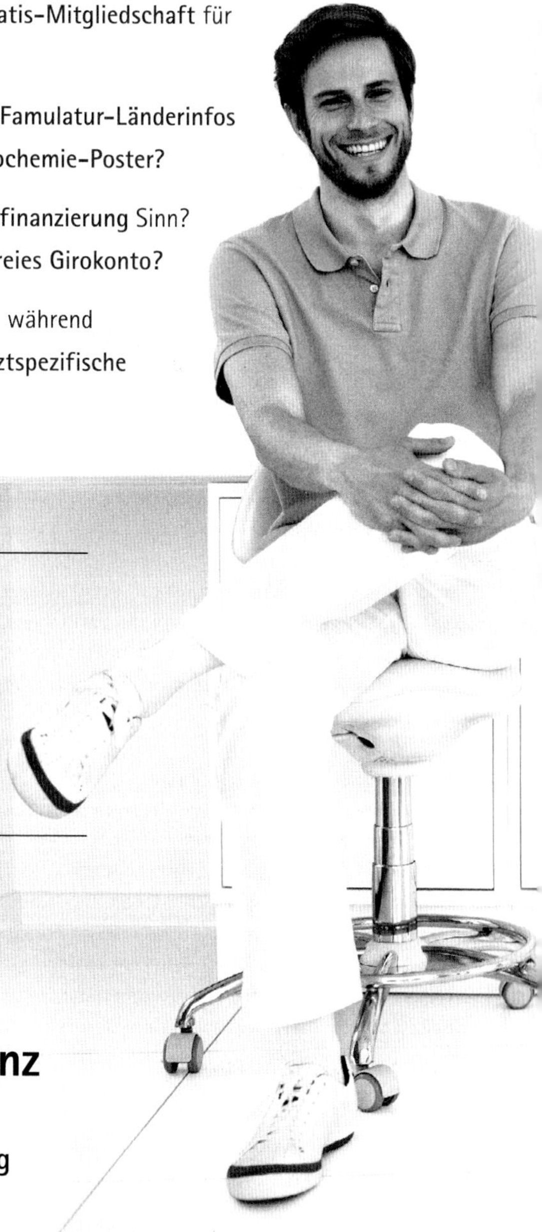

Vorwort zur ersten Auflage

„Zahnmedizin? Ist doch voll langweilig, nur im Mund zu arbeiten!"
„Leuten in den Mund schauen? Das könnte ich nicht!"

Kennst du solche Vorurteile? Vergiss bitte diese Klischees, denn mit diesem Buch werden wir dir beweisen, dass das Zahnmedizinstudium ein wirklich toller und interessanter Studiengang mit Zukunft ist, der weit über die Grenzen der Mundhöhle hinausreicht.

Das Studium ist die vielleicht schönste Zeit des Lebens. Auf den ersten Blick mag das pathetisch klingen, aber: Fast jeder, der im Berufsleben steht und auf sein Studium zurückblickt, denkt gerne an die guten alten Unizeiten zurück. Stress? Prüfungsdruck? Zweifel, ob das alles das Richtige ist? Mit solchen Dingen hat sicherlich jeder Student irgendwann einmal zu kämpfen – egal, ob er nun Skandinavistik studiert, Ingenieurwesen oder aber Zahnmedizin, wie du es beabsichtigst.

Das praxisorientierte Studium der Zahnmedizin gehört zweifellos zu denjenigen Studienfächern, die dir viel abverlangen. Hier sind nicht nur Fingerfertigkeit und gute Augen gefragt, sondern auch ein hohes Maß an Disziplin und Verantwortung. Aber genau darin steckt auch eine Chance, nämlich die Chance, dich zu einer Persönlichkeit zu entwickeln. Neben der fachlichen Ausbildung ist die Selbstentwicklung das Wichtigste, das dir die Uni bieten kann.

Am Anfang stehst du mit ein paar Unterlagen, einem Notizblock und Stift in der Hand und komischem Gefühl im Bauch vor einem großen Gebäude und denkst dir: „Hier werde ich also die nächsten Jahre meines Lebens verbringen? Hier werde ich also irgendwann an Zähnen bohren?" Abnehmen kann dir das mulmige Gefühl natürlich niemand. Aber wir von MEDI-LEARN möchten dir mit dem vorliegenden Studienführer den Start in das spannende Zahnmedizinstudium erleichtern. Bevor es in den späteren Kapiteln „ans Eingemachte" geht, beschäftigen wir uns deshalb zunächst mit den Grundlagen des Zahnmedizinstudiums und dem Berufsbild des Zahnarztes. Wie sieht der studentische bzw. zahnärztliche Alltag eigentlich aus? Jede Menge Erfahrungen von Studenten und praktizierenden Zahnärzten gewähren dir dabei vielfältige, authentische Einblicke.

Anschließend dreht sich alles um die Bewerbung für das Studium bei der Stiftung für Hochschulzulassung (SfH), die zentral alle Studienplätze für Zahnmedizin in Deutschland verteilt. Hier erfährst du, wie das Verfahren funktioniert und du die Chance auf einen Studienplatz an deiner Wunsch-Uni erhöhen kannst.

Wir geben dir Ratschläge für deinen Umzug in eine neue Stadt und wertvolle Tipps zur Sicherung deiner Finanzen. Danach dreht sich alles um die Zeit an der Uni selbst. Die ersten Tage und Wochen sind anstrengend, aber aufregend für jeden Studienanfänger. Was dich erwartet und was du beachten solltest, erfährst du alles in diesem Studienführer. Sicher interessiert dich auch, was du im Laufe deines Studiums theoretisch und praktisch lernen wirst. Von der Anatomie über die Phantomkurse bis hin zu den Behandlungskursen am Patienten – wir stellen dir alle Fächer und Kurse des Studiengangs Zahnmedizin ausführlich vor.

In vielen Bereichen des Buches lassen wir immer wieder Zahnmedizinstudenten, also „Zahnis", selbst zu Wort kommen. Außerdem sind jede Menge unserer eigenen Erfahrungen und Erlebnisse in diesen Studienführer mit eingeflossen.

Beim Lesen dieses Studienführers wirst du viele Verweise zu Onlineseiten finden. Grund dafür: MEDI-LEARN ist eine der größten Online-Communities für Medizin- und Zahnmedizinstudenten im deutschsprachigen Internet. Neben Informationen und Berichten rund um das Zahnmedizinstudium findest du auf www.medi-learn.de zahlreiche Foren, in denen sich Studenten, aber auch Schüler und Absolventen über verschiedenste Themen austauschen. Spezielle Foren eigens für Zahnmediziner findest du bei uns unter www.medi-learn.de/zahniforen.

Vielleicht hast du es schon in diesem Vorwort bemerkt: Zahnmedizinstudenten, aber auch „fertige" Zahnmediziner haben ihre eigene Sprache. Aus diesem Grund haben wir das Buch mit einem eigenen Glossar ausgestattet, in dem du alle Begriffe nachschlagen kannst, die du nicht auf Anhieb verstehst. Wir haben bewusst auf eine Erläuterung im Text verzichtet, um den Lesefluss nicht zu behindern. Darüber hinaus kannst du die Lektüre des Glossars auch als allererste Lehreinheit deines Zahnmedizinstudiums betrachten, quasi als „Einführung in den (zahn)medizin-studentischen Sprachgebrauch".

Ein abschließender Hinweis: Das verschulte Zahnmedizinstudium hat sich in den letzten Jahren verändert, die Zulassung zum Studium hat sich gewandelt und über Änderungen der Approbationsordnung wird derzeit diskutiert. Manche dieser Dinge befanden sich auch bei Redaktionsschluss dieser ersten Auflage noch im Umbruch. Damit du keine veralteten oder fehlerhaften Informationen erhältst, informieren wir dich über Neuerungen auf www.medi-learn.de.

Doch nun genug der Vorworte, viel Spaß beim Lesen!

Frederick Frank – Christian Weier – Jens Plasger

Kiel, im Januar 2013

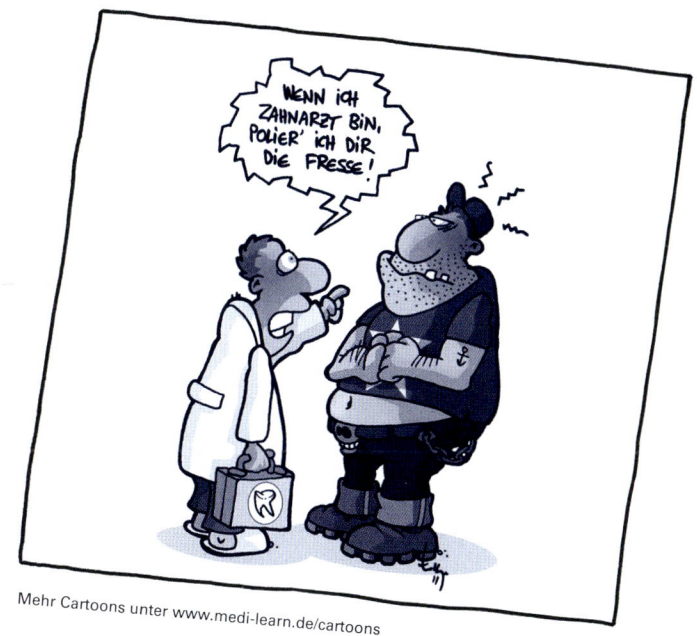

Mehr Cartoons unter www.medi-learn.de/cartoons

Informationen aus allererster Hand
Wer steckt hinter dem Studienführer?

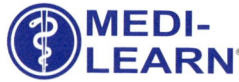 MEDI-LEARN wurde 1988 in Marburg als Repetito-
rium zur professionellen Vorbereitung für Human-
mediziner auf die Examina gegründet. Seit 1994
bietet MEDI-LEARN den so genannten Examensservice für Humanmediziner an, die kostenlose Veröffentlichung der Examensergebnisse im Internet
bereits am jeweiligen Prüfungstag. Rund um diese Serviceleistung wurden
immer neue Angebote für Studenten wie z. B. eine Studienplatztauschbör-
se, eine Prüfungsprotokolldatenbank und vieles mehr geschaffen.
Im Jahr 2001 fusionierte der Onlinebereich dann mit einem studentischen
Portal aus Magdeburg und die Webseite www.medi-learn.de wurde um einen umfangreichen redaktionellen Bereich, ein Forum, eine wöchentlich
erscheinende Onlinezeitung und viele andere Serviceleistungen erweitert.
Mittlerweile ist MEDI-LEARN im Internet eine zentrale Anlaufstelle für Me-
dizin- und Zahnmedizinstudenten sowie junge Ärzte geworden.
Nicht weniger als 550.000 Besucher rufen pro Monat die Webseiten auf.
Im Forum werden rund 12.000 Beiträge pro Monat von (Zahn-)Medizinstu-
denten und jungen (Zahn-)Ärzten geschrieben. Seit 2005 wird das Angebot durch einen Verlagsbereich abgerundet, in dem unter anderem Skripten angeboten werden, die eine ideale Vorbereitung für viele vorklinische
Fächer bieten.

Weiteres Verlagsangebot ist die MEDI-LEARN Zeitung, die fünf Mal im Jahr
in einer Auflage von 15.000 Exemplaren herausgegeben wird.

Seit 2007 gibt es den MEDI-LEARN Club für junge Human- und Zahnmediziner. Mit zahlreichen Leistungen (u. a. ein „medizinisches" Geschenk zur
Begrüßung und die MEDI-LEARN Zeitung kostenlos nach Hause) begleitet
er dich Semester für Semester von der Studienplatzbewerbung über das
Studium bis hin zum Staatsexamen. Die Mitgliedschaft ist kostenlos und
an keine Verpflichtungen gebunden. Unter www.medi-learn.de/club findest
du alle Leistungen im Überblick.

Unterm Strich versteht sich MEDI-LEARN als Ansprechpartner für junge Mediziner und Zahnmediziner. Das Buch „Abenteuer Zahnmedizin" stellt einen
weiteren Baustein in seiner umfangreichen Geschichte dar.

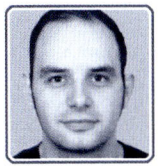

Frederick Frank, geboren 1979, hat in Kiel Zahnmedizin studiert und arbeitet als Assistenzzahnarzt in einer freien Praxis. Außerdem promoviert er an der Klinik für Mund-, Kiefer- und Gesichtschirurgie in Kiel.

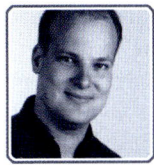

Christian Weier, geboren 1976, studierte von 1996 bis 2003 in Magdeburg und Kiel Humanmedizin. Bereits neben dem Studium baute er eine deutschlandweite Webseite für Medizinstudenten auf. Seit 2001 leitet er die Online-Redaktion und den Verlagsbereich von MEDI-LEARN.

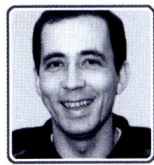

Jens Plasger, geboren 1971, studierte von 1991 bis 1998 in Hannover Humanmedizin. Neben seinem Studium entwickelte er einen Lernplaner für die medizinischen Staatsexamina. Seit 2001 arbeitet er in der Online-Redaktion von MEDI-LEARN, die er seit 2005 gemeinsam mit Christian Weier leitet.

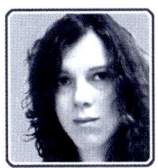

Nina Dalitz, Jahrgang 1987, begann 2006 mit dem Studium der Humanmedizin an der Charité Berlin. 2008 wechselte sie an die Universität Leipzig. Seit einem Praktikum bei MEDI-LEARN im Jahr 2009 ist sie journalistisch im Bereich Redaktion tätig. Derzeit befindet sie sich im 12. Fachsemester und absolviert Ihr Praktisches Jahr am Uniklinikum Straßburg.

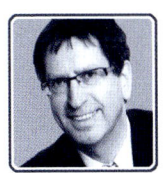

Rechtsanwalt Reinhard Karasek aus Marburg (Tel. 06421- 1 68 96-0) vertritt bereits seit vielen Jahren Studenten und zukünftige (Zahn-)Mediziner in Streitfällen rund um das (Zahn-)Medizinstudium. Als ausgewiesener Experte auf diesem Gebiet beantwortet er auf den Webseiten von MEDI-LEARN unter www.medi-learn.de/az103 juristische Fragen rund um das Medizinstudium und die zahnmedizinischen Examina. Herr Karasek hat für den Studienführer den Abschnitt über die Studienplatzklagen verfasst.

Wir möchten uns ganz herzlich bei Herrn Hans-Peter Kaluza und Herrn Bernhard Scheer von der Stiftung für Hochschulzulassung (SfH) in Dortmund bedanken, die uns mit Rat und Tat bei der fachlichen Überarbeitung des Kapitels zur SfH und Studienplatz-Vergabe immer wieder gerne zur Verfügung standen.

Ist Zahnmedizin überhaupt das Richtige für mich?

Einblicke in Studium und Arbeitsalltag

Jeder war schon als Patient beim Zahnarzt. Doch selbst Zahnarzt werden – ist das das Richtige? Die Aufgabe eines Zahnarztes ist die „Diagnose, Behandlung und Vorbeugung von Zahn-, Mund- und Kieferkrankheiten sowie Fehlstellungen". Konkret klärt ein Zahnarzt im Gespräch zunächst Vorerkranungen und aktuelle Beschwerden ab, d. h. er erhebt die Anamnese. Dann untersucht er den Patienten und stellt eine Diagnose. Daraufhin erstellt er wenn nötig einen Therapieplan.

Anamnese ➡ Befund ➡ Diagnose ➡ Therapie

Zahnreinigung, Bohren und mehr

Zähne beschleifen, Füllungen legen, Wurzelkanäle aufbereiten... Das sind Beispiele für therapeutische Maßnahmen. Unter anderem führen Zahnärzte auch folgende Aufgaben durch:

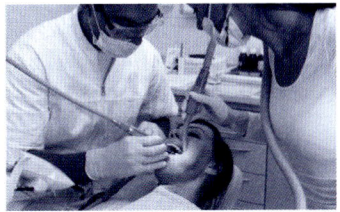

– Prothetik: festen und herausnehmbaren Zahnersatz herstellen und einsetzen.
– Parodontologie: Behandlung des Zahnhalteapparates, z. B. Zahnfleischtaschen säubern.
– Kieferorthopädische Maßnahmen: z. B. Zahnspangen anpassen.
– Chirurgie: z. B. Zysten operieren.

Doch als Zahnarzt kümmerst du dich nicht nur direkt um die Patienten, sondern auch um Verwaltung und Organisation – und das täglich. Nicht jeder Zahnarzt arbeitet in einer Praxis oder Klinik. Einige gehen als Forscher an die Hochschule oder eine Forschungseinrichtung. Es ist auch möglich, dich bei der Bundeswehr, Gesundheitsämtern, kassenzahnärztlichen Vereinigungen (KZVen) oder Zahnärztekammern zu bewerben. Zum Teil stellen auch privatwirtschaftliche Unternehmen, z. B. aus der Pharma- oder Dentalindustrie, Zahnärzte ein. Die Aufgaben gehen also in jedem Fall weit über Zahnreinigung und Bohren hinaus. Studium und Berufsbild sind vielseitig, aufregend und sehr herausfordernd.

Gutes Abitur ist (fast) Pflicht

Zahnmedizin ist ein Hochschulstudium. Wie für alle Studiengänge an Hochschulen brauchst du also auch dafür das Abitur. Es ist gleichzeitig der höchste „allgemeinbildende" Schulabschluss. Es gibt nur einen begrenzten Bedarf an Zahnärzten und das Studium ist für die Universitäten recht kostenintensiv – u. a. sind für jeden Studenten ein eigener Behandlungsplatz und ein Laborplatz nötig. Deshalb ist das Studium zentral zulassungsbeschränkt und du musst dich über hochschulstart.de bei der Stiftung für Hochschulzulassung dafür bewerben.

SURFTIPP

Wege ins Studium

Ausführliche Informationen zu Studienwahl, Finanzierung und Studium findest du unter:
• www.medi-learn.de/az001

Je besser die Abiturnote, desto höher sind deine Chancen. Eine mittelmäßige oder schlechte Leistung im Abitur könntest du schnell bereuen, wenn du wirklich Zahnmedizin studieren möchtest. Eventuell kannst du versuchen, mehrere Jahre zu warten, um doch einen Platz zu erhalten. Auch ohne Abitur ist es möglich, einen Studienplatz zu erhalten. Dafür sind in der Regel eine Berufsausbildung und mehrere Jahre Berufserfahrung nötig. Die Voraussetzungen hierfür sind in den meisten Bundesländern verschieden.

Das Studium

Zeitaufwendig, anstrengend, teuer – und trotzdem schön

„Zahnmedizin umfasst die Vorbeugung, Erkennung und Behandlung von Erkrankungen im Zahn-, Mund- und Kieferbereich". So steht es im Lexikon. Als Student solltest du nicht nur Interesse an medizinischen Zusammenhängen besitzen, sondern auch über manuelles Geschick und gute Augen verfügen. Denn sowohl während der Ausbildung als auch im Beruf wirst du sehr viel Zeit mit zahnmedizinischen Instrumenten verbringen. Das Studium ist stark zahntechnisch ausgerichtet und praktisch ausgerichtet und es ist eines der anspruchsvollsten. Auch mit sehr gutem Abitur ist das Studium sehr zeitaufwendig und anstrengend. Kommunikationsstärke und Ehrgeiz sind essenziell, Informationsbeschaffung ist eine gefragte Fähigkeit. Du solltest dir im Klaren darüber sein, dass du für einige Prüfungen sprichwörtlich Tag und Nacht lernen musst (auch wenn das beim Bio-Leistungskurs noch anders war) und, dass das Studium verhältnismäßig teuer ist – du musst die Ausrüstung und Material selbst bezahlen. Über das Studium verteilt darfst du hier mit einigen 1000 Euro Kosten rechnen. Stelle dich außerdem darauf ein, dass du Verantwortung übernehmen und dich ab und zu durchsetzen musst. Trotz alledem macht Zahnmedizin auch eine Menge Spaß.

Fünf Jahre bis zum Staatsexamen

Vorklinik	Klinik	Staatsexamen
1.–5. Semester	6.–10. Semester	6 Monate (1 Semester)

Zahnmedizin wird in Deutschland nicht auf Bachelor und Master (Master nur als postgraduale Weiterbildung möglich) studiert, sondern schließt nach fünfeinhalb Jahren mit dem Staatsexamen ab. Die elf Semester Regelstudienzeit sind in zwei Abschnitte untergliedert, nämlich „Vorklinik" und „Klinik".

Im vorklinischen Abschnitt stehen vor allem praktische zahntechnische Kurse und viel medizintheoretisches Basiswissen auf dem Stundenplan. Im klinischen Abschnitt erwarten dich dann Patientenbehandlungen wie im späteren Beruf – die Klinik ist insgesamt sehr praxisbezogen. Große Prüfungen während des Studiums sind:

- Naturwissenschaftliche Vorprüfung („Vorphysikum") nach zwei Semestern
- Zahnärztliche Vorprüfung („Physikum") nach fünf Semestern
- Zahnärztliche Prüfung („Staatsexamen") im Anschluss an das zehnte Semester (Dauer max. sechs Monate)

Das zum Teil recht verschachtelte Studium befindet sich aktuell in einer Umbruchphase, weil die Approbationsordnung, die noch aus dem Jahr 1955 stammt, bald erneuert werden soll.

Studierende und Studienanfänger im 1. Fachsemester Zahnmedizin nach angestrebtem Abschluss in Deutschland

Staatsexamen	2000	2010
Studierende	12.569	13.058
Studienanfänger	2.092	2.264

Quelle: Statistisches Bundesamt – Fachserie 11 Reihe 4.1, Studierende an Hochschulen; Sonderauswertung des Statistischen Bundesamts

Nach dem Studium zwei Jahre Assistenzzeit

Nach fünfeinhalb Jahren bist du Zahnarzt. Die anschließende zweijährige Assistenzzeit ist keine Pflicht, wird aber von den meisten nach dem Studium absolviert, da sie Voraussetzung für die Abrechnung mit den gesetzlichen Krankenkassen ist. Ein Großteil der „frisch gebackenen" Zahnärzte verbringt seine Assistenzzeit in einer Zahnarztpraxis.

Nach der Assistenzzeit bist du berechtigt, dich „niederzulassen", also eine eigene Praxis aufzumachen, in der du sowohl gesetzlich- als auch privatversicherte Patienten behandeln darfst. Hier geht der Trend immer mehr zur Gemeinschaftspraxis.

Berufsbild Zahnarzt

Arbeitsort: Praxis oder Klinik

Die wichtigsten Arbeitsplätze für Zahnärzte sind Praxen und Kliniken. In der Klinik bist du einer von vielen Angestellten und musst dich in einer Hierarchie zurechtfinden. In einer Praxis bist du dein eigener Chef, allerdings trägst du ein hohes Risiko und musst i. d. R. erst mal viel Geld in Räumlichkeiten und Ausstattung investieren – das können auch schon mal 500.000 Euro sein. Bei der Entscheidung zwischen Klinik und Praxis spielen also nicht nur persönliche Vorlieben, sondern auch finanzielle Möglichkeiten eine große Rolle.

SURFTIPP

Das Zahnmedizinstudium

- Kurzcharakteristik des Studiengangs (Bundesagentur für Arbeit): www.medi-learn.de/az002

- In Deutschland gibt es rund 14.400 Zahnmedizinstudenten. Sie studieren an diesen Unis: www.medi-learn.de/az003

- In Österreich gibt es rund 2.200 Zahnmedizinstudenten in Graz, Innsbruck und Wien: www.medi-learn.de/az004

- In der Schweiz gibt es rund 1.400 Zahnmedizinstudenten in Basel, Bern, Genf und Zürich: www.medi-learn.de/az005

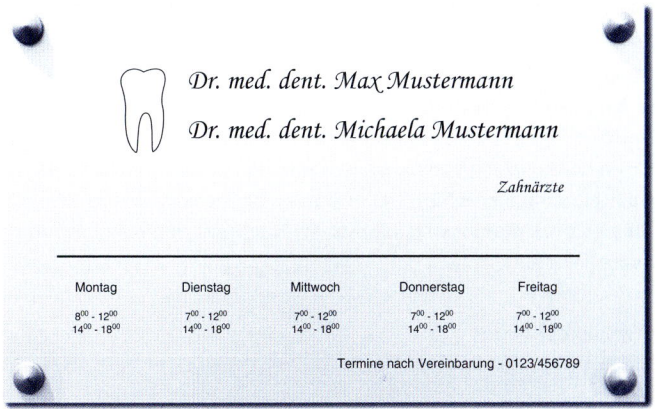

**Arbeitszeit: Zu den Öffnungszeiten kommen
weitere Arbeitsstunden hinzu**

Als selbstständiger Zahnarzt in einer eigenen Praxis kannst du dir deine Arbeitszeit selbst einteilen. Über typische Öffnungszeiten kannst du dich z. B. im Branchenbuch nach „Zahnarzt" informieren. Natürlich kommen zu diesen Zeiten noch weitere Stunden dazu, z. B. gelegentliche Not- und Bereitschaftsdienste am Wochenende oder (selten) in der Nacht. Außerdem benötigst du täglich eine gewisse Zeit zur Vor- und Nachbereitung, zur Abrechnung und für weiteren „Papierkram". Gemeinschaftspraxen haben i. d. R. längere und häufig durchgehende Öffnungszeiten. Im Krankenhaus erwarten dich meist Schichtbetrieb oder Arbeitszeiten von 8:00 bis 16:30 Uhr mit Notdiensten am Abend und am Wochenende.

**Die „goldenen Zeiten"
sind vorbei**

Im Jahr 2006 betrug die Arbeitslosenquote bei Zahnmedizinern 1,5 Prozent. 2011 waren nur knapp 500 Zahnmediziner arbeitslos gemeldet. Unter Zahnärzten herrscht nahezu Vollbeschäftigung. Die „goldenen"

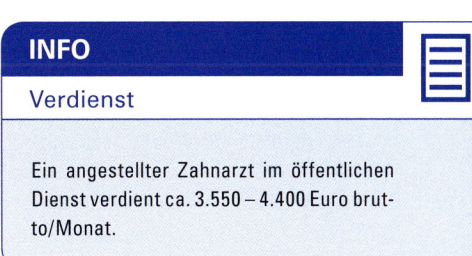

INFO

Verdienst

Ein angestellter Zahnarzt im öffentlichen Dienst verdient ca. 3.550 – 4.400 Euro brutto/Monat.

Zeiten sind aber erst einmal vorbei. Das liegt vor allem an beschränkten Kassenleistungen und stagnierenden Honoraren. Auch die höhere Zahnarztdichte und damit verbundene Konkurrenz spielen eine Rolle. In der richtigen Region kannst du aber mit ausreichend Engagement, Kompetenz und Dienstleistungsbereitschaft als niedergelassener Zahnarzt auch heutzutage noch gut verdienen. All zu viele Gedanken über den Arbeitsmarkt lohnen sich jedoch nicht. Wenn du mit dem Studium fertig bist, also in frühestens fünfeinhalb Jahren, kann sich schon viel geändert haben. Laut einer Umfrage unter Zahnärzten sind im nächsten Jahr keine gravierenden Einschnitte zu erwarten: Lediglich neun Prozent der Praxisinhaber gehen davon aus, dass es für sie schlechter wird. 53 Prozent erwarten, dass ihr Umsatz „steigen" oder sogar „deutlich steigen" wird.

SURFTIPP

Social Network für Zahnmedizin

Informationen aus erster Hand erhältst du auch im Zahnibereich von MEDI-LEARN und dem Blog „Abenteuer Zahnmedizin:"

- www.medi-learn.de/az006

Wir würden uns freuen, wenn du auch unsere Facebook-Seite für Zahnmediziner besuchen würdest. Du findest dort jede Menge Infos und News für Zahnmedizinstudenten und junge Zahnärzte:

- www.medi-learn.de/az007

Unsere Zahnmedizinforen findest du unter dem folgenden Link:

- www.medi-learn.de/az008

Am besten sind natürlich Informationen aus erster Hand. Unterhalte dich deshalb mit Zahnärzten und Zahnmedizinstudenten, wenn es irgendwie möglich ist. Mache lieber ein Praktikum vor dem Studium, auch wenn es nur ein einziger Tag ist, um einen Einblick in den Arbeitsalltag zu erhalten.

Fragen Sie Ihren Zahnarzt!

Wenn man sich wie du ernsthaft mit der Frage beschäftigt, ob Zahnmedizin das richtige Studienfach bzw. Zahnarzt der richtige Beruf für dich ist, sollte man am besten mit jemandem sprechen, der das Studium bereits hinter sich hat und nun als Zahnarzt tätig ist. Falls du keinen Zahnmediziner in der Verwandtschaft oder im Bekanntenkreis hast, kannst du z. B. auch deinen eigenen Zahnarzt fragen. Er gibt seine Erinnerungen und Erfahrungen sicher gerne an dich weiter!

INFO

Situation der Zahnärzteschaft

Zahlen und Fakten zur Situation der Zahnärzteschaft:

- www.medi-learn.de/az009

Bundeszahnärztekammer zur Situation der Zahnärzteschaft:

- www.medi-learn.de/az010

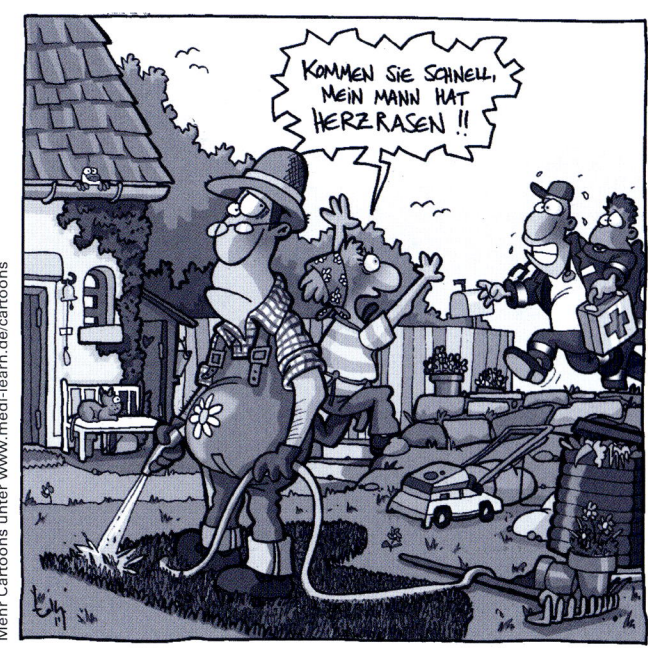

Mehr Cartoons unter www.medi-learn.de/cartoons

Warum ich Zahnmediziner wurde

Interview mit praktizierenden Zahnärzten

 „Warum bist du Zahnarzt geworden?" Diese Frage haben wir zwei praktizierenden Zahnärzten gestellt: Sven und Claudia. Die Antworten der beiden Zahnärzte geben unterschiedliche und abwechslungsreiche Einblicke in mögliche Beweggründe ein Studium der Zahnmedizin zu beginnen.

Beschreibt bitte kurz euren Werdegang. Welche Höhepunkte und welche Tiefpunkte gab es im Zahnmedizinstudium?

Sven:

Nach dem Abitur mit 19 Jahren habe ich meinen Zivildienst im Krankenhaus gemacht. Die Abinote war nicht so berauschend. Deshalb habe ich erstmal drei Jahre als Rettungssanitäter gearbeitet, bevor ich in Halle/Saale mit dem Studium beginnen konnte. Die Höhepunkte im Studium waren das bestandene Physikum und natürlich das Staatsexamen. Das war nach den langen Lernphasen jedes Mal ein unglaublicher Befreiungsschlag. Interessant fand ich auch Anatomie und Mund-Kiefer-Gesichtschirurgie (MKG). Mein Tiefpunkt war der zweite Prothetik-Kurs, weil ich diesen zweimal wiederholen musste.

Claudia:

Meine Schulzeit verlief ohne Probleme, dabei hat mich der Bio-Leistungskurs sehr interessiert. Durch mein gutes Abitur (1,3) habe ich gleich mit 18 einen Studienplatz in meiner „Traumstadt" Hamburg erhalten. Alles war so aufregend: die fremde Stadt, die vielen neuen Leute … Beim ersten Testat (Schädeltestat) wusste ich gar nicht, wann, und vor allem, wie ich anfangen sollte, zu lernen. Aber mit der Zeit kommt die Routine. Der Höhepunkt der Vorklinik war definitiv der Präpkurs. Auch das Physikum war nicht so schwer, wie ich immer dachte. Die Negativpunkte waren Biochemie und Physio. Für Biochemie brauchte ich drei Versuche, dann hat es zum Glück geklappt. Die klinische Zeit verlief reibungsloser, besonders die Behandlungskurse haben mir viel Spaß gebracht. In dieser Zeit hat sich bestätigt, dass Zahnmedizin das Richtige für mich ist. Ich habe jetzt eine Stelle an einer Klinik bekommen und beginne dort in der Prothetik mit meiner Assistenzzeit. Evtl. werde ich auch noch die Kieferorthopädie ausprobieren.

Mit welcher Motivation habt ihr euch entschieden, Zahnmedizin zu studieren?

Sven:

Eine Rolle hat auf jeden Fall gespielt, dass mein Vater Zahnarzt ist und ich eventuell die Praxis übernehmen möchte. Aber ich habe schon während des Zivildienstes gemerkt, dass der Bereich Medizin mich interessiert. Ich gehe gerne mit Menschen um, wollte handwerklich arbeiten und einen Beruf lernen, der mich intellektuell ebenso wie manuell fordert und mich mit Menschen zusammenbringt.

Claudia:

Ich fand die Verbindung von Handwerk und Medizin spannend, sowie die Vielzahl an Möglichkeiten, die dieser Beruf bietet. Der Gedanke, anderen Menschen helfen zu können, hat mich einfach fasziniert. Auch wenn sich das etwas platt anhört. Ernsthaft darüber nachgedacht, etwas anderes zu studieren, habe ich eigentlich nicht. Irgendwie wusste ich, dass das der richtige Beruf für mich ist!

Wie bewertet ihr eure Entscheidung rückblickend? Wer sollte Zahnmedizin studieren?

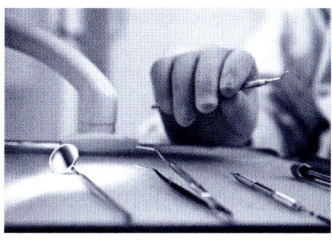

Sven:

Ehrlich gesagt: Ich persönlich würde wahrscheinlich nicht nochmal Zahnmedizin studieren ... Das Studium ist sehr anstrengend und die Belohnung kommt erst nach dem Examen. Durchhaltevermögen und Belastbarkeit sind unbedingte Voraussetzungen. Und zwei linke Hände gehen gar nicht!

Claudia:

Ich denke, dass eine Portion Idealismus dazugehört, dieses Studium auf sich zu nehmen und es durchzustehen. Ich wusste, was ich wollte, auch wenn ich manchmal nicht wusste, wie ich das erreichen sollte. Wenn ich aus Prestige oder Geldgründen den Zahnarztberuf gewählt hätte, hätte ich wahrscheinlich schon früh aufgegeben.

Wie sieht der Alltag als Zahnarzt für euch heute aus? Was macht euch am meisten Spaß? Was am wenigsten?

Sven:
Mir macht tatsächlich das Bohren am meisten Spaß. Außerdem gibt es mehr Abwechslung, als ich dachte. Man behandelt einen Patienten nach dem anderen. Das Negative sind undankbare Patienten, die denken, man will ihnen etwas Böses.

Claudia:
Ich arbeite seit ein paar Monaten als Assistenzärztin im Universitätskrankenhaus Eppendorf. Im Moment betreue ich einen klinischen Behandlungskurs in der Prothetik: Das kann sehr stressig, aber auch sehr lehrreich sein. Der Umgang mit den Studenten macht mir viel Spaß. Es gibt zwar fast täglich Fälle, bei denen ich beim Oberarzt nachfragen muss, aber ich habe nette Kollegen, die mir immer mit Rat und Tat zur Seite stehen. Außerdem schreibe ich eine Doktorarbeit in der Kieferorthopädie.

Welche Tipps würdest ihr Studenten, die jetzt vor der Entscheidung stehen, Zahnmedizin zu studieren, mit auf den Weg geben?

Sven:
Vorher unbedingt ein Praktikum beim Zahnarzt oder Zahntechniker machen. Wenn man sich für das Studium entschieden hat, dann: Augen zu und durch. Nie aufgeben! Und an sich selbst glauben.

Claudia:
Der Zahnarztberuf ist einer der schönsten, die es gibt. Auch wenn das Studium mitunter endlos, schwierig erscheint, nicht ganz billig ist, und es vorher immer Leute gibt, die einem abraten wollen: Wer den Entschluss für sich gefasst hat, sollte sich davon nicht abbringen lassen! Man muss sich sein Ziel zwischendurch immer wieder vor Augen führen. Und die Momente, in denen man weiß, warum man gerade diesen Beruf gewählt hat, gut im Gedächtnis behalten.
Zum Beispiel solche, wenn sich Patienten für die Behandlung bedanken und man merkt, dass man etwas leisten kann.

Fazit

Abschließend lässt sich folgendes sagen: Wer gerne Zahnmedizin studieren möchte, sich über das Studium und die spätere berufliche Tätigkeit informiert hat und wirklich bereit ist, die Herausforderung anzunehmen, der sollte es auch machen. Bereits früh im Studium wirst du merken, wie interessant das Erlernen der verschiedensten Vorgänge im menschlichen Körper ist. Darfst du nach dem Studium die erlernten Tätigkeiten schließlich anwenden, so wirst du merken, dass sich die lange, oft mühsame Zeit der Ausbildung gelohnt hat! Du wirst immer mehr Verantwortung für die eigene Tätigkeit und für die eigenen Patienten übernehmen. Dabei wirst du feststellen, dass diese 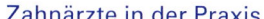Verantwortung, verbunden mit der Möglichkeit, den Patienten wirklich zu helfen, sehr viel Freude bereitet und Erfüllung für das eigene Leben bringt.

SURFTIPP

Zahnärzte in der Praxis

Weitere Infos zu praktizierenden Zahnärzten findest du im Forum unter:

- www.medi-learn.de/az011

Weitere Informationen rund um den Zahnarztberuf erhältst du auch auf den Seiten des Arbeitsamtes unter:

- www.medi-learn.de/az012

ZUSAMMENFASSUNG

Ist Zahnmedizin überhaupt das Richtige für mich?

Die Note ist nicht der entscheidende Faktor

Auch wenn eine gute Abinote wichtig ist, um einen Studienplatz in Zahnmedizin zu bekommen, sollte im Umkehrschluss eine sehr gute Abinote nicht der einzige Grund für die Auswahl des Faches sein.

Erst kommt die Theorie

Zu Beginn des Zahnmedizinstudiums wirst du dich neben den praktischen Kursen auch mit sehr viel Theorie herumschlagen müssen. Spätestens im klinischen Studienabschnitt (ab 6. Semester) ist die Ausbildung aber praktisch orientiert und du wirst viel am Patienten arbeiten.

Nach dem Studium in die Praxis

Nach dem Zahnmedizinstudium musst du dich auf mindestens zwei Jahre Assistententätigkeit einstellen. Die ist zwar keine Pflicht, aber fast jeder Zahnarzt durchläuft sie, weil die Assistenzzeit Voraussetzung für die kassenzahnärztliche Zulassung ist.

Rechne mit Überstunden

Trotz des europäischen Arbeitszeitgesetzes arbeiten Ärzte in Kliniken immer noch mehr als 40 Stunden in der Woche, auch Zahnärzte. In einer eigenen Praxis kannst du dir die Zeit selbst einteilen, hast aber mehr finanzielles Risiko. Sei dir im Klaren darüber, dass du auch außerhalb der Sprechzeiten arbeiten musst, z. B. für die Abrechnung und Verwaltung.

Die Hierarchie im Krankenhaus

Die meisten Zahnärzte arbeiten in einer Praxis, viele Zahnärzte arbeiten aber natürlich auch in Krankenhäusern. In fast jedem Krankenhaus herrscht eine steile Hierarchie, in der die jungen Assistenzärzte einen der unteren Ränge bekleiden.

Zahnarzt – eigentlich ein sicherer Job

Unter Zahnärzten herrscht nahezu Vollbeschäftigung. Die „goldenen" Zeiten sind aber erst einmal vorbei. Das liegt vor allem daran, dass die Kassenleistungen beschränkt wurden und die Honorare nur in sehr kleinen Schritten angepasst werden. Auch die höhere Zahnarztdichte und die damit verbundene Konkurrenz spielen eine Rolle. In der richtigen Region sowie mit Engagement, Kompetenz und Dienstleistungsbereitschaft kannst du als niedergelassener Zahnarzt auch heutzutage gut verdienen.

Wenn du mit dem Studium fertig bist, also in frühestens fünfeinhalb Jahren, kann sich schon viel geändert haben. Hast du jedoch den richtigen Beruf gewählt, wirst du dich auf jeden Fall selbst „verwirklichen" können.

ZUSAMMENFASSUNG

Ist Zahnmedizin überhaupt das Richtige für mich?

Fragen Sie Ihren Zahnarzt

Das Studium der Zahnmedizin und die Tätigkeit als Zahnarzt ist ein faszinierender Weg, bei dem du zum einen naturwissenschaftlich einmalige Einblicke in den menschlichen Körper bekommst und zum anderen durch deine Arbeit Menschen helfen kannst. Um die Begeisterung noch einmal aus erster Hand zu hören, solltest du dich auf jeden Fall einmal mit Studenten und Zahnärzten unterhalten und vielleicht sogar ein paar Stunden in einer Praxis hospitieren.

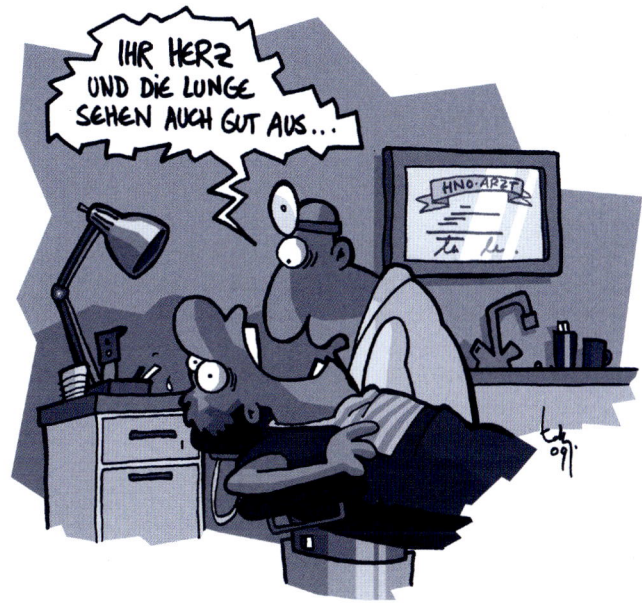

Mehr Cartoons unter www.medi-learn.de/cartoons

In diesen 30 Städten in Deutschland kannst du Zahnmedizin studieren:

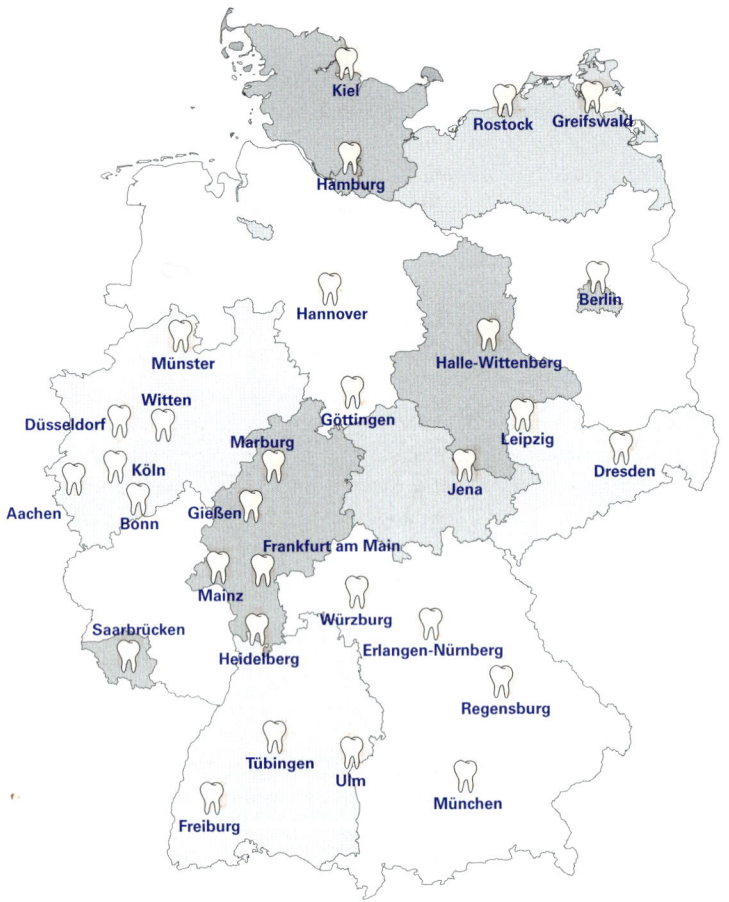

Kiel

Rostock   Greifswald

Hamburg

Hannover

Berlin

Münster

Halle-Wittenberg

Witten

Düsseldorf   Göttingen

Marburg   Leipzig

Köln   Jena   Dresden

Aachen   Bonn   Gießen

Frankfurt am Main

Mainz   Würzburg

Saarbrücken   Erlangen-Nürnberg

Heidelberg   Regensburg

Tübingen   Ulm

Freiburg   München

Verschiedene Uni-Typen für verschiedene Studenten-Typen
Wo studiere ich am besten?

Ist die Entscheidung zum Zahnmedizinstudium prinzipiell gefallen, stellt sich sehr schnell die Frage, wo man am liebsten studieren würde. Allerspätestens beim Ausfüllen der Onlinebewerbung der „Stiftung für Hochschulzulassung" (SfH) gilt es, diese Frage zu beantworten. Neben taktischen Überlegungen, die später im Detail erläutert werden, spielen Aspekte wie Größe, Ansehen der Uni und natürlich die Stadt, in der die Uni steht, eine wichtige Rolle bei der Auswahl. Wir stellen dir nun unterschiedliche Kriterien vor, die bei der Wahl des Studienortes eine wichtige Rolle spielen können. Was davon im Einzelfall für dich zutrifft und wichtig ist, musst du persönlich entscheiden – wir können nur die grobe Richtung und ein wenig Orientierung vorgeben.

Viel Selbstständigkeit, aber auch viele Möglichkeiten: Die große Uni

Was zeichnet eine große Uni aus? Erfahrungsgemäß werden hier mehr fakultative (freiwillige) Zusatzveranstaltungen angeboten, so dass nicht nur das Pflichtprogramm absolviert werden kann, sondern auch zahlreiche Möglichkeiten bestehen, „nach links und nach rechts" zu gucken und nach Interesse Veranstaltungen zu belegen. Das breite Themenspektrum bedeutet auch bei der späteren Suche nach einer Doktorarbeit eine größere Wahlfreiheit. Die großen Unis verlangen oftmals mehr Selbstständigkeit von ihren Studenten. An einer großen Universität herrscht etwas größere Anonymität: Häufig kennen sich Dozenten und Studenten nur flüchtig. Nicht selten sieht man den Dozenten in der Abschlussprüfung zum ersten Mal oder der Professor kann sich in einer Sprechstunde nicht auf Anhieb daran erinnern, dass du schon einmal bei ihm im Seminar warst. Ob die größere Anonymität nun positiv oder negativ zu bewerten ist, hängt natürlich von deinen persönlichen Vorlieben ab. Befindet sich die große Uni in einer entsprechend großen Stadt, gibt es hier natürlich auch ein breiteres Kultur- und Freizeitangebot als an kleineren Standorten. Es ist jedoch zu erwähnen, dass der klinische Studienabschnitt viel persönlicher wird, da man in der Regel während eines Kurses von den gleichen Personen betreut wird. Zu den großen Zahnmedizin-Standorten (ca. 100 Zulassungen pro Jahr) zählen unter anderem:

Berlin, Erlangen-Nürnberg, Frankfurt am Main, Freiburg, Göttingen, München, und Münster. Du findest diese und weitere Unis im zweiten Teil dieses Buches ab Seite 202 vorgestellt

Das verschulte Studium mit dem persönlichen Touch: Die kleine Uni

Und was zeichnet die kleine Uni aus? Hier kennt man sich, die Atmosphäre ist oft familiär. Es ist normal, dass dich die Dozenten beim Namen ansprechen! Durch den engeren Kontakt, auch zu den anderen Studenten, lassen sich viele Probleme des Studienalltags recht einfach lösen. Wegen der übersichtlichen Studentenzahl sind die Dozenten hier gerne bereit, ein Gespräch auf dem Gang zu führen, die Kommunikationswege sind insgesamt kürzer als an großen Fakultäten. Das Studiensystem ist an den kleinen Standorten häufig verschulter: Zu Anfang des Semesters wird ein Stundenplan veröffentlicht, an den du dich mehr oder weniger zu halten hast. An den kleineren Standorten hat man als Student meist bessere Chancen, eine gute und günstige Wohnung zu finden, da weniger Studenten um ein und dieselbe Unterkunft buhlen. Da das Freizeitangebot sich meist in überschaubaren Dimensionen abspielt, ist auch hier die Chance, außerhalb der Uni Mitstudenten zu treffen, recht groß. Zu den kleinen Unis (ca. 50 Zulassungen pro Jahr) zählen zum Beispiel: Rostock, Halle, Greifswald

3x umsteigen oder 3 Schritte bis zur nächsten Veranstaltung? Campus-Uni oder dezentrale Uni?

Ein Punkt bei der Ortswahl ist auch die Frage, ob du an einer großen oder kleinen Uni studieren möchtest. Groß und klein – das hängt einerseits von der Größe der Stadt ab, andererseits von den Strecken, die du zwischen den einzelnen Veranstaltungsorten zurückzulegen hast: „Alles in einer Straße" oder „Weit über die Stadt verstreut" – man unterscheidet also grob zwei Uni-Typen: die Campus-Uni und die dezentrale Uni.

 Paul studiert Zahnmedizin an der CAU Kiel. „Im Ersten Studienabschnitt spielt sich fast alles auf dem Campus ab, die Laufwege sind denkbar kurz. Alle Institute, wie z. B. die Anatomie, Physiologie oder Biochemie liegen nebeneinander. Auch zur Mensa oder zur Uni-Verwaltung sind es nur wenige Schritte. Der klinische Studienabschnitt spielt sich ebenfalls zentral ab – an der Uni-Klinik. Alle klinischen Veranstaltungen finden auf dem Klinikgelände in unmittelbarer Nähe zur Innenstadt ab. Mit dem Fahrrad ist hier alles schnell und problemlos zu erreichen".

Charlotte hingegen studiert Zahnmedizin in Berlin. Hier sieht es ganz anders aus: die Charité-Universitätsmedizin Berlin ist eine gemeinsame Einrichtung der Freien Universität Berlin und der Humboldt-Universität. Die Studierenden sind in beiden Unis immatrikuliert. „Es gibt hier verschiedene Standorte: Den Campus in Mitte, den in Dahlem, in Berlin-Buch und am Virchow-Klinikum sowie viele über die Stadt verteilte Kliniken. Dadurch verbringt man einige Zeit in der Bahn, für die Mensa fehlt häufig die Zeit. Dafür ist Berlin natürlich eine sehr reizvolle Stadt. Und das Unterwegs-Sein gehört hier einfach dazu".

SURFTIPP

Landkarte Hochschulmedizin

In der Landkarte Hochschulmedizin findest du detaillierte Statistiken zu den medizinischen und zahnmedizinischen Studiengängen in Deutschland:
• www.medi-learn.de/az104

Leidet die Lehre unter guter Forschung?
Die „renommierten" Universitäten

Wenn man jemanden fragt, wo man denn Zahnmedizin studieren kann, hört man häufig als erstes Freiburg oder Greifswald. Weitere namhafte Uni-Standorte wie München, Heidelberg oder Kiel werden folgen.

Der gute Ruf der Unis basiert häufig darauf, dass diese Standorte schon sehr lange bestehen, sehr gute Forschungsergebnisse publizieren oder aufgrund des netten Studentenlebens bei den Studenten beliebt sind. Für denjenigen, der sich später auf einem Gebiet wie zum Beispiel der KFO (Kieferorthopädie) oder in der Prothetik spezialisieren möchte, ist es sicherlich sinnvoll, eine solche Uni mit hoher Reputation anzuvisieren – zumindest zum zweiten Studienabschnitt.

Doch was nützen dir als Uni-Anfänger die guten Forschungsergebnisse einer Uni, wenn du vor allem erst mal gut durch das Studium kommen willst und deshalb ein motivierter, didaktisch kompetenter Dozent wichtiger für dich ist als einer, der sich lieber den Laborproben für seine Habilitation als seinen Studenten widmet? Tatsächlich ist es so, dass der Ruf der renommierten Unis manchmal erheblich besser sein kann als ihre Qualität in der Ausbildung. Besonders dann, wenn eine Universität ihr Augenmerk zu stark auf die Forschung legt, bleibt für die eigentliche Ausbildung wenig Zeit und Geld übrig. Im Extremfall werden dann die Studenten zur Kasse gebeten.

Ein weiterer Nachteil der renommierteren Unis besteht darin, dass sie in der Regel wegen ihres Rufes sehr überlaufen sind und du nur sehr schwer an einen der begehrten Studienplätze gelangst.

SURFTIPP
Die „renommierten" Unis

Auch wenn die bekannten Unirankings von Stern und Zeit aus unserer Sicht nur sehr bedingt Auskunft über den richtigen Studienort geben, seien sie hier der Vollständigkeit halber genannt. Über die folgenden Links gelangst du direkt zu den entsprechenden Rankings:

- Zeit-Uniranking Zahnmedizin (CHE):
  www.medi-learn.de/az013

Die Qual der Wahl: Wo soll ich studieren?
Ein Fazit

Wo du am besten studieren solltest, lässt sich natürlich nicht pauschal beantworten. Der eine favorisiert eine Uni nahe der Heimat, der andere möchte möglichst weit weg. Den einen interessiert ein bestimmter Forschungsschwerpunkt, der andere möchte dort studieren, wo er am Wochenende viel unternehmen und z. B. Windsurfen oder Segeln kann.

UNSER TIPP
Die Qual der Wahl

Informationen über die gewünschte Uni erhältst du natürlich am besten vor Ort, z. B. bei den Fachschaften. Dort kannst du dich mit Studenten der Uni unterhalten und einiges an Tipps einholen, was die Uni, den Studiengang und die Stadt betrifft. Ein Besuch ist also mehr als empfehlenswert!
Die Links zu den Homepages der Fachschaften findest du auf den Seiten der zahnmedizinischen Fakultäten aller Universitäten oder im Lokalteil dieses Buches zu den Unistädten ab Seite 202.

Es gilt also, die einzelnen Vor- und Nachteile nach persönlichen Vorlieben abzuwägen. Ganz frei kannst du ohnehin nicht entscheiden: Bei der Bewerbung über hochschulstart.de kannst du zwar genau angeben, wo du gerne studieren möchtest, eine Garantie auf diesen Ort bekommst du aber nicht.

Zudem gibt es mehr Bewerber als Studienplätze. Es ist daher sehr wichtig, möglichst viel über das Vergabeverfahren für Studienplätze zu wissen, um die realistische Chance auf den Platz auszuloten und clevere Alternativen zu berücksichtigen.

GELAUSCHT

Wo studieren?

Auch die Studenten im Forum von MEDI-LEARN diskutieren die Frage „Wo am besten studieren?" immer wieder sehr intensiv. Hier einige Links zu entsprechenden Diskussionen. Kleiner Tipp: Die Beiträge im Forum sind manchmal sehr von einzelnen persönlichen Erfahrungen geprägt. Du solltest die Meinungen im Forum immer gemeinsam mit den Tipps in diesem Buch und den Aussagen der Studenten in den Stadtberichten betrachten.

• www.medi-learn.de/az015

Mehr Cartoons unter www.medi-learn.de/cartoons

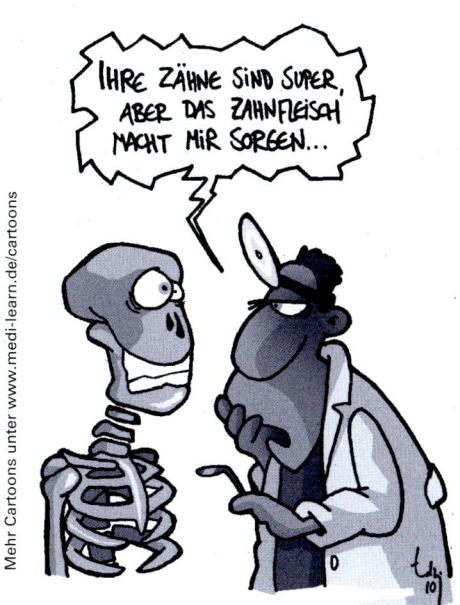

ZUSAMMENFASSUNG

Wo studiere ich am Besten?

Fragen Sie Ihren Zahnarzt

Das Studium der Zahnmedizin und die Tätigkeit als Zahnarzt ist ein faszinierender Weg, bei dem du zum einen naturwissenschaftlich einmalige Einblicke in den menschlichen Körper bekommst und zum anderen durch deine Arbeit Menschen helfen kannst. Um die Begeisterung noch einmal aus erster Hand zu erfahren, solltest du dich auf jeden Fall einmal mit Studenten und Zahnärzten unterhalten und vielleicht sogar ein paar Stunden in einer Praxis hospitieren.

Studieren an einer großen Uni

Ein Studium an einer großen, studentenreichen Uni bietet zahlreiche Vorteile, wie z. B. ein breites Themenspektrum und ein vielfältiges Kultur- und Freizeitangebot. Nachteile: Das Studium verläuft oft anonymer und verlangt z. T. mehr Eigeninitiative (siehe Seite 21).

Kleinere Uni-Standorte

Wem die zeitweilige Hektik in einer großen Uni-Metropole nicht liegt, und wer eher auf persönliche Kontakte, günstige Mietpreise und überschaubare Studentenzahlen statt auf breites Themenspektrum und Kultur in rauen Mengen Wert legt, der sollte die kleineren Uni-Standorte bei der Studienortwahl näher unter die Lupe nehmen (siehe Seite 22).

Campus-Uni oder dezentrale Uni – das ist hier die Frage

An einer Campus-Uni finden sich alle Lehr-Gebäude praktischerweise zusammen liegend auf einem Uni-Gelände. Bei der dezentralen Uni hingegen sind die einzelnen Institute über die ganze Stadt verteilt (siehe Seite 22).

Universitäten mit „hohem" Ansehen

Zahnmedizinische Unis mit hohem Ansehen (z. B. Freiburg oder Greifswald) erzielen oft glänzende Forschungsergebnisse bzw. können schon auf eine sehr lange Geschichte zurück blicken. Über die Qualität in der Ausbildung ihrer Studenten sagen diese Kennzahlen nicht immer etwas aus, so dass du zur Unterstützung bei der Entscheidung zusätzlich auf Erfahrungen der Studenten vor Ort vertrauen solltest (siehe Seite 23).

Uni-Rankings

Viele bekannte Hochschul-Ranglisten in großen Zeitschriften (sog. „Rankings") stehen als weitere Orientierungshilfen für deine Entscheidung zur Auswahl.

SfH, Auswahlverfahren oder Los
Wie bekomme ich einen Studienplatz?

Ganz wichtig: Im Bereich der Studienplatzvergabe haben sich die Zulassungskriterien seit dem Wintersemester 2005 stark geändert. Die Stiftung für Hochschulzulassung ist eine Stiftung öffentlichen Rechts mit Sitz in Dortmund. Im Mai 2010 wurde die ehemalige Zentralstelle für die Vergabe von Studienplätzen (ZVS) (Anstalt des öffentlichen Rechts) in die Rechtsform einer Stiftung öffentlichen Rechts überführt. »hochschulstart.de« ist das Web-Portal der „Stiftung für Hochschulzulassung" und die zentrale Anlaufstelle für Studienbewerber.

Immer mehr Unis führen z. B. im Rahmen des Auswahlverfahrens auch Auswahlgespräche vor Ort durch. Weil sich so viel ändert, informieren wir dich auf unserer Webseite www.medi-learn.de immer über den aktuellen Stand der Dinge, z. B. welche Kriterien im Auswahlverfahren an den Unis wichtig sind und wie die Auswahlgespräche aufgebaut sind. Darüber hinaus solltest du dich auf den Seiten von hochschulstart.de über die Auswahl- und Zuteilungswege informieren: So ist in Baden-Württemberg seit 2007 ein offizieller Mediziner-Test wieder eingeführt worden, durch den man seine Zulassungschancen – eine gute Note vorausgesetzt – erheblich verbessern kann.

UNSER TIPP

Bewerbung

Schon an dieser Stelle sei auf die FAQ-Liste (Liste häufig gestellter Fragen) zu hochschulstart.de im Forum verwiesen. Früher oder später wird dir dort ganz sicher eine deiner Fragen beantwortet werden:
Häufig gestellte Fragen zu hochschulstart.de

- www.medi-learn.de/az153

Eines ist jedoch sicher: Um Zahnmedizin studieren zu können, benötigt man eine Hochschulzugangsberechtigung. Diese erlangt man in der Regel über das Abitur/Allgemeine Hochschulreife. Daneben gibt es auch andere Wege, so z. B. den fachbezogenen Hochschulzugang oder den Hochschulzugang für besonders Befähigte.

Für den Normalfall gilt: Je besser die Note, desto größer sind die Chancen, schnell einen Studienplatz zu bekommen, denn Zahnmedizin ist ein zulassungsbeschränktes Fach. Für Studenten mit einer „durchwachsenen" Abi-Note ist es schwieriger geworden, über den Notenschnitt einen Studienplatz zu bekommen.

**Zu allererst kommt die Bürokratie:
Die Bewerbung bei hochschulstart.de**

Auf den Internetseiten von hochschulstart.de findest du sämtliche Details zu den angebotenen Studiengängen und den jeweils zur Verfügung stehenden Unis. Bitte beachten: Nicht alle Universitäten bieten den Studienbeginn auch zum Sommersemester an. Darüber hinaus wird auf den Internet-Seiten das Prozedere des Verfahrens erläutert. Die Online-Bewerbung bei hochschulstart.de ist verpflichtend; d. h. es gibt keinen „Papierantrag" mehr. Der Antrag wird über „AntOn" im Internet ausgefüllt und der unterschriebene Ausdruck an hochschulstart.de geschickt. Erforderliche Unterlagen (z. B. Abiturzeugnis) müssen in amtlich beglaubigter Kopie beigelegt werden. Bitte beachten: Keine Originale mitschicken!

Maßgeblich ist der berühmt-berüchtigte NC, der „Numerus Clausus". Er gibt den Notendurchschnitt an, den man benötigt, um in einem bestimmten Studiengang angenommen zu werden. Er ist keine fixe, willkürlich gesetzte Zahl, sondern ergibt sich auf Grund der Konkurrenzsituation in jedem Bewerbungsverfahren neu aus der Anzahl der Bewerber, ihren Abi-Noten sowie aus der in diesem Fach zur Verfügung stehenden Anzahl an Studienplätzen. Du kannst dich allerdings grob an den Vorjahreswerten orientieren, die unter www.medi-learn.de/az166 einzusehen sind. Dort einfach links in der Navigation auf „Service-Download" und dann „NC-Werte" klicken.

UNSER TIPP

Die Qual der Wahl

Auf der Webseite von hochschulstart.de findest du auch mehr als ein Dutzend Merkblätter (u. a. zum Thema Wehr- und Zivildienst, Härtefallantrag oder für ausländische Studienbewerber).

• Der Downloadbereich ist unter www.medi-learn.de/az140 zu erreichen.

Als zweite Bemessungsgrundlage fungieren die Wartesemester. Das sind die verstrichenen Semester (Halbjahre) seit Datum des Erlangens der Hochschulzugangsberechtigung, in denen nicht studiert wurde. Eine Bewerbung bei der hochschulstart.de ist nicht notwendig, um Wartesemester angerechnet zu bekommen. Zur Wartezeit zählen auch Ausbildungen nach dem Abi, Wehr- oder Bundesfreiwilligendienst, das Freiwillige Soziale Jahr und ähnliche Dienste, aber auch mehrmonatige Weltreisen, Jobben oder reines Nichtstun – also alles, was in den Bereich des Nicht-Studierens fällt. Nicht zur Wartezeit hingegen zählt also die Zeit, in der man an einer Uni, einer Fachhochschule/Hochschule eingeschrieben ist. Dies gilt es zu berücksichtigen, wenn nicht sofort ein Studienplatz in der Zahnmedizin und ein so genanntes „Parkstudium" (zum Beispiel Chemie oder Biologie für eventuelle Schein-Anrechnungen) erwogen wird. Es mag fachliche Einblicke in zahnmedizinische Teilbereiche bieten, bringt aber keine Vorteile für das hochschulstart.de-Vergabeverfahren!

Abi, Warten oder direkt – das ist hier die Frage
Die Quotenverteilung 20:20:60

Das Vergabeverfahren wird seit dem Wintersemester 2005/06 angewendet. Danach gehen 20 % der Studienplätze an die Abiturbesten, die sich ihre Wunschhochschule aussuchen können. Die nächsten 20 % der Studienplätze werden nach Wartezeit vergeben. Der Löwenanteil der Studienplätze, 60 % nämlich, wird von den Hochschulen selbst vergeben – allerdings weiterhin koordiniert über die Stiftung für Hochschulzulassung in Dortmund. Bevor also die Universitäten ihr eigenes Auswahlverfahren starten können, werden 40 % der Studienplätze von der hochschulstart. de zu gleichen Teilen nach Abiturnote und Wartezeit vergeben. Was danach mit den Bewerbungen geschieht, hängt von den einzelnen Bildungsinstituten ab. Durch die Änderung des Hochschulrahmengesetzes haben die Hochschulen die Möglichkeit, sich 60 % ihrer künftigen Studierenden selbst auszusuchen. Mögliche Verfahren sind Vorstellungsgespräche, Studierfähigkeitstests, Motivationsschreiben, die besondere Gewichtung von Einzelnoten, die Berücksichtigung von Berufsausbildungen oder -tätigkeiten in einschlägigen Berufen (Katalog der Unis) oder praktischen Erfahrungen. Auf den Internetseiten von hochschulstart.de bzw. auf den Webseiten der Universitäten solltest du genau recherchieren, welche der Auswahlkriterien an den gewünschten Hochschulen angewendet werden. Doch völlig frei in der Gestaltung der Auswahlverfahren sind die Hochschulen nicht. Die Abiturdurchschnittsnote muss – so das Hochschulrahmengesetz – weiterhin ein maßgebliches Kriterium sein. Egal, wie die Länder die Vorgabe des Bundes auslegen, eines bleibt klar: Abiturienten mit einem sehr guten Durchschnitt sind weiterhin im Vorteil gegenüber Kandidaten, die wesentlich schlechtere Noten haben. Die Chancen verbessern sich insbesondere für die Bewerber und Bewerberinnen, deren Abiturnote sonst nicht für einen Studienplatz gereicht hätte.

Drei Chancen auf einen Studienplatz

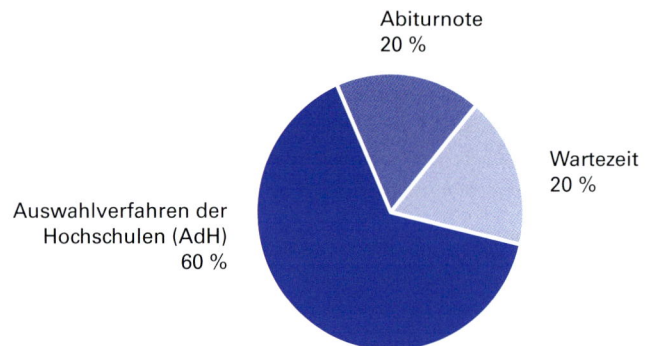

Abiturnote
20 %

Wartezeit
20 %

Auswahlverfahren der
Hochschulen (AdH)
60 %

1. Chance: Abiturbestenquote

20 % der Studienplätze je Hochschule werden an die Abiturbesten vergeben. Du kannst bei deiner Studienplatzbewerbung für die Abiturbestenquote maximal sechs Universitäten als Wunsch angeben.

1. Schritt: Auswahl

Bei der Auswahl der Abiturbesten konkurrierst du zunächst mit denjenigen um die Plätze, die im selben Bundesland wie du ihr Zeugnis erworben haben (Landes-NC).

2. Schritt: Verteilung

Gehörst du zu den Abiturbesten deines Bundeslandes, wird im nächsten Schritt geprüft, ob du an deiner erstgenannten Hochschule zugelassen werden kannst. Gibt es dort mehr Interessenten als Plätze, entscheidet die Ortspräferenz und die Abiturnote darüber, wer an dieser Universität seinen Studienplatz bekommt (Hochschul-NC). Sind Ortspräferenz und die Abiturnote gleich, entscheiden die bessere Punktzahl im Zeugnis, dann soziale Gründe, dann das Los darüber, wer an der Hochschule zugelassen werden kann. Konnte der Erstwunsch nicht berücksichtigt werden, prüft hochschulstart.de die Zulassung an der Zweithochschule. An dieser Uni gehen aber diejenigen vor, die diese an erster Stelle genannt haben. Das bedeutet, dass sich deine Chancen auf eine Zulassung an einer nachrangig genannten Hochschule (du kannst maximal sechs Hochschulen nennen) je nach Nachfragesituation verschlechtern können. Wer trotz sehr guter Abiturleistungen in der Abibestenquote an keinem der genannten Studienorte zugelassen werden kann, nimmt mit weiteren Chancen in der Wartezeit- bzw. Hochschulquote an der Studienplatzvergabe teil.

SURFTIPP
@

Merkblätter der SfH

- Merkblätter der SfH (DER Informationsquelle für die Studienplatzvergabe):
- Abibestenquote: www.medi-learn.de/az020
- Wartezeitquote: www.medi-learn.de/az021
- AdH: www.medi-learn.de/az022

2. Chance: Wartezeitquote

20 % der Studienplätze je Hochschule werden nach Wartezeit vergeben. Du kannst für die Wartezeitquote beliebig viele Studienorte nennen.

1. Schritt: Auswahl

Wartezeit sind die seit dem Abitur verstrichenen Halbjahre. Studienzeiten an deutschen Hochschulen werden nicht als Wartesemester angerechnet.

2. Schritt: Verteilung

Die Verteilung erfolgt nach deinen Ortswünschen. Wenn nicht alle Wünsche erfüllt werden können, entscheiden folgende soziale Kriterien:
1. Schwerbehinderte Bewerber
2. Verheiratete oder Alleinerziehende, die an der jeweils nächstgelegenen Universität studieren wollen
3. Besondere in einem Sonderantrag nachgewiesene Bindungsgründe an den Studienort
4. Bewerber, die bei den Eltern wohnen und an der nächstgelegenen Hochschule studieren wollen
5. Alle übrigen

3. Chance: Hochschulquote

60 % der Studienplätze können die Hochschulen nach eigenen Kriterien vergeben. Du kannst maximal sechs Universitäten nennen. hochschulstart.de meldet dich an diese Hochschulen weiter. Falls du keine Hochschule nennst, kann dein Antrag auch nicht in der Hochschulquote beteiligt werden.

1. Schritt: Vorauswahl

Die Hochschulen haben die Möglichkeit, die Zahl der Teilnehmer am Hochschulauswahlverfahren zu begrenzen. Zur Vorauswahl werden von den Hochschulen die Ortspräferenz, die Abiturnote oder die Kombination beider Kriterien herangezogen.

2. Schritt: Auswahl

Zur endgültigen Auswahl dienen – ggf. miteinander kombiniert – die Kriterien:
– Abiturdurchschnittsnote
– gewichtete Einzelnoten
– fachspezifische Studierfähigkeitstests
– Auswahlgespräche
– Motivationsschreiben
– Berufsausbildung oder -tätigkeit
– ggf. zusätzliche Kriterien nach Landesrecht
Die Abiturdurchschnittsnote muss jedoch den maßgeblichen Einfluss behalten.

SURFTIPP

Auswahlverfahren der Unis

- Die Anzahl der Studienplätze pro Uni und Details zu den hochschulinternen Auswahlverfahren findest du auf dieser Seite:
  www.medi-learn.de/az017

- NC-Werte der letzten Semester im Überblick:
  www.medi-learn.de/az018

Du siehst schon: Auf hochschulstart.de gibt es so gut wie alle Informationen zur Studienplatzbewerbung. Wenn dir etwas unklar ist, sieh zu allererst dort nach!

Nicht nur Auszubildende erwartet ein Bewerbungsgespräch: Auswahlverfahren der Unis

Immer mehr Universitäten führen ein Auswahlverfahren durch. Studierfähigkeitstests oder Auswahlgespräche sollen vor allem die Motivation für das Studium und für den späteren Beruf feststellen. Manche Unis wenden auch eine Einzelnotengewichtung an: dies verschafft dir eventuell einen Vorteil, wenn du medizin-relevante Fächer (insbesondere naturwissenschaftliche und mathematische) in der Oberstufe hattest und entsprechend gute Noten vorweisen kannst. Nachfolgend berichten Michael, Alexandra und Lisa von ihren Erlebnissen wärhend des Auswahlverfahrens an ihrer Uni.

 Ein Beispiel: Michael hat seinen Studienplatz per Auswahlgespräch bekommen. „Im Gespräch ging es hauptsächlich um meine Motivation zum Studium und nachrangig um meine Noten, so dass ich trotz eines Abis von 2,0 einen Studienplatz für Zahnmedizin bekommen habe. Dabei hat mir besonders geholfen, dass ich schon vorher einige Jahre freiwillig im Rettungsdienst tätig war. " Auf hochschulstart.de und unter www.medi-learn.de/az024 erhältst du übrigens weitere detaillierte Infos dazu.

Eigensinn zeigen

„Man sollte zeigen, dass man einen gewissen Eigensinn hat, das Studium auch durchzuziehen. Zum Beispiel habe ich ehrlich zugegeben, dass meine Eltern mich lieber in einer Ausbildung oder in einem Lehramtsstudium sehen wollten, ich aber unbedingt meinen eigenen Weg gehen und Zahnmedizin studieren wollte!" Alexandra hatte Hamburg auf Position drei ihrer Wunschliste gesetzt, – und hatte bei der Frage, warum sie sich „ausgerechnet Hamburg" ausgesucht habe, so ihre Probleme. „Ich wollte eigentlich ja woanders hin". Ihre Fragensteller – ein Prothetikprofessor und ein Doktor – schwärmten ihr auch „zwischendurch immer wieder von Hamburg" und dem guten Angebot der Uni vor. Eine lockere Plauderei war es für Alexandra aber nicht. Sie beschreibt die Gesprächssituation durchaus als prüfungsähnlich. „Ich musste meine Antworten sehr häufig belegen oder immer wieder Nachfragen

> ### UNSER TIPP
>
> #### Frage die SfH direkt
>
> Du kannst deine Fragen an MEDI-LEARN weiter reichen und wir kümmern uns bei der SfH um profunde Antwort. Nutze diesen Service, um Unklarheiten bei deiner Bewerbung zu klären. Dieser Service ist kostenlos und im Internet zu finden unter:
> - www.medi-learn.de/az025

beantworten, die einem das Gefühl gaben, in die Ecke gedrängt zu werden oder das Falsche gesagt zu haben", so Alexandra.

Lisa hatte Hamburg ebenfalls ausgesucht (Platz 2 ihrer Wunschliste) und fügt hinzu: „Insgesamt waren die beiden Herren sehr nett, sie haben mich mit ihren Fragen jedoch manchmal ein wenig aus der Fassung gebracht, wenn ich die Antwort nicht wusste. Der Professor hat jedoch teilweise die Fragen selber beantwortet und mir den Sachverhalt erklärt, was recht lange dauerte und mir vor Augen führte, dass meine Antwort ziemlich falsch war. Deswegen war ich auch nach dem Auswahlgespräch ziemlich fertig und hatte überhaupt kein gutes Gefühl". „Aber auch ein subjektiv nicht so gut verlaufendes Gespräch bedeutet nicht sofort, dass man ‚durchgefallen' ist", kann Alexandra beruhigen. Schließlich hat sie – wie auch Lisa – einen der begehrten Plätze für das Studium in Hamburg bekommen. „Ich kann nur raten, ganz ruhig zu reden und auf Themen umzuschwenken, die man besser darstellen kann, wenn es die Situation erlaubt".

Nach wie vor gilt: Gut vorbereiten!

Fazit: Kein Verhör, aber auch kein Kaffeekränzchen. Wer an einer Uni einen Platz in der Zahnmedizin haben will, der sollte sich gut vorbereiten. Information über das Studium und das Berufsbild des Zahnarztes, über Rahmenbedingungen und medizinische und aktuelle gesundheitspolitische Themen gehören genauso zur „Prüfungsvorbereitung" wie persönliche Erfahrungen, Praktika, Kurse und vor allem: Die unbedingte Motivation, genau dieses Fach studieren zu wollen. Insofern ist das neue Verfahren denjenigen zuträglich, die neben guten Noten auch den echten Willen mitbringen, Zahnmediziner zu werden. Du musst den Eindruck erwecken, es wirklich zu wollen. Und wie könnte man das besser, als es in der Tat wirklich zu wollen? Wichtig: Der Bewerbungsablauf ändert sich durch das neue Verfahren indes nicht. Alle Bewerbungen zum Studienbeginn sind weiterhin an die SfH zu richten. Erst ein Wechsel in höheren Fachsemestern bei einem Studienplatztausch läuft über eine Direktbewerbung an der Hochschule, aber das sei hier nur am Rande erwähnt. Es werden 20 % der Studienplätze über die Kriterien Abiturnote und 20 % über die Wartezeit vergeben. Von den dann noch nicht zugelassenen Bewerbern werden – koordiniert über die SfH – im Auswahlverfahren der Hochschulen (AdH) die weiteren 60 % der Studienplätze vergeben, auch hier spielt die Abi-Note weiterhin eine maßgebliche Rolle.

So wird die Bewerbung zum Strategie-Spiel
Hinweise zur Ortswahl in der Abiturbestenquote

In der Abiturbestenquote zugelassene Bewerber werden nach Maßgabe ihrer Wünsche an den Universitäten zugelassen. Liegen mehr Zulassungswünsche als Studienplätze für eine Universität vor, entscheidet die SfH nach den unter „Abiturbestenquote" aufgeführten Kriterien, wer an der Wunschhochschule seinen Studienplatz bekommt. Erst dann, wenn alle Bewerber mit Erstwunsch für diese Uni einen Platz erhalten haben und noch Plätze frei sind, wird erneut nach den gleichen Kriterien unter denen verteilt, die diesen Ort an zweiter Stelle angegeben haben usw. Das bedeutet: Es macht wenig Sinn, eine Uni, an der du mit an Sicherheit grenzender Wahrscheinlichkeit nicht genommen wirst, an die erste Stelle zu setzen, auch wenn du noch so gerne dort studieren würdest. Denn aufgrund des Verfahrens wirst du so quasi deinen Erstwunsch verschenken. Schlimmer noch: Du wirst vielleicht deswegen auch nicht an der zweitliebsten Uni zugelassen, während du bei einer Nennung an erster Stelle dort einen Platz bekommen hättest! Also: Es ist ratsam, lieber realistische Wünsche anzugeben und sich damit hinterher böse Überraschungen zu ersparen.

UNSER TIPP

Zuteilung

Mit dem fast liebevollen Namen „AntOn" hat die SfH einen digitalen Service für alle Studienbewerber geschaffen. Hinter „AntOn" verbirgt sich die „Antragstellung Online", welche anfänglich nur Wiederbewerbern zur Verfügung stand, seit Wintersemester 2008/09 dann für alle Bewerber verpflichtend. Alle notwendigen Informationen zu AntOn findest du wie immer online hochschulstart.de und im Hochschulstart-Magazin der SfH. Vielleicht geht es dir nach der Antragstellung wie der Studentin Kate aus Heidelberg: „Ich fand AntOn viel einfacher auszufüllen als einen umfangreichen Papierantrag – endlich mal ein Amt, dass ‚kundenorientierte' Serviceleistungen anbietet".

Hinweise zur Ortswahl im Auswahlverfahren der Hochschulen

Durch die Auswahlverfahren ist es natürlich zu empfehlen, eine Uni zu wählen, die neben realistischen Chancen auch die Möglichkeit bietet, durch ein gutes Auswahlgespräch oder andere Selektionsverfahren an einen Studienplatz zu gelangen! Es ist sehr wichtig, dieses nicht ganz unkomplizierte Verfahren zu verstehen, um gegen eventuelle Enttäuschungen gefeit zu sein und um sich nachher nicht darüber ärgern zu müssen, dass man mit einer anderen Kombination möglicherweise an einen Platz gelangt wäre. Daher: Aktuelle Infos auf hochschulstart.de einholen, alles genau lesen, das Prozedere verstehen, die Wunsch-Unis taktisch klug auswählen und erst dann bewerben – dabei auf keinen Fall die Bewerbungsfrist verpassen! Informiere dich so früh wie möglich, damit ausreichend Planungszeit bleibt. Achtung: Der Bewerbungsschluss richtet sich nach dem Zeitpunkt des Abiturs (unterschiedliche Bewerbungstermine für sogenannte Altabiturienten und Neuabiturienten) und bei dieser Regelung solltest du ganz genau hinschauen: Wer sich z. B. für das Wintersemester 2012/13 bewerben wollte, für den galt der Stichtag 31. Mai 2012 (Abi vor dem 16. Januar 2012 erworben) oder aber der Stichtag 15. Juli 2012 (Abi zwischen 16. Januar und 15. Juli 2012 erworben).

Für eine Bewerbung zum Sommersemester gilt die Unterscheidung für Alt- und Neuabiturienten nicht. Hier ist für alle Bewerber der 15. Januar eines Jahres Bewerbungsschluss. Es handelt sich bei allen hier genannten Terminen um Ausschlussfristen, der Online-Antrag muss also bis zu diesem Zeitpunkt bei der SfH in Dortmund vorliegen! Später eingehende Online-Bewerbungen werden nicht berücksichtigt.

Für das Nachreichen von Unterlagen werden Nachfristen eingeräumt. Noch eine Anekdote am Rande: Als die Online-Bewerbung noch nicht die Regel war und es galt, den Antrag fristgerecht einzureichen, gaben Kurzentschlossene am Stichtag bis kurz vor 24 Uhr persönlich die Unterlagen in Dortmund ab. Vor dem Gebäude der SfH wurde auf diese Art manche Party gefeiert.

Lotto spielen für zukünftige Studenten: Losverfahren

Neben den über hochschulstart.de vergebenen Plätzen verteilen viele Unis die am Ende des Verfahrens übrig gebliebenen Plätze per Los. Hier gilt es, die auf den Uniseiten bekannt gegebenen Terminfristen und Verfahrenshinweise zu beachten. Die Chance solltest du aber auf jeden Fall nutzen, wenn es mit den anderen Verfahren nicht geklappt hat. Deine Kosten betragen pro Uni lediglich einen Brief, einen Umschlag und eine Marke. Oft reicht sogar eine Postkarte oder eine Online-Bewerbung (s. Auflistung).

Die Zahnmedizinstudentin Anja L. hat ihren Studienplatz per Losentscheid erhalten: „Ich habe mich damals ganz einfach in ein Café gesetzt und an jede Uni, die am Losverfahren teilnimmt, einen formlosen Brief geschrieben". Mittlerweile ist Anja als Zahnärztin in einer Gemeinschaftspraxis tätig, kann sich aber noch genau an die Situation erinnern, als der Brief mit der Zusage eines Studienplatzes ins Haus wehte: „Ich selbst war gar nicht zu Hause. Meine Eltern riefen mich an und teilten mir mit, dass ich einen Studienplatz bekommen hätte. Ich konnte es kaum glauben und habe mich einfach nur riesig gefreut!"

GELAUSCHT

Das liebe Los!

Auch im Forum von MEDI-LEARN wird über das Losverfahren für Zahnmedizin diskutiert, z. B. hier:

* www.medi-learn.de/az029

oder hier: „Losverfahren – lohnt sich das überhaupt?"

* www.medi-learn.de/az030

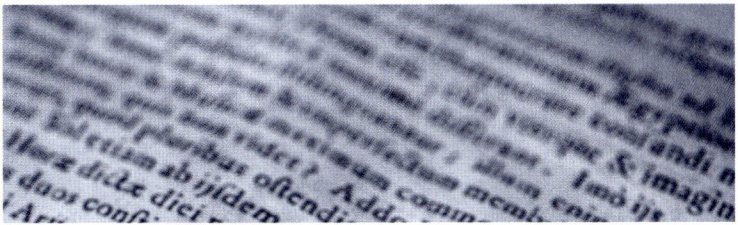

Veni Vidi Vici (Ich kam, sah und siegte) – oder: Brauche ich Lateinkenntnisse?

Mancher Studienanfänger denkt, dass er das Latinum für das Zahnmedizinstudium unbedingt benötigt. Dies ist so nicht ganz richtig: Sicherlich kann es nicht schaden, auf dem Gymnasium Latein belegt zu haben, da viele medizinische Begriffe sich aus dem Lateinischen ableiten. Andererseits kann das Beherrschen einer zweiten lebendigen Fremdsprache besonders bei Studien- oder Praktikumsaufenthalten im Ausland natürlich sehr hilfreich sein. Fest steht: Wer in der Schule kein Latein gehabt hat, wird deswegen im Zahnmedizinstudium nicht scheitern.

In den ersten zweieinhalb Jahren des Studiums, der sogenannten Vorklinik, absolviert man nämlich den so genannten Terminologie-Kurs, in dem die Grundlagen der lateinischen und griechischen Sprache vermittelt werden. Ähnlich verhält es sich mit den Fächern Biologie, Chemie und Physik. Jedes der drei Fächer ist Teil der Ausbildung im Zahnmedizinstudium. Auch hier gilt: Keine Sorge! Wer zum Beispiel Physik abgewählt hat, hat die Chance, das Fach komplett neu zu erlernen. Die Vorlesungen beginnen sozusagen wieder bei „Adam und Eva". Vorteile können diese Fächer aber bei den Auswahlgesprächen an der Uni bringen. Kompliziert? Es wird Zeit, sich die Bewerbungsprozedur genauer anzuschauen. Los geht's.

Keine bundesweite Pflicht:
Test für medizinische Studiengänge (TMS)

Mehr als zehn Jahre ist es nun her, dass mit Hilfe eines Eignungstests die Auslese potentiell geeigneter Studenten für das Zahnmedizin- und Medizinstudium in Deutschland unterstützt wurde. Von 1986 bis 1996 konnte man mit einem guten Ergebnis im „Test für medizinische Studiengänge (TMS)" seine Chancen auf einen Studienplatz deutlich verbessern. Nachdem der Test zuletzt nur noch in der Schweiz und in Österreich eingesetzt wurde (als „Eignungstest für das Medizinstudium – EMS"), ist er nun teilweise (zahnmedizinische Fakultät der Unis in Baden-Württemberg, Mainz, Halle (Saale), Würzburg sowie Regensburg) wieder nach Deutschland zurückgekehrt.

Reicht meine Abiturnote?

Durch eine Änderung des Hochschulzulassungsgesetzes im Jahre 2005 ist es den Hochschulen seitdem möglich, 60 % ihrer Studenten selbst auszuwählen. Bis zu diesem Zeitpunkt wurde die Vergabe der Studienplätze zentral von der SfH (Hochschulstart, ehemals ZVS) geregelt. Die oben genannten zahnmedizinischen Fakultäten haben daher beschlossen, für das Zulassungsverfahren einen spezifischen Studierfähigkeitstest (Test für Medizinische Studiengänge – TMS) als zusätzliches Auswahlkriterium zur Abiturnote einzusetzen. Das Testergebnis kann ausschließlich für eine Bewerbung in der Quote „Auswahlverfahren der Hochschulen" (AdH) herangezogen werden und ist für die anderen Quoten (Abiturbestenquote, Wartezeitquote, Zweitstudienbewerber, Nicht-EU-Ausländer) nicht relevant. Die Teilnahme am TMS ist zwar nicht verbindlich, jedoch bietet das Erreichen eines überdurchschnittlich guten Ergebnisses die Möglichkeit, seine Erfolgschancen auf einen Studienplatz deutlich zu verbessern.

Wenn das Testergebnis eingereicht wird, gehen z. B. in Mainz die Abiturnote mit 51 % und das Ergebnis des TMS mit 49 % in das Ranking der Studienplatzbewerber/-innen ein. Der TMS verschlechtert auf keinen Fall die Chancen auf Zulassung der BewerberInnen, da die Stiftung für Hochschulzulassung automatisch prüft, ob das Testergebnis besser ist als die Abiturdurchschnittsnote. Die Gewichtung des Testergebnisses kann sich jedoch zwischen den Hochschulen unterscheiden, da sie von jeder Fakultät selbst bestimmt werden kann. Auskünfte darüber geben die Auswahlsatzungen der beteiligten Hochschulen. In jedem Fall bleibt die Abiturnote das wichtigste Kriterium.

Teilnahme

Jeder, der im Besitz der Hochschulzugangsberechtigung (Abitur) ist oder diese voraussichtlich im nächsten Schuljahr erlangen wird, ist zur Teilnahme am TMS berechtigt. Die Teilnahme kann nur einziges Mal erfolgen, die Anmeldung gilt dabei noch nicht als Teilnahme. Das Ergebnis, das dabei erzielt wurde, ist dauerhaft gültig, gilt also fortan für alle nachfolgenden Bewerbungen. Der Test kann also nicht wiederholt werden! Die Anmeldung zum Test erfolgt jeweils online und wird mit der Zahlung der Gebühr in Höhe von 50 Euro wirksam. Ausführliche Infos erhältst du unter: www.medi-learn.de/az031

Am Testtag

Am Testtag im Mai wird der Einlass von 8 bis 9 Uhr möglich sein. Verspätete Teilnehmer werden nicht mehr eingelassen, auch nicht, wenn sie für die Verspätung nicht selbst verantwortlich sind. Es empfiehlt sich, frühzeitig anwesend zu sein, da zu Beginn jeder Teilnehmer auf unerlaubte Gegenstände untersucht wird. Im Testraum sind folgende Gegenstände nicht erlaubt:

– Mützen
– Jacken, Mäntel etc.
– Schirme
– Taschen, Rucksäcke, Aktenkoffer etc.
– Sitzkissen
– Kugelschreiber, Bleistifte etc.
– Lineale, Geodreiecke etc.
– Leeres und/oder beschriebenes Papier
– Schreibmäppchen
– Bücher
– Brillenetui
– Taschenrechner
– Mobiltelefon (auch ausgeschaltet), Laptop, PDA, MP3-Player etc.
– Kamera
– Nicht durchsichtige Plastiktüten und/oder Frühstücksdosen
– Zigaretten, Zigarren etc.
– u. ä.

Erlaubt sind folgende Materialien:
- Markierstifte, Textmarker oder Buntstifte
- Taschentücher
- Verpflegung (Essen und Getränke)
- Durchsichtige Dosen oder Beutel
- Uhren und Wecker – jeweils nur ohne Taschenrechnerfunktion
- Medikamente
- Geldbörse

Alle Gegenstände, die mit in den Testraum genommen werden, müssen in einem durchsichtigen Beutel, in dem jeder einzelne Gegenstand deutlich erkennbar ist, transportiert werden. Der Test startet zwischen 9:30 und 10:00 Uhr. Nach einer einstündigen Mittagspause beginnt der zweite Teil um ca. 14:00 und endet etwa um 17:15 Uhr.

Was Du unbedingt mitbringen musst:

- Einen gültigen amtlichen Lichtbild-Ausweis (Personalausweis, Reisepass oder Führerschein)
- Den Ausdruck des Einladungsschreibens zum TMS
- Zwei dünne und nicht verwischbare Faserstifte/Filzstifte (Fineliner) in schwarz oder dunkelblau (Bleistifte dürfen nicht benutzt werden)

UNSER TIPP

Beispielaufgaben

Im Rahmen des TMS wird auch das räumliche Vorstellungsvermögen getestet. Im Anhang (siehe Seite 295) findest du zur besseren Veranschaulichung zwei Beispielaufgaben. Diese Originalabbildungen (so genannte Schlauchfiguren) wurden uns samt Lösungshinweisen freundlicherweise von ITB Consulting zur Verfügung gestellt:

- www.itb-consulting.de

Die Aufgaben

Der TMS setzt sich aus insgesamt neun Untertests zusammen und setzt kein spezifisches Wissen voraus. Ziel des Tests ist es solche Fähigkeiten zu messen, welche eine zuverlässige Prognose auf den medizinischen Studienerfolg zulassen. Die jeweiligen Einzelfragen sind nach dem Prinzip des Multiple-Choice-Verfahrens aufgebaut. Zu jeder Aufgabe werden – bis auf die Aufgabengruppe „Konzentriertes und sorgfältiges Arbeiten" – fünf Lösungsmöglichkeiten ('A' bis 'E') vorgegeben, von denen jeweils genau eine richtig ist. Dieser Lösungsbuchstabe muss auf dem Antwortbogen bei der entsprechenden Frage markiert werden.

Folgende Aufgaben werden im TMS gestellt:

Aufgabentyp	Bearbei-tungszeit	Anzahl der Aufgaben
Muster zuordnen	22 Min	24
Med.-Naturwiss. Grundverständnis	60 Min	24
Schlauchfiguren	15 Min	24
Quantitative und formale Probleme	60 Min	24
Konzentriertes und sorgfältiges Arbeiten	8 Min	1.600 Zeichen
Pause – 1 Stunde		
Figuren lernen (Lernphase)	4 Min	20
Fakten lernen (Lernphase)	6 Min	15
Textverständnis	60 Min	24
Figuren lernen (Reproduktion)	5 Min	20
Fakten lernen (Reproduktion)	7 Min	20
Diagramme und Tabellen	60 Min	24

Beispielaufgabe:

Die Teilnahme am TMS ist für alle Bewerber verpflichtend, die

a) sich in Deutschland auf einen Zahnmedizin-Studienplatz bewerben.

b) voraussichtlich über die Stiftung für Hochschulzulassung keinen Studienplatz zugeteilt bekommen.

c) eine Abiturnote von 2,0 oder schlechter haben.

d) an einer baden-württembergischen Universität oder in Mainz Zahnmedizin studieren möchten.

e) Die Teilnahme am TMS ist für keine Bewerbung verpflichtend.

(Richtige Lösung: E)

Die Auswertung

Punktzahl → Standardwert/Testwert → Prozentrang

Zunächst wird für jeden Aufgabentyp die Anzahl der korrekt gelösten Aufgaben ermittelt (außer in der Aufgabengruppe „Konzentriertes und sorgfältiges Arbeiten"). Dies ergibt die „Punktzahl". Nicht richtig gelöste Aufgaben werden dabei nicht berücksichtigt. Anschließend wird die erreichte Punktzahl standardisiert, d. h. die Punktzahl wird in Bezug gesetzt zu den Ergebnissen der anderen Teilnehmer („Standardwert"). Der Mittelwert aller Teilnehmer wird dabei auf eine Skala umgerechnet, die einen Mittelwert von 100 hat. Die Abweichungen werden so skaliert, dass eine Abweichung von +/- 10 Punkten um den Mittelwert herum insgesamt rund 68 % aller Teilnehmer erfasst. D. h., dass 68 % aller Teilnehmer einen Standardwert zwischen 90 und 110 Punkten erreicht haben. Dies bedeutet auch, dass ein Teilnehmer mit einem Standardwert von 105 in einem Aufgabentyp eine überdurchschnittlich gute Leistung erbracht hat. Die Umrechnung in Standardwerte ermöglicht es, die verschiedenen Ergebnisse in den einzelnen Aufgabengruppen miteinander bzw. mit dem Gesamtergebnis zu vergleichen, und zwar unabhängig von der Anzahl der Aufgaben oder deren Schwierigkeit. Schließlich wird neben dem Standardwert noch der Prozentrang errechnet. Dieser besagt, wie viele der Testteilnehmer besser bzw. schlechter abgeschnitten haben. So besagt ein Prozentrang von 85, dass 15 % aller Teilnehmer besser und 85 % ebenso gut oder schlechter abgeschnitten haben.

UNSER TIPP

Welche Unis berücksichtigen TMS?

Die zahnmedizinischen Fakultäten des Landes Baden-Württemberg sowie sowie die Universitäten zu Mainz, Halle (Saale), Würzburg sowie Regensburg. Weitere Infos findest du hier:

* www.medi-learn.de/az032
* www.medi-learn.de/az033

Der (Gesamt-)Testwert

Zuletzt werden die Punktzahlen aller Aufgabentypen addiert und wiederum in einen Standardwert (= „Testwert") umgerechnet. Und auch hier gibt der Prozentrang Auskunft über die Güte des Ergebnisses im Vergleich mit den anderen Teilnehmern. Schließlich wird für den Testwert ein ‚Notenäquivalent' errechnet, das einen Vergleich bzw. eine Kombination mit der Abiturnote zulässt. Dies ist für das Auswahlverfahren der Hochschule wichtig, das z. B. das Testergebnis mit einem Gewicht von 39 % in die Entscheidung einfließen lässt. Dabei verteilen sich die Notenäquivalente aller Testteilnehmer

auf der Notenskala im selben Maß, wie die Noten der Hochschulzugangsberechtigung (Mittelwert und Abweichung gleich).

Das Ergebnis

Der Testentwickler, die ITB-Consulting GmbH, Koblenzer Str. 77, 53177 Bonn,
korrigiert die Tests und veröffentlicht die Ergebnisse meist bis zum 30. Juni
des Jahres. Das persönliche Ergebnis kann dann über den eigenen Account
auf der Seite www.tms-info.org abgerufen werden. Wichtig. Da der Account
zum 1. August wieder gelöscht wird, ist es unbedingt erforderlich, dass der
Teilnehmer sein Testergebnis ausdruckt und sorgfältig aufbewahrt. Im Falle
eines überdurchschnittlich guten Testergebnisses bewirbt sich der Teilnehmer mit dem Testergebnis für das Medizinstudium.

UNSER TIPP

Testvorbereitung

Der Testentwickler selbst räumt mit zahlreichen Mythen zum Test auf. Er
bietet umfassende Informationen zur besten Vorbereitung

• www.medi-learn.de/az145

An einigen deutschen Universitäten werden Teilstudienplätze verlost

Wie ein Lottogewinn mag vielen ein Teilstudienplatz in Zahnmedizin erscheinen. Doch ihre Freude über den endlich gelungenen Einstieg ins Traumfach
hält vielleicht nicht lange an: Diese besondere Form der Zulassung endet
automatisch mit dem Physikum, also der großen Zwischenprüfung nach
den fünf vorklinischen Semestern. Die anschließende Übernahme in den
klinischen Abschnitt ist keinesfalls sicher. Die Situation ist also ähnlich wie
die eines Bachelor-Studenten, dem ebenfalls nicht garantiert wird, dass er
nach dem ersten Studienabschluss einen Master-Platz erhält.

Für junge Zahnmediziner ist das bisher die seltene Ausnahme: Nur wenige Unis
bieten Teilstudienplätze an. Sie werden im Nachrückverfahren unter jenen zunächst erfolglosen Bewerbern ausgelost, die mindestens einen der genannten
Orte für einen Platz aus der Wartezeit-Quote angegeben oder aber gar keine
geografische Einschränkung gemacht hatten. War dir die Glücksfee hold, solltest du die Zulassung für einen Teilstudienplatz auf jeden Fall annehmen. Zum
einen ist es möglich und ratsam, sich bei der SfH weiterhin um einen Vollplatz

zu bewerben. Das schon begonnene Studium wird nicht von deiner Wartezeit abgezogen. Zum anderen ist nun zusätzlich eine direkte Bewerbung an jeder Hochschule um einen Platz im nächst höheren Fachsemester möglich. Mit einem erneuten Umzug an einen anderen Studienort innerhalb von nur zwei Jahren musst du ebenso rechnen wie mit einer Verlängerung deines Studiums. Denn in welches, eventuell niedrigeres Fachsemester du von der neuen Universität beim Wechsel tatsächlich eingestuft wirst, ist mehr oder weniger Glückssache. Aber das war die Zulassung per Losverfahren ja schließlich auch.

Wunsch-Uni nicht erhalten – was kann ich tun?
Informationen zum Studienplatztausch

Die Freude ist groß, wenn du deine Zusage für einen Studienplatz erhältst. Doch beim zweiten genaueren Blick auf den Uni-Ort trüben sich manche Gedanken, wenn es nicht die erste Wahl war. Doch hier heißt es – wie so oft im Leben – die Hoffnung nicht aufgeben. Wer nicht gleich an den Studienort gelangt ist, an dem er gerne studieren wollte, dem bleibt immer noch die Möglichkeit des späteren Studienplatzwechsels. So kann beispielsweise direkt nach dem ersten Semester gewechselt werden oder, wie es der Großteil der Studenten macht, nach einem der großen Examina (etwa nach dem Physikum, also nach zwei Jahren). Prinzipiell gibt es zwei Möglichkeiten, die Uni zu wechseln: Entweder bewirbt man sich direkt bei der Ziel-Uni und bekommt einen Studienplatz zugeteilt oder man findet einen Tauschpartner, mit dem man den Studienplatz wechselt. Zunächst zur ersten Variante: nicht ganz unanstrengend. Das Bewerbungsritual ist bei jeder Uni verschieden; nahezu jede hat ihre eigenen Bewerbungsformulare für den Wechsel und auch eigene Fristen, die einzuhalten sind. Manchmal reicht das Zusenden einer amtlich beglaubigten Kopie des Abiturzeugnisses aus, manchmal muss es eine notariell beglaubigte Kopie sein. Kurz: Die sicherste Methode ist, sich zunächst im Internet die Unis herauszusuchen, an denen man sich bewerben möchte und dort auf den Seiten des Studiendekanates (Studentensekretariates) Infos einzuholen und einmal dort anzurufen. Es ist ratsam, eine Checkliste über die benötigten Dokumente zu erstellen, bei Mehrfachbewerbungen in tabellarischer Form. Einige Unis bieten die Formulare bereits zum Download an, bei anderen bekommt man sie auf Anfrage zugesendet, manchmal muss erst ein frankierter Rückumschlag zugeschickt werden. Sind die Formulare ausgefüllt und rechtzeitig zurückgeschickt, heißt es warten. Meist kommen die Zusagen erst kurz vor dem neuen Semesterbeginn, aber selbst nach Beginn des Semesters können sie noch eintrudeln. Dann muss recht schnell gehandelt werden, denn wer sich auf eine Zusage binnen eines seitens der Uni festgelegten Zeitraums (meist wenige Tage) nicht meldet, der verliert den Platz gleich wieder. Soweit zur ersten Variante, den Studienplatz im Wunschort durch direkte Bewerbung und Losverfahren an der Ziel-Uni zu erhalten. Die zweite Variante ist der Wechsel des Studienplatzes mit einem Studenten in der anderen Stadt. Wir stellen euch diese Variante, den Studienplatz zu tauschen, nun ausführlich vor.

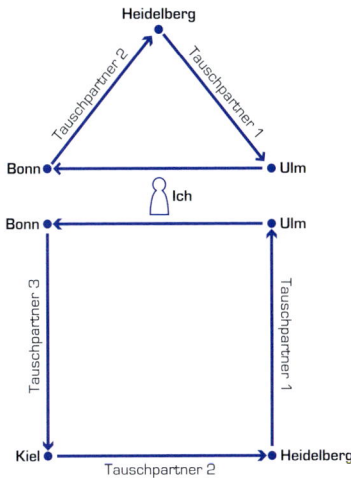

Online tauschen – nichts leichter als das
Die Studienplatztauschbörse

Man kann seinen Studienplatz auch mit einem anderen Studenten aus der Wunsch-Stadt tauschen, der bereit ist, die Uni zu wechseln. Die Unis erlauben den Tausch von Studienplätzen. Hierfür muss man zunächst natürlich einen Studenten finden, der bereit ist, zu tauschen. Zahlreiche Tauschbörsen stellen den Dialog her. Eine Tausch-Plattform für Zahnmedizinstudenten bietet MEDI-LEARN im Zahnmedizinforum unter www.medi-learn.de/az105. Findet sich kein direkter Tauschpartner für die Wunsch-Uni, gibt es noch eine clevere Alternative: den Ringtausch.

Hier werden die Plätze unter mehreren Personen ausgetauscht, was von Seiten der Unis ebenfalls möglich ist. So kann man beispielsweise seinen Platz in Bonn gegen Heidelberg eintauschen, um diesen wiederum gegen den eigentlich gesuchten Platz in Ulm zu tauschen. Das hat schon viele in die Uni-Stadt ihrer Träume gebracht. Auch ein Tausch über vier Positionen ist möglich. Wichtig ist, dass man sich dabei fest mit den Tauschpartnern einig ist.

ZUSAMMENFASSUNG

SfH, Auswahlverfahren oder Los

Bewerben bei der Stiftung für Hochschulzulassung

Die SfH ist erster und wichtigster Ansprechpartner bei der Studienplatzbewerbung. Das Magazin „hochschulstart" gibt es als E-Paper zum Donwload auf hochschulstart.de. Es informiert über die Zulassung. Der Antrag wird online ausgefüllt, im Nachgang unterschrieben und mit Kopien wichtiger Nachweise eingeschickt. Der NC (Numerus clausus) stellt die Notenuntergrenze dar, mit der man noch einen Studienplatz erhalten hat und ergibt sich in jedem Verfahren neu aus den Abinoten der aktuellen Bewerber und der Zahl der zur Verfügung stehenden Plätze. Wartesemester ist die seit Erwerb der Hochschulzugangsberechtigung verstrichene Zeit in Halbjahren, die nicht mit Studieren zugebracht wurde (siehe Seite 28).

Die Quotenverteilung bei der Studienplatzvergabe: 20 – 20 – 60

20 % der Studienplätze gehen an die Abitur-Besten, 20 % an die Wartezeit-Besten und 60 % werden von den Hochschulen im sog. „Auswahlverfahren der Hochschulen (AdH)" selbst vergeben (siehe Seite 30).

Die Abiturbesten-Quote

Ein Fünftel der Studienplätze wird unter den Abitur-Besten vergeben. Die für diese Quote an jeder Uni zur Verfügung stehende Studienplatzzahl wird zunächst auf Bundesländer aufgeteilt. Innerhalb dieser für die Abiturienten eines Bundeslandes vorgesehenen Plätze konkurrieren nun die Abitur-Besten um die Plätze (Landes-NC). Die „Sieger" im Landes-NC werden nun entsprechend der Rangfolge der von ihnen genannten Universitäten (und den dort verfügbaren Plätzen wie auch den Bewerbern) an die einzelnen Hochschulen aufgeteilt (Hochschul-NC) (siehe Seite 35).

Die Hochschul-Quote und das Auswahlverfahren der Hochschulen (AdH)

Den Löwenanteil von 60 % der Studienplätze dürfen die Unis im so genannten Auswahlverfahren der Hochschulen (AdH) vergeben. An einigen Universitäten wird zunächst eine Vorauswahl nach bestimmten Kriterien getroffen, innerhalb derer dann die Entscheidung über die Studienplatzvergabe erfolgt. Einige Universitäten führen in diesem Rahmen u. a. auch ein Auswahlgespräch mit den Bewerbern durch (siehe Seite 35).

Hinweise zur Ortswahl

Bei der Ortswahl und Angabe in Frage kommender Unis macht es Sinn, realistische Wünsche anzugeben. Dazu ist es ratsam, den Erstwunsch unter Berücksichtigung der eigenen Note und Wartezeit auf der einen und den Vorjahreswerten der Lieblings-Unis auf der anderen Seite geschickt zu platzieren (siehe Seite 35).

ZUSAMMENFASSUNG

SfH, Auswahlverfahren oder Los

Das Losverfahren als Nebenweg zum Ziel
Neben den über die SfH vergebenen Plätzen kannst du dich an vielen Unis auch über das Losverfahren um einen Studienplatz bewerben. Hier gilt es, die auf den Uniseiten bekannt gegebenen Terminfristen und Verfahrenshinweise unbedingt zu beachten (siehe Seite 36).

Der Studienplatz-Tausch
Wer nicht an seiner Wunsch-Uni gelandet ist, kann von der Möglichkeit des Studienplatz-Tausches Gebrauch machen. Dieser ist durch Direktbewerbung oder aber mittels Tauschpartner möglich (siehe Seite 44).

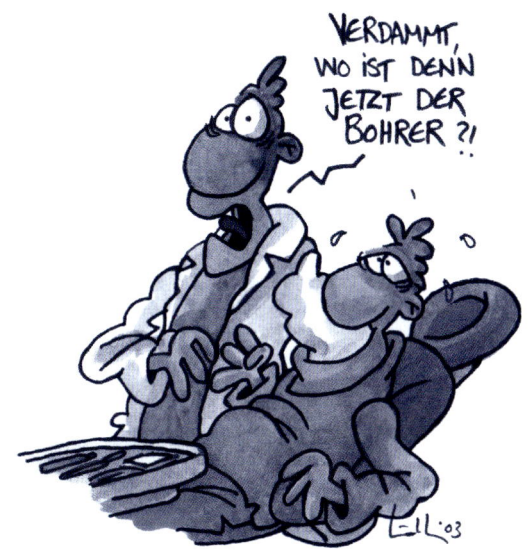

Mehr Cartoons unter www.medi-learn.de/cartoons

Keinen Studienplatz erhalten – und jetzt?

Anfangs ist der Frust verständlicherweise groß: Da hatte man gehofft, in diesem Jahr einen Studienplatz zu erhalten und doch kam keine Zusage von der SfH. Hier heißt es: Nicht gleich die Flinte ins Korn werfen, denn viele Wege führen nach Rom, und mit dem Zahnmedizinstudium verhält es sich nicht anders. Es gibt eben nicht nur den direkten Weg, sondern manchmal müssen Umwege in Kauf genommen werden. Was also tun, wenn wider Erwarten keine Zusage für einen Studienplatz kommt?

Studienort-Alternativen: Witten-Herdecke und Ungarn

Wer für sich weder durch die Abiturnote noch über die Wartezeit realistische Chancen ausrechnet, in absehbarer und vertretbarer Zeit einen Studienplatz zu erhalten, aber dennoch möglichst bald ein Zahnmedizinstudium aufnehmen möchte, für den gibt es Alternativen, die wir hier kurz vorstellen möchten: die deutsche Privat-Universität Witten-Herdecke, die ungarische Semmelweis-Universität in Budapest sowie die Universität Pécs (siehe dazu auch im Bereich Uni-Städte ab siehe Seite 202 in diesem Buch).

Privat-Universität Witten-Herdecke

Das Wittener Hochschulmodell fußt auf der anthroposophischen Lehre Rudolf Steiners, welche auch die Waldorfschulen maßgeblich bestimmt. Neben der zahnmedizinischen Ausbildung durchlaufen die Wittener Studenten das so genannte „studium fundamentale", das der Vertiefung der Allgemeinbildung dienen soll. Ebenso wird in hohem Maße Wert auf Praxisnähe und eine ethische Reflexion der ärztlichen Tätigkeit gelegt. Die Auswahl der Studierenden erfolgt über eine ausführliche Bewerbung und einen Bewerbungstag, an dem ein persönliches Gespräch und eine praktische Übung anstehen. Die Studiengebühren liegen bei insgesamt rund 50.000 Euro, die wahlweise monatlich während des Studiums, in Raten nach Beendigung oder in Kombination entrichtet werden können. Infos zum Thema Medizinstudium in Witten-Herdecke auf der Uni-Homepage: www.medi-learn.de/az035

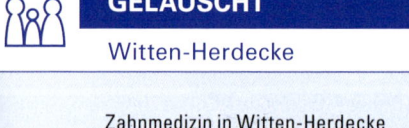

GELAUSCHT

Witten-Herdecke

Zahnmedizin in Witten-Herdecke
- www.medi-learn.de/az034

Zahnmedizin an der Semmelweis-Universität Budapest

Kaum jemand erreicht tatsächlich die in Deutschland für einen Studienplatz in Zahnmedizin geforderten Abiturnoten. Für die meisten Bewerber läuft es daher auf eine Wartezeit von mehreren Semestern hinaus – nicht selten sind es sogar einige Jahre. Zu den bekanntesten Möglichkeiten, diese unangenehme Folge des Numerus Clausus zu umgehen, zählt der deutschsprachige Diplomstudiengang Zahnmedizin an der ungarischen Semmelweis-Universität in Budapest.

Die regelmäßig hohen Bewerberzahlen beweisen, dass die Gesamtkosten von 60.000 Euro für die fünfjährige Ausbildung in Budapest kaum abschreckend wirken. Im vorklinischen Teil unterscheidet sie sich inhaltlich und finanziell kaum vom deutschsprachigen Studienangebot. Ab dem 2. Semester finden allerdings parallel noch Kurse auf Deutsch in den Fächern Präventive Zahnheilkunde, Materialkunde, Odontotechnologie und Konservierender Zahnärztlicher Propädeutik statt. Dafür sind zusätzliche Gebühren in Höhe von 800 bis 1500 Euro pro Halbjahr zu zahlen.

GELAUSCHT

Studium in Ungarn

Eine Alternative zum Studium in Deutschland bietet sich dir in Ungarn. Hier kannst du an der Semmelweis-Universität in Budapest Zahnmedizin studieren.

• www.medi-learn.de/az146

Möglich sind auch die Bewerbung ab dem 1. Semester für den englischsprachigen Studiengang Zahnmedizin in Budapest sowie der Quereinstieg ins 3. Studienjahr für jene, die bereits ein Studium der Humanmedizin abgeschlossen oder in Deutschland erfolgreich die Zahnärztliche Vorprüfung abgelegt haben. Die zahnmedizinische Ausbildung wird in Ungarn mit einem Diplom abgeschlossen, das in allen EU-Ländern zur uneingeschränkten Berufsausübung berechtigt. Nach Vorlage einer Facharbeit und „Verteidigung" (eine Art mündlicher Prüfung) kann außerdem der Titel Dr. med. dent. verliehen werden.

Sei es wegen der vergleichsweise hohen Kosten oder der großen Entfernung von Zuhause – viele deutsche Studenten in Ungarn möchten schon nach wenigen Semestern, also lange vor dem Examen in die Heimat zurückzukehren und ihre Ausbildung hier abschließen. Dieser Wechsel ist prinzipiell möglich, aber in keiner Weise garantiert. Es wäre dann erneut eine Bewerbung für einen Studienplatz – dieses Mal „im höheren Fachsemester" – erforderlich, deren Chancen völlig von der Verfügbarkeit am jeweiligen Hochschulort abhängt. Wer sich für Semmelweis entscheidet, sollte also zumindest die Möglichkeit im Blick haben, sein Zahnmedizin-Studium dort auch zu beenden.

SURFTIPP

Studium in Budapest

Studieren an der Semmelweis-Universität:
- www.medi-learn.de/az147
- www.medi-learn.de/az106
- www.medi-learn.de/az107

Kontakt: Verwaltungsgebäude ,1085 Budapest, VIII. Üllői út 26. Ungarn, Europe, Telefonzentrale: +36.1.459.1500

Zahnmedizinstudium in Pécs

Seit 2004 wird das Zahnmedizinstudium in deutscher Sprache an der ungarischen Universität in Pécs angeboten. Mit ca. 60.000 Euro Kosten für das fünfjährige Studium liegt das Preisniveau auf dem gleichen Level wie das Studium an der Semmelweis-Universität in Budapest. Jährlich können dort um die 24 Studenten die Ausbildung beginnen.
Kontakt: Deutsches Studierendenbüro, Medizinische Fakultät,
Universität Pécs, H-7624 Pécs, Szigeti út 12.
Tel: +36 72 536 117, E-Mail: studien.buero@aok.pte.hu

SURFTIPP

Zahnmedizinstudium in Pécs

Studieren an der Universität in Pécs:
- www.medi-learn.de/az148
- www.medi-learn.de/az108
- www.medi-learn.de/az109

Zahnmedizinstudium in der Schweiz

Geringe Chancen auf einen Studienplatz in der Schweiz
Hohe Hürden für ausländische Studierende

Wer beim Vergabeverfahren für Zahnmedizin in Deutschland wegen seiner Abiturnoten mit einer langen Wartezeit rechnen muss, denkt wahrscheinlich irgendwann über Alternativen nach. Wenn die Unterrichtssprache Deutsch sein soll, lassen die sich an einer Hand abzählen. Infrage kommt neben Österreich und Ungarn im Grunde nur die Schweiz. Gerade bei den Eidgenossen allerdings sind für Ausländer die Hürden auf dem Weg zum Studienplatz eher noch höher als hierzulande: Der Hauptwohnsitz bzw. die Staatsangehörigkeit entscheiden darüber, ob eine Bewerbung überhaupt möglich ist. Wer nicht schon in der Schweiz lebt oder einen Pass der Alpenrepublik in der Tasche hat, kann dort auch nicht Zahnmedizin studieren.

Eine Adresse mit CH-Postleitzahl bedeutet aber längst noch keinen garantierten Studienplatz für das Fach Zahnmedizin in Basel, Bern, Zürich, oder dem französischsprachigen Genf und Fribourg. Bewerben sich nämlich mehr Ausländer, als Plätze vorhanden sind, kann seit 2005 ein Numerus Clausus angewendet werden. In den vergangenen Jahren war das stets der Fall. Es erfolgt dann also eine Auswahl nach Abiturnoten – ähnlich wie in Deutschland – und außerdem immer mithilfe des „Eignungstests für das Medizinstudium" (EMS). Dessen Ergebnisse entscheiden außerdem über die Berücksichtigung von Wünschen hinsichtlich des Hochschulstandorts.

Schon von daher erklärt es sich, dass die Zahl angehender Zahnmediziner aus Deutschland an Hochschulen in der Schweiz extrem klein ist. Erschwerend kommt aktuell hinzu, dass dort der sogenannte „Bologna-Prozess" bereits in vollem Gange ist: Anstelle von Staatsexamina werden für neu eingeschriebene Studenten nun die Abschlüsse Bachelor und Master angeboten. In dieser Übergangsphase dürfte damit der Wechsel zurück an eine hiesige Universität aufgrund der unterschiedlich strukturierten Studiengänge kaum möglich sein. Bis auf Weiteres wird die Schweiz deshalb für die Mehrzahl voraussichtlich eher als Wintersportregion attraktiv bleiben.

Drei staatliche Unis in Österreich bieten Zahnmedizin an

Vergabe der österreichischen Studienplätze per Eignungstest

Im Folgenden stellen wir dir das Vergabeverfahren für die Hochschulen in Österreich vor, an denen das Fach ebenfalls studiert werden kann: An den staatlichen Universitäten in Graz, Innsbruck und Wien werden die Bewerber durch eine gesonderte Prüfung ausgewählt.

In Innsbruck und Wien wird der im Internet gut dokumentierte „Eignungstest für Medizinische Studien" (EMS-AT) verwendet, in Graz ein standardisierter Test im Multiple-Choice-Format, in dem das schulische Vorwissen für medizinisch relevante Grundlagenfächer abgeprüft wird. Dazu zählen Biologie, Chemie, Physik und Mathematik – also weder Geschichte noch Erdkunde. Für die Teilnahme ist eine Voranmeldung über das Internet erforderlich, für Graz zusätzlich die Einsendung schriftlicher Bewerbungsunterlagen. Der Termin ist für alle drei Orte identisch, sodass eine mehrfache Teilnahme nicht möglich ist.

Der Test ist Voraussetzung für den sechsjährigen Diplomstudiengang Zahnmedizin, der sowohl im Sommer- als auch im Wintersemester begonnen werden kann. Ein späterer Wechsel des Hochschulortes ist wegen der unterschiedlichen Stundenpläne sehr schwierig. Ausländische wie einheimische Studierende zahlen pro Halbjahr 385 Euro Gebühren (Stand 2011). Die Lebenshaltungskosten in Österreich sind denen in Deutschland sehr vergleichbar. Nach Bestehen der Abschlussprüfung ist sofort die Niederlassung als Zahnarzt möglich, während dafür in Deutschland nach fünfeinhalb Jahren Studium erst noch eine zweijährige Assistenzzeit absolviert werden muss.

Studienalternativen

Praktika, Kurse oder eine komplette Berufsausbildung
Wartezeit vor dem Studium sinnvoll nutzen

Wenn du nicht auf Anhieb einen Studienplatz erhältst, brauchst du deshalb nicht gleich deinen Plan aufzugeben. Es gibt einen Weg, auch mit weniger guten Zensuren irgendwann doch noch Zahnmedizin studieren zu können. Ein Fünftel aller Plätze in diesem Fach wird nämlich an jene Bewerber verteilt, die am längsten gewartet haben. Beginnend ab Erwerb des Abiturs (oder Erwerb einer vergleichbaren Hochschulzugangsberechtigung) werden für die Ermittlung der Anzahl deiner Wartesemester alle Semester (Halbjahre)

mitgezählt, in denen du nicht als Student an einer Uni oder Fachhochschu-
le (FH) eingeschrieben warst. Mit einem „Parkstudium" nur so zum Zeitver-
treib würdest du dir diesen Weg also versperren.

Allerdings wird dir einiges an Geduld abverlangt: Im Wintersemester 2010/11
erhielten beispielsweise alle Bewerber mit elf Wartesemestern sicher einen
Studienplatz, außerdem diejenigen mit einem Notenschnitt von 2,8 oder
besser und zehn Wartesemestern. Die Berechnung erfolgt bundeseinheit-
lich – es werden also keine Landesquoten gebildet. Anhand der jeweils aktuellen Zahlen, die auf den Seiten von www.hochschulstart.de zu finden
sind, kannst du abschätzen, wie lang deine persönliche Wartezeit voraussichtlich sein wird.

Diese Schätzung ist von großer Bedeutung für die Frage, wie du die Zeit bis
zum Beginn des Studiums am besten nutzt. Möglicherweise hast du Gelegenheit, zwischendurch ein Praktikum oder sogar eine komplette Berufsausbildung zu machen. Für einen angehenden Zahnmediziner wäre wohl
die zum Zahntechniker am vorteilhaftesten, denn im Verlauf des Studiums
musst du viele zahntechnische Arbeiten anfertigen. Die dafür erforderliche
Geschicklichkeit bringt längst nicht jeder Student mit, aber gerade sie lässt
sich während einer entsprechenden Ausbildung gut üben. Zudem kannst
du vielleicht noch vor und zeitweise während deines Studiums in diesem
Beruf arbeiten, was sicher besser bezahlt wird als die üblichen „Jobs" in
der Kneipe oder beim Pizza-Lieferdienst.

Ausbildung – Zahntechniker und weitere Möglichkeiten

Die Ausbildung zum Zahntechniker dauert in der Regel dreieinhalb Jahre
(also sieben Wartesemester) und schließt mit einer Gesellenprüfung ab. Eine
Verkürzung, üblicherweise um ein halbes Jahr, ist unter gewissen Voraussetzungen möglich. Näheres dazu erfährst du im Internet unter berufenet.
arbeitsagentur.de. Die spätere Berufstätigkeit umfasst die Anfertigung, Reparatur und Reinigung von festsitzendem und herausnehmbarem Zahnersatz sowie von zahn- und kieferregulierenden Geräten. Arbeitsmöglichkei-
ten gibt es in zahntechnischen Labors, Zahnarztpraxen und Zahnkliniken.

Neben diesem „Königsweg" gibt es eine stattliche Zahl von Alternativen,
wie du die Zeit bis zum Beginn des Studiums vorbereitend nutzen kannst.
Etwas kürzer als die Ausbildung zum Zahntechniker ist die zum Zahnmedizinischen Fachangestellten (hieß früher Zahnarzthelfer und gilt noch immer

als klassischer Frauenberuf), optional ergänzt durch eine etwa halbjährige Weiterbildung zum Dentalhygieniker. Infrage kommt zudem eine Ausbildung in anderen Assistenzberufen wie Medizinisch-technischer Assistent (MTA), Medizinisch-technischer Radiologieassistent (RTA), Pharmazeutisch-technischer Assistent (PTA) oder Operationstechnischer Assistent (OTA). Auch eine Ausbildung im Rettungsdienst kommt infrage, insbesondere zum Rettungsassistenten oder Rettungssanitäter.

Freiwilliges Soziales Jahr / Praktika

Natürlich sind auch Praktika sehr geeignet, dein künftiges Berufsfeld kennenzulernen. Das gilt nicht nur für solche in Zahnarztpraxen, sondern generell für Praktika oder ein Freiwilliges Soziales Jahr (FSJ) im medizinischen Bereich einschließlich Rettungsdienst. Dadurch kann dein Interesse an der Humanmedizin geweckt oder gefördert werden – ein Studium der Zahnmedizin lässt sich ja mit einem in Humanmedizin kombinieren, um anschließend als Facharzt für Mund-, Kiefer-, Gesichtschirurgie zu arbeiten. Aber auch für Normalbürger ist jede Tätigkeit im medizinischen Bereich prinzipiell von Nutzen, beispielsweise, um Erfahrungen im Umgang mit Patienten zu sammeln.

SURFTIPP

FSJ / Praktika

Informationen rund um das Freiweilige Soziale Jahr oder Praktika findest du hier:
- www.medi-learn.de/az121
- www.medi-learn.de/az149

Falls du unbedingt schon während des Wartens auf deinen Studienplatz Seminare besuchen und Klausuren schreiben willst, ist das Vorsemester für Medizin und Naturwissenschaften vielleicht etwas für dich. Dieses Angebot des Rheinischen Bildungszentrums Köln (www.medi-learn.de/az119) nehmen vor allem angehende Studenten der Humanmedizin, Zahnmedizin, Veterinärmedizin, Biologie und Pharmazie in Anspruch. Unterrichtet werden die Fächer Biologie, Chemie und Physik, Anatomie und Physiologie des Menschen, Biomedizinische Terminologie, Histologie, Zytologie und Hämatologie, Biochemie, Mathematik und EDV. Für das viermonatige Vorsemester werden Kursgebühren von derzeit 1876 Euro (Stand Dezember 2012) erhoben.

Bundesfreiwilligendienst

Wenn die Abiturnote nicht reicht, ist Warten angesagt. Bis 2011 konnten männliche Studienbewerber diese Zeit (oder wenigstens einen Teil davon) mit dem Wehr- oder Zivildienst überbrücken. Seit der Abschaffung dieser Pflichtdienstzeit stellt sich die Frage, wie vor allem eine voraussichtlich kurze Wartezeit zu überbrücken ist. Da gleichzeitig zahlreiche frühere Zivildienststellen offenblieben, wurde der Bundesfreiwilligendienst geschaffen. Diese relativ neue Alternative einer Überbrückungsmöglichkeit wollen wir dir nun vorstellen.

Der Bundesfreiwilligendienst (BFD) steht gleichberechtigt neben bereits etablierten Diensten wie dem Freiwilligen Sozialen oder Ökologischen Jahr (FSJ bzw. FÖJ). Das Besondere an ihm dürfte sein, dass er sich an die gesamte Bevölkerung richtet, unabhängig von Alter und Geschlecht. Ziel war es dabei, das Konzept des Freiwilligendienstes auf eine breitere gesellschaftliche Basis zu stellen. Einzige Vorbedingung für die Teilnahme ist es, die Vollzeitschulpflicht erfüllt zu haben. Dieser Zeitpunkt liegt je nach Bundesland bei 15 oder 16 Jahren. Eine Begrenzung auf ein Höchstalter gibt es nicht, weswegen auch Menschen über 27 sich im BFD engagieren können – im Gegensatz zu den Möglichkeiten FSJ oder FÖJ.

SURFTIPP

Bundesfreiwilligendienst

Ausführliche Infos findest du auf der Seite vom Bundesamt für Familie und zivilgesellschaftliche Aufgaben:

- www.medi-learn.de/az120

Dabei erwerben und vertiefen jüngere Freiwillige ihre persönlichen und sozialen Kompetenzen, während ältere Bewerber ihre eigene Lebens- und Berufserfahrung in den Dienst einbringen. Die Länge des Einsatzes kann selbst gewählt und variiert werden. In der Regel ist eine Dauer von zwölf Monaten vorgesehen; möglich ist aber jeder Zeitraum zwischen sechs und höchstens 18 Monaten. Lediglich in Ausnahmefällen darf der Dienst auf 24 Monate ausgedehnt werden. Gearbeitet wird zumeist ganztägig. Für Freiwillige über 27 ist allerdings ein Teilzeitdienst von mehr als 20 Stunden wöchentlich möglich.

Einsatzstellen – neben den früheren Zivildienststellen – werden von gemeinwohlorientierten Einrichtungen wie den Wohlfahrtsverbänden, aber auch Krankenhäusern, Erholungsheimen und Kultureinrichtungen angeboten. Dort arbeiten die Freiwilligen zusätzlich zu den festangestellten Mitarbeitern und leisten so wichtige Hilfe. Ein kleines „Gehalt" ist für die Freiwilligen ebenfalls vorgesehen: 330 Euro Taschengeld pro Monat sowie Zuschläge für Essen und Unterkunft. Fünf Wochen im Jahr sind für Seminare vorgesehen, in denen sich die Freiwilligen politisch bilden sollen. Diese Lehrveranstaltungen finden jeweils an einer der 17 staatlichen ehemaligen Zivildienstschulen unter Aufsicht des Bundes statt.

SURFTIPP

Finanzen

Ausführliche Infos und zahlreiche Anregungen zum Thema „Nebenjobs" findest du unter der folgenden Internet-Adresse:

• www.medi-learn.de/az039

Wenn du Zahnmedizin studieren willst, aber auf Anhieb keinen Studienplatz erhältst, kann der BFD eine gute Möglichkeit sein, in medizinische Bereiche Einblicke zu bekommen. Dies kann deinen Studienwunsch festigen, dir aber gleichzeitig ein realistisches Bild des von dir angestrebten Berufs vermitteln. Ob du dich letztendlich für den BFD, ein FSJ oder FÖJ oder eine Weltreise entscheidest, um Wartezeit zu überbrücken, bleibt dir selber überlassen.

Das Studium vorfinanzieren

Das Zahnmedizinstudium ist teuer und nicht jeder erhält hinreichende Unterstützung in Form von BAföG, Stipendien oder elterlichen Zuschüssen. Die Wartezeit bis zum Antritt des Studiums kann ebenfalls genutzt werden, um durch Jobben schon einmal den ein oder anderen Cent für spätere Engpässe zu erwirtschaften. Das empfiehlt sich besonders dann, wenn dein Studienbeginn absehbar ist, also im nächsten oder übernächsten Semester ansteht.

Für das Studium vorlernen?

Immer wieder wird an die MEDI-LEARN Redaktion die Frage herangetragen, ob man die Zeit des Wartens auf den Studienplatz nicht schon einmal nutzen sollte, um das ein oder andere Zahnmedizin-Fach per Literaturstudium zu lernen. Zwar mag es sinnvoll sein, im Vorfeld schon einmal eine Buchhandlung zu besuchen und in den zahnmedizinischen Lehrbüchern zu blättern, um einen ersten Eindruck zu erhalten. Ein hartnäckiges Bücherwälzen vor dem eigentlichen Studium halten wir allerdings für nicht empfehlenswert. Die Lektüre medizinischer Fachbücher bringt erst dann echten Lerneffekt, wenn sie mit Vorlesungen, Praktika (den praktischen zahntechnischen Kursen) und den anderen Lehrveranstaltungen an der örtlichen Uni verbunden wird, man also eingeschriebener Student ist.

Fazit zur Studienplatzvergabe

An dieser Stelle ist ein Fazit nicht ganz so leicht zu ziehen. Wer den gewünschten Studienplatz nicht erhalten hat, ist verständlicherweise nicht gerade bester Dinge, besonders, wenn mit einer Ablehnung überhaupt nicht gerechnet wurde. Es ist immer sinnvoll, einen alternativen Plan B in der Tasche zu haben, um für den Fall einer Ablehnung einen alternativen Weg beschreiten zu können – sei es für eine Überbrückung bis zur nächsten Bewerbung, für einen anderen Studiengang oder für eine andere Form der Ausbildung. Früher war es noch härter: Lag der Numerus Clausus zum Beispiel bei 1,8 und die eigene Abinote war eine 1,9, so drohten bis zu zehn Semester Wartezeit. Durch die neu geschaffenen Auswahlverfahren der Universitäten, die nun 60 % ihrer Studenten selber auswählen können, wurde mehr Flexibilität geschaffen. Wer also wegen des Notendurchschnitts in der Auswahl der Abiturbesten (Abi-Quote) abgelehnt wurde, muss nicht gleich den Kopf hängen lassen, sondern kann sich schon mal fit für etwaige Auswahlgespräche und Studierfähigkeitstests machen, um hier zu punkten.

GELAUSCHT

Wartezeit

Da die Wartezeit für viele eine echte Härteprobe darstellt, seien an dieser Stelle noch einige Forendiskussionen genannt. Tipp von unserer Seite: Lass dich nicht entmutigen; wer unbedingt Zahnmedizin studieren möchte, schafft es auch irgendwann, einen Studienplatz zu bekommen:

- Wartezeitdepressionen:
  www.medi-learn.de/az040

- FAQ Wartesemester:
  www.medi-learn.de/az041

An seinen Zielen festzuhalten, halten wir für ratsam. Falls diese Ziele jedoch völlig illusorisch sein sollten oder man sich mehrere Male vergeblich bemüht hat, einen Platz zu bekommen, sollte man seine Zukunftspläne überdenken und sich z. B. mit einer der genannten Studienalternativen beschäftigen.

Im Namen des Gesetzes

Die so genannten Studienplatzklagen (eigentlich gerichtliche Kapazitätsverfahren) gibt es, seit es die Stiftung für Hochschulzulassung und den Numerus clausus gibt. Grundlage ist eine Entscheidung des Bundesverfassungsgerichts aus den 70er Jahren, nach der festgestellt wurde, dass die Universitäten verpflichtet sind, so viele Studierende wie möglich aufzunehmen. Damit wurde das so genannte Kapazitätserschöpfungsgebot aus der Taufe gehoben. Dies bedeutet, dass die Universitäten im Prinzip verpflichtet sind, jeden Bewerber für einen Studienplatz aufzunehmen und auszubilden. Die Praxis sieht natürlich anders aus: Nach wie vor gibt es einen hohen Numerus clausus, der in den medizinischen Studiengängen bis zu einer Wartezeit von sechs Jahren oder länger führen kann. Die Verwaltungsgerichte, die für diese Verfahren zuständig sind, ermitteln nicht zusätzliche Studienplätze, sondern verdeckte Plätze. Bei der Ermittlung der Anzahl der Studienplätze je Universität muss eine umfangreiche und in weiten Teilen sehr komplizierte Berechnung durchgeführt werden, bei der immer wieder Fehler passieren. In manchen Bundesländern werden die Hochschulen durch die Ministerien angewiesen, nur eine bestimmte Anzahl von Studienplätzen zur Verfügung zu stellen, die mit der Wirklichkeit anhand der Kapazitätsberechnung nicht immer übereinstimmen. Der Erfolg der Studienplatzverfahren in den vergangenen Jahren hat deren Bedeutung zum wiederholten Male gezeigt. Die Verfahren richten sich nicht gegen die Stiftung für Hochschulzulassung, sondern gegen einzelne Universitäten. Hierbei sind es in erster Linie die Gerichte, die die zusätzlichen Studienplätze ermitteln. Die Kapazitätsunterlagen werden von den Gerichten angefordert und eingehend überprüft. Hierbei hilft ein wichtiges Gesetz, das nach der o. g. Entscheidung des Bundesverfassungsgerichts in den 70er Jahren verkündet wurde: Es handelt sich um die Kapazitätsverordnung, deren Umsetzung durch das jeweilige Landesrecht jede Universität bei der Ermittlung der Studienplätze beachten muss.

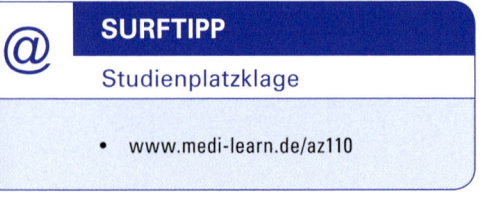

SURFTIPP

Studienplatzklage

• www.medi-learn.de/az110

Die Studienplätze fallen nicht „vom Himmel"

Die Anzahl richtet sich nach Ausstattung der Universität (z. B. Lehrpersonen, Laborplätze, Umfang des Lehrdeputats, Unterrichtsverpflichtung eines Hochschullehrers, Lehraufträge) Wenn beispielsweise ein Hochschullehrer durch ein Forschungssemester nicht unterrichten kann, muss geprüft werden, ob „seine" Stelle bei der Kapazitätsberechnung noch mitgezählt wird. Weiter prüfen die Gerichte, ob und wie viele Studierende das Studium im Laufe der Semester wieder aufgeben oder aus anderen Gründen die Hochschule verlassen. Da insoweit dann weniger Lehre abgefragt wird, muss im Rahmen einer so genannten Schwundberechnung überprüft werden, wie sich dies auf die Kapazität zu Beginn des Studiums (also bei den Studienanfängern) auswirkt. Das Bundesverfassungsgericht hat (damit) festgestellt, dass absolute Zulassungsbeschränkungen für Studienanfänger einer bestimmten Fachrichtung nur dann verfassungsgemäß sind, wenn sie in den Grenzen des unbedingt Erforderlichen unter erschöpfender Nutzung der vorhandenen Ausbildungskapazitäten angeordnet werden. Weiter liegt insoweit eine Rechtmäßigkeit nur dann vor, wenn Auswahl und Verteilung der Bewerber nach sachgerechten Kriterien mit einer Chance für jeden Bewerber und unter möglichster Berücksichtigung der individuellen Wahl des Ausbildungsortes erfolgen.

Wenn Unis sich verrechnen

Die Kapazitätsprozesse sind dann erfolgreich, wenn sich also die Universität „verrechnet" hat und wenn sich die neue Berechnung aufgrund einer gerichtlichen Überprüfung anders darstellt, als zunächst in den Bundesländern für die einzelnen Hochschulen festgesetzt war. Damit ordnen nicht die Universitäten oder Rechtsanwälte, sondern die Gerichte an, unter welchen Voraussetzungen zusätzliche Studienplätze verteilt werden. Dies erfolgt regelmäßig durch das Los. In einigen Bundesländern werden die Studienplätze nur an die Kläger mit den besten Voraussetzungen nach einer bestimmten Rangfolge verteilt. Studienplatzverfahren enden gelegentlich auch durch einen Vergleich. Darin einigen sich die Parteien, dass ohne gerichtliche Entscheidung zusätzliche Plätze unter den Bewerbern verlost werden. Die Zahl der Studienplatzbewerber, die sich für ein Klageverfahren entscheiden, ist seit ca. einem Jahr konstant. Man sollte sich dafür entscheidet, parallel mehrere Verfahren gegen verschiedene Hochschulen durchzuführen (beispielsweise zehn an der Zahl) liegt die Chance bei 50 % bis 60 %. Wichtig ist, dass es der Anwaltskanzlei gelingt, die wirklich aussichtsreichen Verfahren herauszusuchen. Hier spielt die Erfahrung der auf diesem Rechtsgebiet spezialisierten Rechtsanwaltskanzleien eine entscheidende Rolle.

INFO

Im Namen des Gesetzes

Dieser Abschnitt wurde verfasst von:
Reinhard Karasek, Rechtanwalt
Postfach 11 69, 35001 Marburg
Tel: 06421-1 68 96-0, Fax: 06421-1 68 96-78
E-Mail: info@kanzlei-karasek.de
Homepage: www.kanzlei-karasek.de/
Wir danken Herrn Karasek!
Bei Rückfragen zum Studium kannst du dich gerne an ihn wenden.

Mehr Cartoons unter www.medi-learn.de/cartoons

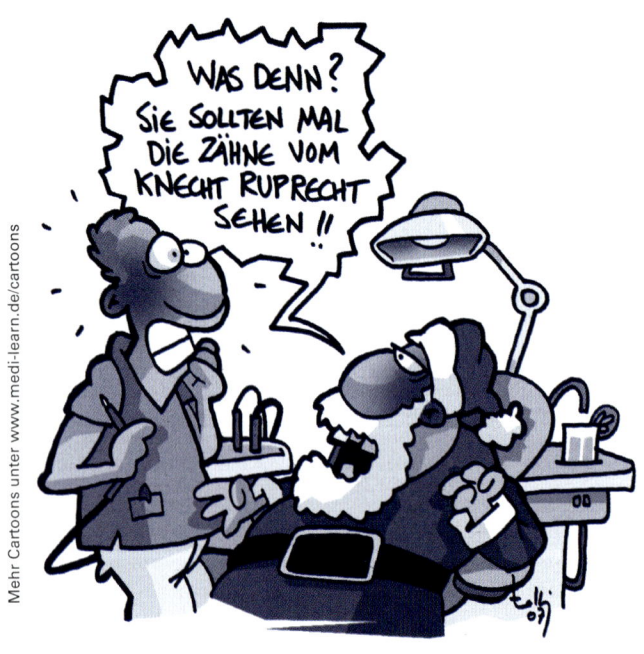

ZUSAMMENFASSUNG

Studienplatzvergabe

Studienalternativen an anderen Universitäten im In- und Ausland

Die Universitäten in Witten-Herdecke und im ungarischen Budapest und Pécs bieten interessante Studienalternativen. Wichtig: Es werden nicht unerhebliche Studiengebühren in Höhe von mehreren Tausend Euro je Semester fällig (siehe Seite 48).

Österreich und Schweiz

Auch an den österreichischen Unis in Innsbruck, Graz und Wien ist für Bundesbürger die Bewerbung um einen Studienplatz möglich, in Krems ist zusätzlich die Möglichkeit eines privaten Zahnmedizistudiums gegeben. Schwieriger ist die Aufnahme eines Zahnmedizinstudiums in der Schweiz mit ihren Unis in Basel, Bern, Genf, Zürich und Fribourg, denn dazu musst du mindestens fünf Jahre in der Schweiz gelebt haben (siehe Seite 51).

Wartezeit mit Ausbildung sinnvoll nutzen

Wartesemester ist die Zeit in Halbjahren seit Erwerb der Hochschul-Zugangsberechtigung, die nicht mit einem Studium verbracht wurde. Du kannst diese Zeit für eine Weltreise, für´s Faulenzen oder aber sinnvoll für ein Freiwilliges Soziales Jahr oder eine (zahn)medizinnahe Ausbildung (Zahntechniker, Zahnarzthelfer/in, Gesundheits- und Krankenpfleger, Rettungssanitäter, MTA u. a.) nutzen (siehe Seite 52).

Das Studium vorfinanzieren

Als angehender Student ist es empfehlenswert, schon in Ruhe vor Studienbeginn durch Jobben den ein oder anderen Euro auf die hohe Kante zu legen (siehe Seite 56).

Soll ich für das Studium schon vorher lernen?

Gegen ein Blättern in Büchern aus deiner Bücherei ist nichts einzuwenden, aber höhere Aufmerksamkeit solltest du dem potentiellen Lernstoff VOR dem eigentlichen Studium nicht widmen, denn du kannst noch nicht unterscheiden, worauf es genau ankommt und was wirklich wichtig ist. Warte also, bis es an der Uni losgeht (siehe Seite 56).

Im Namen des Gesetzes: Studienplatz-Klage

Auch dieser Umweg kann zum Ziel führen: Über das Spezialgebiet z. B. einer sog. Kapazitätsklage kannst du – mit anwaltlicher Hilfe – einen Studienplatz in einem Gerichtsverfahren – meist als Sammelklage – erstreiten (siehe Seite 58).

Eigener Herd ist Goldes wert

Der Weg zur neuen Bleibe

Dein Studienort steht fest und du hast einen Studienplatz erhalten? Herzlichen Glückwunsch! Nun gilt es, eine neue Bleibe zu finden, sofern der Auszug aus dem elterlichen Domizil angesagt ist. Du kannst natürlich Glück haben und zufälligerweise auf dem Unigelände mit jemandem zusammenstoßen, der gerade sein Studium beendet hat und ganz dringend einen Nachmieter für seine große, günstige Wohnung in zentraler Lage sucht. Das ist aber eher seltener der Fall – für die Wohnungssuche solltest du daher ein paar Tage mit Luftmatratze und Schlafsack in der Jugendherberge, im Hotel, bei Freunden (oder Freunden von Freunden von Freunden) oder Verwandten einplanen. Falls du überhaupt nicht weißt, wo du während der Suche übernachten sollst, kann dir oft auch die Fachschaft oder der AStA weiterhelfen!

Erste Anlaufstelle sind meist die Annoncen in der örtlichen Zeitung oder in den Stadtmagazinen. Du kannst hier in den Wohnungsangeboten stöbern oder aber selbst eine Annonce aufgeben. Bekanntlich lassen sich die Blätter die Wohnungsanzeigen allerdings teuer bezahlen, zudem ist die Anzahl der Zeichen innerhalb einer Anzeige sehr beschränkt. All das zwingt dich, den Text möglichst komprimiert darzustellen. Auch hier werden sehr viele Abkürzungen verwendet, deren Entschlüsselung so manchem (Erst-) Wohnungssuchenden Schwierigkeiten bereiten kann. Ein paar einschlägige Abkürzungen – und ihre Bedeutungen – liefern wir dir an dieser Stelle:

1 ZKW	Einzimmer-Komfortwohnung
Abl.	Ablöse
Court.	Courtage (Vermittlungsgebühr des Immobilienmaklers)
D'bad	Duschbad (nur Dusche, keine Badewanne)
EBK	Einbauküche
erf.	erforderlich
Fb'hzg	Fußbodenheizung
Gem.-Ant.	Gemeinschaftsantenne
Hs.-Mst	Hausmeister

inkl.	inklusive Nebenkosten (Achtung: meist ohne Heizkosten bzw. Strom)
MM	Miete pro Monat
Nsphzg.	Nachtspeicherheizung – nutzt kostengünstigeren Nachtstrom (ist meist trotzdem recht teuer)
RMH	Reihenmittelhaus
sof. frei	sofort frei
V'bad m.Fe	Vollbad mit Fenster
Ww	Warmwasser
Zhzg.	Zentralheizung

UNSER TIPP

Umzug

Eine ausführliche Liste findest du im Add-On-Dokument „Umzug und Wohnungs-suche". Hier stehen dir auch weitere nützliche Dinge zur Verfügung, wie z. B. ein Muster eines Wohnungsbesichtigungs-Protokolls und ein Rechenbeispiel, wie viele Umzugskartons du benötigen wirst:

* www.medi-learn.de/az043

Als zweite Anlaufstelle bei der Wohnungssuche dienen die Einrichtungen der Uni: Wer einen Platz in einem Studenten-Wohnheim beantragen will, ist beim Studentenwerk richtig aufgehoben. An vielen Unis gibt es allerdings Wartelisten für die Wohnheime. Manche Studentenwerke vermitteln auch private Unterkünfte. Bitte im Einzelfall nachfragen! Du kannst dein Glück auch beim AStA (Allgemeiner Studentenausschuss, sozusagen „die SV an der Uni") versuchen, der in der Regel ebenfalls eine Vermittlung anbietet oder dir zumindest Tipps zur leichteren Suche vor Ort geben kann. Hier findest du auf jeden Fall ein großes schwarzes Brett. An diesem befinden sich meist so viele Angebote und Gesuche, dass von der schwarzen Grundfar-be nicht mehr viel zu sehen ist! Wenn du einen eigenen Aushang machen willst, kann ein bisschen Kreativität in der Gestaltung nicht schaden, um ihn optisch etwas abzuheben. Einen „Standard" solltest du aber auf dei-nem Aushang führen: die eigene Nummer, am besten natürlich die Handy-nummer, in höherer Anzahl unten auf dem Blatt zum Abreißen (Blatt mit

Schere einschneiden) angeben. Das erleichtert die Kontaktaufnahme. Kleiner Tipp: Ein bis zwei Adresszettelchen schon kurz nach dem Aushang abreißen, dann trauen sich auch die anderen. Die dritte Anlaufstelle, die immer beliebter wird, sind die diversen Wohnungsbörsen für Appartments und Wohngemeinschaften, die das Internet zu bieten hat. Die bekanntesten haben wir hier für dich zusammen getragen:

Wohnungsbörsen

Immobilienscout: www.medi-learn.de/az044
Zimmersucher: www.medi-learn.de/0az45
Wohnfinder: www.medi-learn.de/az046
WoWi: www.medi-learn.de/az047

WG-Börsen

Studenten-WG: www.medi-learn.de/az048
Studentenwohnungsmarkt: www.medi-learn.de/az049
WG gesucht: www.medi-learn.de/az050
WGcompany: www.medi-learn.de/az051
WG-Homepages: www.medi-learn.de/az052
WG-Börse: www.medi-learn.de/az053

Darüber hinaus sind Ratgeber und Checklisten rund um das Thema Umzug und Wohungssuche im Netz vorhanden, die dir einige wichtige Tipps geben können:
Einfacher umziehen: www.medi-learn.de/az158
Umzugs-Checkliste: www.medi-learn.de/az054
Umzugsratgeber: www.medi-learn.de/az055
Umzugstipps: www.medi-learn.de/az056
Musterformulare: www.medi-learn.de/az057
Umzugs-Check: www.medi-learn.de/az058
Nachsendeservice: www.medi-learn.de/az059
Mein Umzug: www.medi-learn.de/az060

UNSER TIPP

Wohnberechtigungsschein

In vielen Städten kannst du einen Wohnberechtigungsschein (sog. B-Schein) beantragen, mit dem du – sofern dein Einkommen überschaubar ist – eine günstige
Unterkunft ergattern kannst. Und das muss nun wirklich keine Bruchbude sein!
Viele Berliner Studenten beispielsweise nutzen diese Möglichkeit. Ebenso solltest
du dich erkundigen, ob du eventuell Anspruch auf Wohngeld hast! Infos erhältst du
in der Regel über die Homepage der jeweiligen Stadt.

Abenteuer Wohnungssuche

Damit du einen kleinen, realistischen Einblick in das „Abenteuer Wohnungssuche" bekommst, gibt s an dieser Stelle einen Beitrag von MEDI-LEARN-
Autorin Yvonne B., die in unterhaltsamer Erzählform von ihren Erlebnissen während der Wohnungssuche zum Beginn ihres Studiums berichtet.

Zimmer frei!

Erfreuliche Post von der Uni: Der Studienplatz war mir sicher!
Aber wie würde mein zukünftiges Zuhause aussehen? In Gießen eingetroffen, grase ich die schwarzen Bretter am Hauptgebäude der Uni ab. Plötzlich lacht mich ein sonnengelbes DIN A4-Blatt an:
„Nette WG sucht Dich! Wir (zwei weibliche und ein männlicher Student), suchen eine(n) nette(n) Mitbewohner(in), Küche, Bad, ISDN- Anschluss, Tiere
sind herzlich willkommen". Das Herz schlägt höher. Ich denke an Designer-
Möbel, eine große Wohnküche, nackte, gut trainierte Oberkörper von netten Mitbewohnern – wie in der Fernseh- WG von „Berlin Tag und Nacht".
Noch halb im Seifenoper-Traum, höre ich eine etwas verschlafene Stimme
am Telefon, im Hintergrund das Gebell eines Hundes. „Hallo, ich rufe wegen des Zimmers an". „Einen Moment", sagt die andere Stimme am Hö-
rer. „Ey, da ruft schon wieder jemand für das Zimmer an!" Das Genuschel
der anderen verstehe ich nicht. Mir kommen erste Zweifel. Ob das meine
WG ist? „Wann möchtest Du Dir das Zimmer denn anschauen?" „Am besten wäre heute". Heute ist in Ordnung.

Ein Heim für Tiere

Eine Stunde später besteige ich die Stiege eines dunklen Flurs
hinauf zu einer Dachwohnung. Während ich mit zittriger Hand
die Klingel drücke, stolpere ich fast über einen mit Schlamm be-

schmierten Reitstiefel. Die Tür geht einen Spalt auf. Etwas stürzt auf mich zu, dann sitze ich auf dem Boden. Das Etwas ist feucht und will nicht von meinem Hals weichen. „Jana, Pikko und Dalli weg – kommt zu Herrchen! Keine Sorge, die machen nichts". Ich komme langsam auf die Beine und erkenne, dass Jana ein Bernhardiner ist, Pikko ein Dackel und Dalli anscheinend ein Labradormischling. Ich bin in einer Vetmed-WG gelandet – angehende Tierärzte also. Ein wenig verstört, mit dem Bernhardiner zwischen meinen Beinen herlaufend, bekomme ich Einblick in die Küche. Neben der Herdplatte: eine offene Dose Hundefutter und Möhren. Im Flur lerne ich Pünktchen und Anton kennen, zwei Widderhasen mit Schlappohren. Im Wohnzimmer lebt ein Zwerghamster. Als ich mich zu ihm beuge und ihm den Finger durch den Käfig zustecke, faucht er giftig. „Ach, das ist Rambo, unser Zwerghamster. Günther hat ihn vor einem Schlangenfraß gerettet. Vorsicht, er beißt". Schließlich sehe ich „mein" Zimmer, welches recht freundlich wirkt, mit dem hellen Teppich. Doch dieser eigenartig strenge Geruch, den ich kaum zuordnen kann, lässt mich dann doch noch einmal nachhaken. „Ach ja, Katja, die vorher in dem Zimmer gewohnt hat, hatte zwei Chinchilla-Babys. Hat `ne Weile gedauert, bis die gelernt haben, das Klo zu benutzen. Echt, Du riechst das?" Mit den Worten "Wenn Du diejenige bist, dann melden wir uns" begleiten mich Franzi und das Hundetrio zur Türe.

Das ZKB in JWD

 Es dauert eine Weile, bis ich das beschriebene Haus der nächsten Anzeige, der ich nachgehe, gefunden habe. „ZKB in ruhiger Lage, 25 m², möbliert, mit großem Garten und zentraler Anbindung, 200 Euro warm" stand in der Zeitungsannonce. Die Fahrt führt mich in eines der entlegenen Dörfer um Gießen herum – Hüttenberg. Es ist das letzte Haus im Dorf, der große Garten entpuppt sich als die angrenzende Weide. Ein ziemlich betagter Herr schüttelt mir überraschend dynamisch und kräftig die Hand. Dahinter sehe ich nun auch seine Frau, eine gutmütig lächelnde, zahnlose ältere Dame im Arbeitskittel. Die mit „ZKB" betitelte Annonce entpuppt sich als ein der Scheune angegliedertes Zimmer. Die Wandtapete in Olivgrün mit großen Kringeln und ein Gemälde mit röhrendem Hirsch verraten, dass das Zimmer seit den 50ern keine Veränderung gesehen hat. Die Kirschbaummöbel wirken gepflegt, das Bett sieht mir jedoch ein wenig schief aus. Die angepriesene Küche entlarvt sich als Herdplatte. Es geht zum Bad, eine graue, ebenfalls im 50er Jahre-Stil „gehaltene" Nasszelle. Der Spülkasten des Klos ist offen. Herr Mayer beginnt zu erklären. Das System sei einfacher, als man zunächst glaubt, man muss nur zwei- dreimal üben. Wenn man die Kordel zum Abdrücken zieht, dann muss man diesen und jenen Hebel im Kasten umlegen – er demonstriert – und ein bedrohliches Gluckern und Rumoren lassen mich zurückweichen. „Beeilen Sie sich, das Zimmer ist bald weg", sagt Herr Mayer mir zum Abschied.

Zehn Quadratmeter Privatsphäre

Das könnte tatsächlich so sein. Denn die Wohnungslage ist nach Aussage der Studentenwerkverwaltung angespannt. So kommt es zu Semesterbeginn in Gießen nicht selten vor, dass Matratzen im Keller als Notlager für 80 Euro pro Woche vermietet werden und die Jugendherberge oder gar das Hotel die erste Bleibe für viele Studenten darstellt. Am schlimmsten trifft es hierbei die Nachrücker, also Studenten, die verspätet die Zusage zu einem Studienplatz bekommen, wenn ein anderer aus irgendwelchen Gründen zurückgetreten ist. Oft kommen sie in einer Nacht- und Nebelaktion hunderte von Kilometer entfernt angereist, um den Studienplatz anzutreten. Für diese gesonderte Delegation hält das Studentenwerk in seinen Heimen aber immer einige Zimmer frei.

Fündig geworden!

So folgt eine Wohnungsbesichtigung der nächsten. Immer mit einer netten Verabschiedung und der Zusicherung, man würde sich melden, während man schon den nächsten potentiellen Mitbewohner kommen sieht. Und wie so häufig, macht auch hier die Not Freunde. Man grüßt sich untereinander, trifft sich immer wieder und scherzt, ob man denn nicht im schlimmsten Falle eine Zeltsiedlung unter der Brücke eröffnen solle.

Bei Einbruch der Dämmerung werde ich doch noch fündig. Tatsächlich zentral gelegen, finde ich Gefallen an einem Zimmer mit 20 m². Die WG ist mir auf Anhieb sympathisch. Vor allem scheint sie „normal" zu sein. Und diesmal soll es so sein: Ich bekomme das Zimmer!

Eigener Herd ...

Rückblickend habe ich viele schöne Erinnerungen an meine WG-Zeit: Die DVD-Abende und die gemeinsamen Verschönerungsaktionen des Badezimmers und des Flurs, das gegenseitige Austauschen von MP3's und die gemeinsam durchlebten Lernphasen. Bald werde ich mein allererstes Studentenreich, welches ich nun fünf Jahre bewohne, mit einem lachenden und einem weinenden Auge verlassen, wobei die Aussicht auf eine schöne Wohnung mit richtiger Küche, Bad und Waschmaschine schon verlockend ist. Mit zwei Koffern habe ich angefangen, nun werde ich ganz bestimmt einen kleinen Laster zum Auszug brauchen. Aber alles hat seine Berechtigung. Ich habe festgestellt, dass es die kleinen Details sind, die ein Zuhause ausmachen. In diesem Sinne: Ich wünsche allen Anfängern einen guten Start und „Home sweet home"!

Soweit unsere Tipps und Yvonnes Erfahrungen zum Thema Wohnungssuche. Beim Thema Wohnen stellen sich unweigerlich die Fragen nach Miete und Bezahlung, oder anders formuliert: Wie finanziere ich eigentlich Leben, Wohnen und Studium? Damit beschäftigt sich unser nächstes Kapitel im Studienführer.

ZUSAMMENFASSUNG

Wohnungssuche

Der Weg zur neuen Bleibe
Vor das Lernen und Studieren haben die Götter das Finden einer Studentenwohnung gesetzt. Es gilt, auf dem Weg zur neuen Bleibe die passende Wohnung zu finden. Die ersten paar Tage kann es empfehlenswert sein, vom Stützpunkt einer Jugendherberge oder einer preisgünstigen Pension aus die Wohnungssuche in Angriff zu nehmen (siehe Seite 62).

Wege zum Ziel
In Frage für das Sichten oder Einholen von Wohnungsangeboten kommen z. B. das eigene Inserat in Zeitung und Stadtmagazin, das Anbringen von Aushängen an Schwarzen Brettern, der Besuch beim Studentenwerk oder bei der Fachschaft und dem Asta („Studentenvertretung" an der Uni). Zudem bieten Wohnungsbörsen im Internet eine nicht unerhebliche Anzahl insbesondere von Studenten-Buden (siehe Seite 65).

Für immer und ewig? Mitnichten! Alles zu seiner Zeit
Manchmal muss die anzustrebende Erst-Wohnung auch nicht für immer bewohnt werden, sondern dient lediglich als Startpunkt für die nächste Suche – dann allerdings in Ruhe in der Zeit nach Studienbeginn.

Ohne Moos gar nix los!

Tipps für die Studienfinanzierung

Ein Zahnmedizinstudium kostet einiges: Zeit, Energie, Nerven und vor allem Geld. Rechnet man alle Kosten zusammen, die für den persönlichen Lebensunterhalt, das Wohnen und das Studium selbst ausgegeben werden, so ergibt sich ein Richtwert von 600 Euro, der zur Deckung des Mindestbedarfes notwendig ist. Hier gibt es natürlich erhebliche Unterschiede, die sich abhängig von örtlichen Lebenshaltungskosten, persönlichem Konsumverhalten und dem zur Verfügung stehenden Budget gestalten. Die „Standardausgaben" für Miete, Nahrungsmittel, Mobilität (Bahn, Auto, öffentliche Verkehrsmittel) und Freizeitaktivitäten (Kino, Sport, Reisen etc.) variieren von Student zu Student und von Stadt zu Stadt. Dennoch fallen für jeden Student aber bestimmte Beträge an, die in jedem Falle berücksichtigt werden müssen.

UNSER TIPP

Studienfinanzierung

Mach dir zu Studienbeginn eine Liste aller Ausgaben und Einnahmen, die du einplanen musst. Das Beste ist, wenn du diese mit deinen Eltern und/oder Freunden, die schon studieren, durchgehst und ggf. korrigierst. So weißt du von Anfang an, was dir zur Verfügung steht.

Zum einen werden an jeder Universität pro Studienhalbjahr so genannte Semestergebühren und ggf. Studiengebühren fällig: Diese setzen sich z. B. zusammen aus Beiträgen für den Verwaltungsaufwand, für den AStA (die Studentenvertretung an der Uni), das Semesterticket (falls es angeboten wird, kannst du damit die öffentlichen Verkehrsmittel kostenfrei nutzen). Der Betrag variiert erheblich, die Spanne reicht von unter 50 bis über 200 Euro. Je höher der Betrag, desto größer ist in der Regel das Gebiet, in dem du das Semesterticket nutzen kannst. Teilweise kannst du so mehrere hundert Kilometer Bahnstrecke mit dem Ticket fahren. Wer zum Beispiel in Göttingen studiert, kann mit dem Zug bis nach Hamburg fahren. Es lohnt sich auf jeden Fall, sich über den Geltungsumfang des Tickets zu informieren. Häufig gibt es auch weitere Ermäßigungen für Studenten.

Zum anderen kann sich der Aufwand für Lehrbücher und weiteren Materialkosten (Artikulator, Ersti-Koffer, etc.) insbesondere zu Studienanfang in Bereiche von bis zu einigen tausend Euro erstrecken. Zahnmedizin gehört zu den teuersten staatsuniversitären Studiengängen: Je nach Uni fallen bis zu 13.000 Euro Materialkosten an. Statistisch geben Studierende der Zahnmedizin monatlich 86 Euro für Lernmittel aus.

In späteren Semestern müssen insbesondere für Instrumente und Verbrauchsmaterialien auch noch höhere Beträge veranschlagt werden. Durchschnittlich 634 Euro finden sich auf den Konten monatlich zur Lebensführung ein. Ein genauerer Blick auf die Verteilung zeigt allerdings zwei interessante Tendenzen: Zum einen muss ein Fünftel der Studenten mit nur 428 Euro und weniger im Monat haushalten, während auf der anderen Seite der Skala beinahe ebenfalls ein Fünftel der Umfrageteilnehmer über ein Budget verfügt, das 857 Euro und mehr beträgt.

Welche Geldquellen gibt es?

Diverse Einnahme- und Geldquellen sorgen für monatliche Zahlungen auf den Konten der Studenten: Die monatliche elterliche Finanzspritze, Zahlungen nach dem Bundesausbildungsförderungsgesetz (BAföG), Kreditprogramme der öffentlichen Hand, Kindergeld, möglicherweise Stipendien und natürlich die Einnahmen aus eigener Arbeit, also aus studentischen Nebenjobs.

Elterliche Finanzzuwendungen

Die meisten Studenten erhalten finanzielle Unterstützung von ihren Eltern, die sich zwischen einigen hundert und zum Teil auch über 1 000 Euro bewegen. In einer Umfrage haben wir die durchschnittliche elterliche Zuwendung erfragt, wobei hier die Angaben sehr schwankten: Rund 437 Euro lassen sich die Eltern das monatliche Sponsoring ihrer Zöglinge kosten. Allerdings fallen an den Extremen sowohl dasjenige Zehntel auf, das ohne Elternzuschuss zurechtkommen muss, als auch diejenigen 30 %, die 605 Euro und mehr im Monat „sponsored by mom & dad" verbuchen können.

Das BAföG

Die Leistungen nach Bundesausbildungsförderungsgesetz (kurz: BAföG) werden berechnet in Abhängigkeit von Einkommen und Vermögen von dir und deinen Eltern. BAföG dient für Studierende im Erststudium zur Deckung der Lebenshaltungskosten und kann als so genannte bedarfsorientierte Förderung zu maximal 648 Euro (Höchstsatz inkl. Zuschlag für Kranken- und

Pflegeversicherung) je Monat gezahlt werden. Dabei wird eine vom Studiengang abhängige Förderungshöchstdauer (Zahnmedizin: elf Semester) zugrunde gelegt. Unter Bedarf versteht das BAföG die Geldsumme, die Auszubildende nach der Vorstellung des Gesetzgebers typischerweise für ihren Lebensunterhalt (Ernährung, Unterkunft, Bekleidung etc.) und ihre Ausbildung (Lehrbücher, Fahrtkosten zur Ausbildungsstätte etc.) benötigen. Der Finanzierungsbeginn kann bei Aufnahme der Ausbildung bis Vollendung des 30. Lebensjahres erfolgen. BAföG wird vom Gesetzgeber als zinsloses Darlehen gewährt, das im Anschluss an das Studium zur Hälfte wieder zurück bezahlt werden muss. Fünf Jahre nach Ablauf der Förderungshöchstdauer (also in der Regel nach Abschluss deines Studiums) wirst du aufgefordert, die Hälfte des seinerzeit in Anspruch genommenen Betrages in erträglichen Monatsraten von z. B. 105 Euro in einem Zeitraum von bis zu 20 Jahren zurück zu zahlen. Es gibt einige Möglichkeiten, die Restschuld nochmals zu minimieren (bei Zahlung in größeren Teilbeträgen oder für die Prüfungsbesten). Wer sein Darlehen zum Beispiel ganz oder zu größeren Teilen vorher tilgt, kann – je nach Höhe des Ablösungsbetrages – nochmals zwischen acht und 50,5 Prozent weniger zurück zahlen. Gehörst du zu den 30 % der Prüfungsbesten deines Jahrgangs und hast du zudem dein Studium in Regelstudienzeit beendet, mindert sich die Restschuld um 15 bis 25 %. Weitere Informationen erteilt das örtliche Studentenwerk an deiner Uni, in dem du das BAföG-Amt findest oder folgende Webseite: www.medi-learn.de/az122.

UNSER TIPP

BAföG

Du solltest dir gleich bei der Immatrikulation (Einschreibung) einen Antrag mitnehmen, damit bis zum Studienbeginn der Formalkram erledigt ist und du bei Gewährung recht schnell einen monatlichen Zahlungsfluss erzielst. Es gilt rückwirkend das Datum der Antragseinreichung, so dass bei längerer Bearbeitungszeit eine Nachzahlung erfolgt. Detaillierte Informationen, Gesetzestexte, Möglichkeiten zum Download entsprechender Formulare und einen BAföG-Beispielrechner findest du auf den folgenden Internet-Seiten:

- www.medi-learn.de/az062
- www.medi-learn.de/az063
- www.medi-learn.de/az061

Kindergeld

Anfang 2010 wurden auch wichtige Neuerungen in der Zahlung des Kindergeldes fest gelegt. Im folgenden stellen wir die wichtigsten Fakten dar, für

SURFTIPP

Kindergeld

Informationen zur Zahlung während des Studiums findest du hier:
- www.medi-learn.de/az064

weitere Informationen schau einfach auf folgender Internetseite vorbei: www.medi-learn.de/az113. Kindergeld wird monatlich in folgender Höhe gezahlt: für das erste und zweite Kind gibt es 184 Euro, für das dritte Kind erhalten deine Eltern 190 Euro, für jedes weitere Kind zahlt Vater Staat 215 Euro. Als

in der ersten beruflichen Ausbildung stehender Studierender hast du (bzw. deine Eltern) bis zur Vollendung deines 25. Lebensjahres Anspruch auf Kindergeld. Die Zahlung verlängert sich bei absolviertem Bundesfreiwilligen- und Wehrdienst (beide freiwillig) um die entsprechenden Monate. Seit 2012 gibt es im Hinblick auf dein Einkommen keine Einkünfte- und Bezügegrenze mehr, d. h. du brauchst keine Angst zu haben, dass das Kindergeld gestrichen wird, falls du zu viel verdienen solltest (z. B. weil du in den Semesterferien jobbst). Für weitere Einzelheiten in deinem konkreten Fall ist vor Studienbeginn eine Rücksprache mit der Familienkasse der Bundesagentur für Arbeit anzuraten, um die mögliche Zahlung des Kindergeldes für die Zeit des Studiums zu klären.

Eigene Arbeit und Jobben

Viele Studenten verdienen sich durch Nebenjobs ein paar Euro dazu, einige bestreiten gar ihren ganzen Lebensunterhalt durch studentische Tätigkeiten. Das Angebot an Nebenjobs für Studenten ist vielfältig: Neben Klassikern wie Nachhilfe-Geben, Kellnerjobs in Restaurants und Kneipen, Pizza-Ausliefern, Paketverfrachten bei der Post und Promotion-Tätigkeit im Tierkostüm gibt es einige Nebentätigkeiten, die nicht nur Geld einbringen, sondern vor allem auch eine inhaltliche Nähe zur Medizin bzw. Zahnmedizin aufweisen. Solche Jobs sind natürlich besonders sinnvoll. So bieten sich Posten als studentische Aushilfskraft an der medizinischen Fakultät an: Hier kannst du als Sitz- und Nachtwache auf Station arbeiten, in den Laboren jobben, in der Bibliothek arbeiten und, wenn du erst einmal einige Semester studiert hast, als Tutor (studentischer Hilfslehrer „Hiwi" z. B. im Anatomie-, Biologie-, Biochemie-Kurs) tätig sein. In der Regel werden Verträge auf Stundenbasis abgeschlossen. Für Zahnmediziner bietet es sich auch an, im Dentallabor zu jobben. Allerdings ist darauf zu achten, ob diese häufig recht zeitintensiven Jobs mit dem Studium vereinbar sind.

UNSER TIPP

Nebenjob

Besonders für Zahnmedizinstudenten sollte der Job nebenbei auch als solcher verstanden werden. Das Studium hat Priorität! Außerdem sind die aktuellen Einkommens-Höchstgrenzen (u. a. für das BAföG) zu beachten. Welche Nebenjobs Studenten der Zahnmedizin wahrnehmen, kannst du aus folgenden Listen ersehen: www.medi-learn.de/az111
Auch im Forum von MEDI-LEARN wird das Thema Jobben immer wieder diskutiert:

* Wie viele Stunden sollte man max. pro Monat jobben?
  www.medi-learn.de/az065

* Arbeiten und Studieren gleichzeitig
  www.medi-learn.de/az066
  www.medi-learn.de/az067
  www.medi-learn.de/az068

Geld regiert die Welt – Wichtige Finanzquellen im Überblick

Nachfolgend möchten wir dir zu den wichtigsten Finanzquellen für Studenten (BAföG, KfW-Studienkredit, Bildungskredit, Studienbeitragsdarlehen einzelner Bundesländer) wichtige erläuternde und zusätzliche Informationen geben. Bitte beachte zu diesem Thema unbedingt auch die abschließenden Hinweise sowie die nützlichen Tipps am Ende dieses Abschnittes.

Der KfW-Studienkredit

Zur Finanzierung von Lebenshaltungskosten im Erststudium kannst du den sog. Studienkredit der Kreditanstalt für Wiederaufbau (kurz: KfW) in Anspruch nehmen. Die KfW Förderbank vergibt diesen Wissenskredit u. a. an Studenten. Die Zahlungen werden unabhängig vom Einkommen der Eltern errechnet. Die Auszahlung von Monatsbeträgen zwischen 100 Euro und 650 Euro ist möglich, die Zinsobergrenze liegt derzeit bei 8,6 %. Der Finanzierungsbeginn kann bis Vollendung des 31. Lebensjahres erfolgen. Die Höchstdauer liegt bei zehn Fachsemestern, auf begründeten Antrag hin ist eine Verlängerung um weitere max. vier Semester möglich. Nach Abschluss des Studiums müssen für einen Zeitraum zwischen sechs bis 23 Monaten zu-

nächst keine Rückzahlungen vorgenommen werden (sog. Karenzphase).
Dann setzt die Tilgungsphase mit Rückzahlung des in Anspruch genomme-
nen Betrages in einem Zeitraum von meist zehn, maximal 25 Jahren ein.
Ausführliche Infos bekommst du unter: www.medi-learn.de/az123

UNSER TIPP

MEDI-LEARN Club für Zahnmediziner

Zusammen mit unserem Kooperationspartner Deutsche Ärzte Finanz bieten wir
exklusiv für MEDI-LEARN Clubmitglieder das Seminar „Studienfinanzierung"
an. Dieses wird regelmäßig an jeder Universität angeboten und gibt dir die Möglichkeit, deine Fragen rund um das Thema mit einem Experten zu besprechen und
wertvolle Tipps zu bekommen. Ein Seminar, mit dem du ganz sicher einige Euros
sparen wirst. Weitere Infos unter:

• www.medi-learn.de/az072

Der Bildungskredit

Eine weitere Finanzquelle des Bundes in fortgeschrittenen Ausbildungspha-
sen neben BAföG stellt der Bildungskredit dar. Es handelt sich um ein zeit-
lich befristetes Kreditprogramm mit geringen Zinsen (derzeit 5,1 %), das in
der Studien-Endphase einen erfolgreichen Studienabschluss sicherstellen
soll. Die Förderung sollte mindestens drei und kann maximal 24 Monate in
Anspruch genommen werden. Sie ist bis zur Vollendung des 36. Lebensjahres möglich. Der Bildungskredit wird unabhängig von Einkommen und
Vermögen der Eltern gewährt, meist werden 300 Euro monatlich (Förde-
rungshöchstsumme: 7.200 Euro) durch die KfW-Förderbank gezahlt. Eine
Einmalzahlung bis zu 3.600 Euro ist auf Antrag in Fällen eines begründeten, erhöhten außergewöhnlichen Aufwands (z. B. kostenintensive Arbeits-
materialien) möglich. Da es sich um einen „offiziellen Kredit des Bundes"
handelt, sind die Konditionen (Zinshöhe, Rückzahlung) recht günstig: Der
Zinssatz liegt bei derzeit 5,1 %, die Rückzahlung beginnt vier Jahre nach
der ersten Auszahlung in Raten zu augenblicklich monatlich 120 Euro. Achtung: das Budget wird jährlich neu festgelegt und die Mittel sind begrenzt,
es besteht also – anders als beim BAföG – kein Rechtsanspruch auf den Erhalt von Leistungen. Du kannst den Bildungskredit schriftlich beim Bundesverwaltungsamt (Postanschrift: Bundesverwaltungsamt (BVA), 50728
Köln) oder online unter
www.medi-learn.de/az069 beantragen.

Das Studienbeitragsdarlehen

Ein sog. „Studienbeitragsdarlehen" einzelner Bundesländer (z. B. derzeit Niedersachsen, Bayern) ermöglicht Studierenden im Erststudium (Aufnahme vor Vollendung des 35. Lebensjahres), die in manchen Bundesländern anfallenden Studiengebühren zu zahlen. Hier fließt also kein Bargeld, sondern der Kredit wird direkt zur Zahlung der Studiengebühren verwendet. Die Leistungen (500 Euro je Semester) werden unabhängig von Einkommen und Vermögen gezahlt. Du kannst das Studienbeitragsdarlehen bis zu vier Semester über die Regelstudienzeit hinaus in Anspruch nehmen. Der Darlehenshöchstbetrag liegt bei bis zu 15.000 Euro (Summe aus Studienbeitragsdarlehen und BAföG). Die Rückzahlung startet zwei Jahre nach Ende deines Studiums und sollte innerhalb von zehn, maximal 20 Jahren abgeschlossen sein. Weitere Infos unter: www.medi-learn.de/az112.

UNSER TIPP

Bedarfslücke und Tilgungskalkulator

Auf den Seiten der KfW-Förderbank stehen zwei sinnvolle Hilfen zur Verfügung, die dich bei der Entscheidung für eine Kreditaufnahme aus den hier beschriebenen Quellen unterstützen: Du kannst zum einen deinen monatlichen Finanzbedarf genau berechnen und dann feststellen, ob sich bei dir eine Lücke im Bedarf ergibt, die es z. B. durch einen Nebenjob, BAföG oder aber einen Kredit zu überbrücken gilt. Weiterhin kannst du im Tilgungsrechner die genaue monatliche Belastung in der Rückzahlungsphase nach dem Studium durchspielen und so einen Eindruck erhalten, mit welchen zusätzlichen Belastungen du dann im Berufsleben zu rechnen hast. Bedarfslücke erkennen:

- www.medi-learn.de/az071

Tilgungsrechner:

- www.medi-learn.de/az070

Wichtiger Ratschlag zum Schluss

Kredite sind verlockend und für Studenten vergleichsweise leicht erhältlich. Achtung: sei hier bitte sehr kritisch und bedenke, dass du im Falle der Inanspruchnahme eines Kredites dann bei Berufsbeginn bereits einen nicht unerheblichen Schuldenberg vor dir herschieben könntest, der sich – über viele Jahre hinweg – als monatliche Belastung spürbar bemerkbar machen kann. Überlege also gut, ob und wie viel Geld zur Studienfinanzierung du dir auf diesen Wegen organisieren möchtest. Ggf. bist du mit einem kleinen studentischen Nebenjob ebenso gut bedient.

Blutspende und Co.

Für Zahnmedizinstudenten eine in jeder Hinsicht nahe liegende Einnahmequelle ist das Blut spenden. Wer sich an den Blutspende-Dienst der Uni-Klinik wendet, bekommt nicht nur Erbsensuppe oder Schnittchen als Entlohnung, sondern auch bares Geld. Rund 25 Euro erhält man für eine Spende, bei der 450 ml Blut abgezapft werden. Bei regelmäßigem Spenden kommt man eventuell auch für eine Thrombozyten-Entnahme in Frage, dafür wird noch mehr gezahlt. Für Doktorarbeiten oder andere Studien werden oft Probanden gesucht, die beispielsweise Konzentrationsaufgaben lösen oder im Schlaflabor übernachten müssen. Auch hier winken je nach Aufwand ein paar Scheinchen. Es lohnt sich also auch als Zahnmedizinstudent, mal einen Blick in die anderen Institute zu werfen ...

Den Studi-Status clever nutzen

Der Studenten-Ausweis als Rabatt-Kärtchen: Zum einen gilt er an vielen Standorten als Ticket für den öffentlichen Nahverkehr der Stadt, in der du studierst, oft auch für den ganzen umliegenden Verkehrsverbund (sofern es entsprechende Vereinbarungen mit dem ÖPNV-Betreiber gibt). Manchmal kannst du sogar weitere Personen „auf dem Ticket" mitnehmen, das ist praktisch bei Besuch! Zum anderen bekommst du in vielen Kinos, Theatern, Schwimmbädern, Museen, Discos, Restaurants und anderen Einrichtungen Rabatte gewährt. Als Student erhältst du bei vielen Banken ein kostenloses Girokonto. Für Auslandsaufenthalte, egal ob Urlaub oder im Rahmen des Studiums, lohnt sich die Beantragung eines internationalen Studierendenausweises (mehr Infos unter www.medi-learn.de/az124), der so gut wie überall anerkannt wird, wo es Studi-Rabatte gibt. Darüber hinaus können auch Zeitungen und Zeitschriften, Handytarife, Reisen, Flüge, Computer, Bücher und vieles mehr als Student günstiger erworben werden. Solltest du dir also mal etwas anschaffen wollen: Ein bisschen Stöbern im Internet lohnt sich! In jedem Fall solltest du deinen Studentenausweis sorgfältig aufbewahren (Kopie anfertigen) und das Original immer bei dir tragen.

Stipendien

Eine ganze Reihe von Institutionen gewährt besonders befähigten oder engagierten Studenten Stipendien, also Zuwendungen in materieller und immaterieller Form. Wie ein solches Stipendium zu bekommen ist, was man als Stipendiat beachten muss und welche Vorzüge man im Einzelnen dadurch genießt, ist so unterschiedlich wie die verschiedenen Organisationen, die Stipendien vergeben: Die Einrichtungen sind in kirchlicher Trägerschaft, werden von der Industrie unterstützt oder sind parteinah. Vom Evangelischen Studienwerk bis zur Rosa-Luxemburg-Stiftung decken sie so ein breites Spektrum gesellschaftlicher Interessengruppen ab.

Studienstiftung des deutschen Volkes

Die Studienstiftung des deutschen Volkes ist das älteste deutsche Begabtenförderwerk; seit 1925 werden Studentinnen und Studenten gefördert – finanziell, aber auch ideell, also durch Workshops, Mentorenprogramme, Sprachkurse etc. Stipendiaten erhalten ein Lebenshaltungsstipendium von monatlich bis zu 597 Euro, zusätzlich noch ein monatliches Büchergeld von 150 Euro (Erhöhung vorgesehen auf 300 Euro).

Lange Zeit mussten Studierende darauf hoffen, von der Schule oder durch Hochschulprofessoren für das Stipendium vorgeschlagen zu werden. Eine direkte Bewerbung durch einen Studierenden war 80 Jahre lang nicht vorgesehen. Erst seit Februar 2010 ist dies möglich. Heute kann jeder Student sich selber für das Stipendium bewerben! Den „klassischen" Weg über eine Empfehlung gibt es heute immer noch.

Wie läuft die Selbstbewerbung ab?

Studierende im ersten oder zweiten Studiensemester (bezogen auf den Zeitpunkt der Anmeldung) können sich auf der Webseite der Studienstiftung (www.studienstiftung.de) zu einem Auswahltest anmelden. Dies ist ein allgemeiner Studierfähigkeitstest, er misst also kein Fachwissen, sondern Fähigkeiten, die für erfolgreiches Studieren wichtig sind. Er wird computergestützt in wohnortnahen Testzentren unter Aufsicht durchgeführt. Zahlreiche Beispielaufgaben stehen auf der Webseite kostenfrei zur Verfügung. Die Studienstiftung verlangt eine Gebühr für die Teilnahme, und zwar normalerweise 50 Euro. Die reduzierte Teilnahmegebühr beträgt 25 Euro (für BAföG-Empfänger und Studierende aus nicht-akademischen Elternhäusern). Das Verfahren wird von der ITB Consulting entwickelt. Die renommierten Testexperten entwickeln zum Beispiel auch den Medizinertest.

Wie geht es nach dem Test weiter?

Die besten Kandidaten werden dann zu einem mündlichen Auswahlverfahren („Auswahlseminar") eingeladen. Meist bestehen die Verfahren aus zwei Einzelgesprächen und aus Gruppendiskussionen mit Kurzreferaten. Übrigens ist diese letzte Auswahlrunde für alle Kandidaten gleich; egal, ob sie sich selbst beworben haben oder vorgeschlagen wurden.

Soweit die offiziellen Fakten. Nachfolgend schildert Ricarda M. ihre Erfahrungen mit der Studienstiftung.

Studienstiftung des deutschen Volkes

 Ricarda M. studiert in Heidelberg und erhält ein Stipendium der Studienstiftung des deutschen Volkes. Die Studienstiftung versteht sich als eine politisch und weltanschaulich unabhängige Stelle zur Vergabe von Stipendien. Ricarda erinnert sich an das Aufnahmewochenende und die ersten Semester der Förderung, die sie bislang erhalten hat: „Es begann alles nach der mündlichen Abiturprüfung. Unser Schulleiter hatte mich nach der Bekanntgabe der mündlichen Abiturnoten zu einem persönlichen Gespräch gebeten, in dem er mir mitteilte, dass er mich für ein Stipendium der Studienstiftung vorschlagen möchte. Als ich erfahren wollte, womit ich mir das denn verdient habe, lob-

UNSER TIPP

Stipendien

Alles zu den Stipendien findest du unter
* www.medi-learn.de/az074

te er mein Engagement in verschiedenen AG's unserer Schule. Ich war Mitglied der Bibliothek-AG, der Schulgarten-AG und der Ökologie-AG. Kurz nach Semesterstart und Beginn des Zahnmedizinstudiums erhielt ich einen Brief der Studienstiftung. Ich wurde zu einem Wochenende eingeladen, an dem Auswahlgespräche stattfinden sollten. Mit gemischten Gefühlen fuhr ich hin. Nach der ersten Kennenlern-Runde am Freitag ging dann das offizielle Programm für den Samstag/Sonntag los: Jeder hatte in einer Gruppe zu sechs Personen ein ausführlicheres Referat vorzutragen, das dann anschließend im Gruppenkreis diskutiert wurde. Zudem fanden zwei Einzelgespräche mit Mitgliedern der Auswahlkommission über rund 45 Minuten statt, in denen über den Lebenslauf, die persönlichen Ziele und die Motivation für das Studium gesprochen wurde. Es lief sehr locker ab. Ich konnte mich so geben, wie ich immer bin und habe nicht versucht, mich zu verstellen oder besonders klug zu wirken. Ein paar Wochen später kam die Zusage per Post. Einen kleinen Jubelsprung im Hausflur nach dem Öffnen des Briefes habe ich dann schon gemacht, als ich las, dass ich als Stipendiat in die Studienstiftung aufgenommen worden bin! Ich erhalte nun 597 Euro Stipendienbetrag und 150

Euro Büchergeld. Dafür muss ich nach jedem Semester einen kleinen Bericht über meine Erfahrungen beim Vertrauensdozenten abgeben. Das ist ein Hochschullehrer, der die Studienstiftler an der Uni betreut. Zudem treffen wir uns meist einmal pro Semester zu einem Grillabend oder einem Theaterbesuch oder gehen zusammen ins Museum, um uns gegenseitig kennen zu lernen und untereinander auszutauschen. Die Studienstiftung bietet zudem so genannte Sommerakademien an, das sind Seminare zu wissenschaftlichen und künstlerischen Themen. Hinzu kommen Sprachkurse und die Unterstützung bei der Vorbereitung und Durchführung von Auslandsaufenthalten. Das ist schon super!"

Das Deutschlandstipendium

Neu seit dem Sommersemester 2011 ist das Deutschlandstipendium, das Studierende, deren Werdegang herausragende Leistungen in Studium und Beruf erwarten lässt, mit 300 Euro monatlich fördert, die zusätzlich zum BAföG für mindestens zwei Semester bis zum Ende der Regelstudienzeit gezahlt werden. Zur Verfügung gestellt werden die Mittel zur Hälfte vom Bund und zur Hälfte von privaten Stiftern. Der zugrunde gelegte Leistungsbegriff bezieht sich dabei nicht nur auf Noten und Studienleistungen, sondern auch auf die Bereitschaft, Verantwortung zu nehmen und Schwierigkeiten im eigenen Lebens- und Bildungsweg zu überwinden. Du musst also kein Überflieger sein, um von diesem Stipendium profitieren zu können. Link: www.medi-learn.de/az157

UNSER TIPP

Stipendium

Es ist auch möglich, noch im Laufe des Studiums für ein Stipendium durch einen Hochschullehrer vorgeschlagen zu werden. Auch im Rahmen der Doktorarbeit werden Stipendien durch die Studienstiftung vergeben. Darüber hinaus bietet die Studienstiftung eine Reihe so genannter „offener Programme" an, für die du kein Stipendiat sein musst. Das ist also auch für „Otto Normalstudi" interessant!
Nähere Infos zur Studienstiftung des Deutschen Volkes findest du unter:

- www.medi-learn.de/az036

Fazit zum Thema Studienfinanzierung

Money makes the student´s world go round. Wer das erste Mal seinen eigenen Hausstand finanzieren muss, bei den Materialkosten für das zahnmedizinische Studium Schwindelanfälle bekommt und daraufhin vor dem Konservenregal die Entscheidung trifft, zur besonders günstigen Ravioli-Dose zu greifen, der wird merken: Ein Haushaltsplan muss her. Viele Studenten erstellen deshalb einen groben Einnahmen-Ausgaben-Vergleich, mit dem sie ungefähr einschätzen können, wie viel Geld sie nach Abzug der fixen Kosten (Miete, Nebenkosten, Versicherungen etc.) für den Uni-Bedarf und für Lebensmittel, Freizeit und Fahrten benötigen. So lässt sich recht einfach berechnen, wie viel Geld reinkommen muss. Was Eltern, BAföG und andere Töpfe nicht leisten können, muss selbst erbracht werden. Wie schon gesagt: Der Nebenjob sollte als solcher verstanden werden. Aber er kann auch einen Ausgleich zum trockenen Uni-Alltag bieten. Bei der Auswahl der Beschäftigung darf man ruhig etwas wählerisch sein – es gibt oft interessante und gut bezahlte Jobs. Eines sollte man bei der Jobwahl auf jeden Fall beachten: Flexibilität. Der Lehrplan ändert sich von Semester zu Semester und damit auch die Zeiten, zu denen man arbeiten kann. Generell ist es ratsam einen Job zu suchen, den man in den Semesterferien ausübt, weil die zur Verfügung stehende Zeit während der Vorlesungsphase eher knapp ist. Wenn man die Möglichkeit hat, kann man auch versuchen, rechtzeitig mit dem Sparen anzufangen.

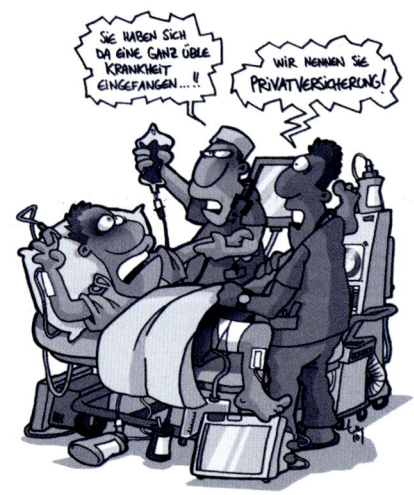

Mehr Cartoons unter www.medi-learn.de/cartoons

ZUSAMMENFASSUNG

Studienfinanzierung

Ohne Moos nichts los!
Rund 600 Euro monatlich brauchst du als Student, um den Mindestbedarf
zu decken. Neben Miete und Nahrungsmitteln werden Semestergebühren
(örtlich an der Uni zu entrichten) ebenso fällig wie Studiengebühren (in
diesem Bereich ändert sich zur Zeit einiges, sodass du dich am besten direkt
bei der Uni informierst). Auch die Lehrbücher und die hohen Materialkosten
(z. B. Artikulator, Ersti-Koffer) fordern ihren Tribut und nagen am Geldbeutel
(siehe Seite 69).

Elterliche Finanzspritze
Im Durchschnitt erhalten Studenten monatlich 288 Euro von ihren Eltern dazu,
die Beträge variieren in diesem Bereich allerdings stark (siehe Seite 70).

Kindergeld
Exakt 184 Euro monatlich für das erste und zweite Kind sowie 190 Euro für
das dritte und 215 Euro für jedes weitere Kind zahlt Vater Staat für die in
der ersten beruflichen Ausbildung stehenden jungen Menschen bis zum 25.
Lebensjahr.

Jobben und eigenes Geld erwirtschaften
Auch an der Uniklinik bieten sich dir als Zahnmedizinstudent einige Nebenjobs: Sei es als Nachtwache auf Station, als Aushilfe im Labor oder als Tutor
im Präpkurs, als Blutspender – die Palette der Erwerbsmöglichkeiten an der
medizinischen Fakultät ist sehr vielfältig. Zahlreiche Anregungen, wo du
jobben kannst, bietet dir die MEDI-LEARN Umfrage zum Thema Nebenjobs,
die wir hier vorstellen (siehe Seite 72).

Weitere Geldquellen
Im Zuge von Bildungskredit, Studienbeitragsdarlehen und KfW-Studienkredit sowie Stipendien ergeben sich weitere mögliche Quellen zur anteiligen
oder vollen Finanzierung des Studiums (siehe Seite 74).

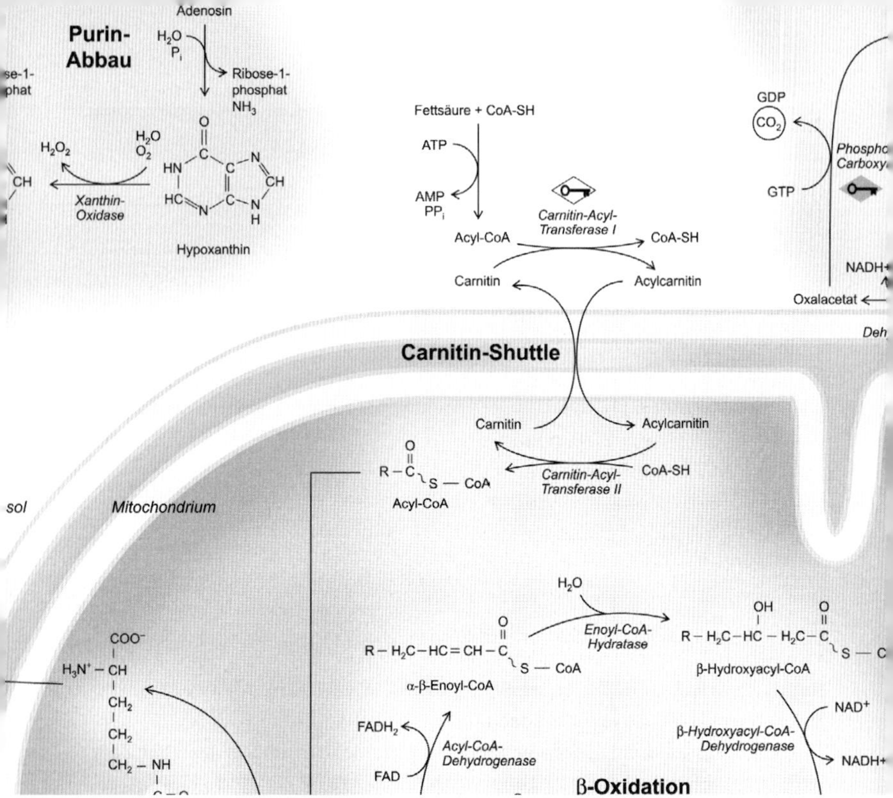

Purin-Abbau

Adenosin

H_2O
P_i

Ribose-1-phosphat

NH_3

se-1-phat

H_2O_2 H_2O O_2

CH

Xanthin-Oxidase

HN—C—C—N
HC—C—N—CH
H

Hypoxanthin

Fettsäure + CoA-SH

ATP

AMP
PP_i

Carnitin-Acyl-Transferase I

Acyl-CoA

Carnitin

CoA-SH

Acylcarnitin

GDP
CO_2

Phospho
Carboxy

GTP

NADH

Oxalacetat

Deh

Carnitin-Shuttle

Carnitin

Acylcarnitin

Carnitin-Acyl-Transferase II

CoA-SH

R—C—S—CoA
Acyl-CoA

sol

Mitochondrium

H_2O

COO^-
$H_3N^+—CH$
CH_2
CH_2
$CH_2—NH$

Enoyl-CoA-Hydratase

R—H_2C—HC=CH—C—S—CoA

α-β-Enoyl-CoA

OH
R—H_2C—HC—H_2C—C—S—C

β-Hydroxyacyl-CoA

$FADH_2$

FAD

Acyl-CoA-Dehydrogenase

NAD^+

β-Hydroxyacyl-CoA-Dehydrogenase

NADH

ß-Oxidation

„Fit in Chemie"

Das vorliegende Stoffwechsel-Poster wurde von den MEDI-LEARN Examensexperten erstellt und bietet die wichtigen Abläufe in anschaulicher und übersichtlicher Darstellung auf einen Blick. Die enthaltenen Strukturformeln wurden auf den examens- und prüfungsrelevanten Umfang reduziert. Gleichzeitig wurde jedoch der Gesamtzusammenhang der Stoffwechselvorgänge nicht aus dem Auge verloren und auf zellulärer Ebene dargestellt.

Interessiert?
www.medi-learn.de/bc-poster

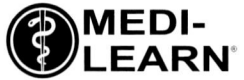

Endlich geht es los!

Die ersten Tage an der Uni

Nun kann es endlich losgehen: Nach Erhalt der Zusage für den Studienplatz steht das erste Semester ins Haus und eine wichtige Phase im Leben vor der Tür: Mindestens fünfeinhalb Jahre Studium mit vielen Eindrücken und Erfahrungen warten darauf, begonnen zu werden!

Einschreiben als Student

Eines gleich vorweg: Viele neue Gesichter, große Gebäude, zahlreiche Formulare und Fragen über Fragen – Unklarheiten sind besonders in den ersten Uni-Tagen vorprogrammiert. Hier gilt es, nicht zu zögern und stattdessen freundlich und höflich zu fragen, wenn man etwas nicht verstanden hat oder nicht weiß, an wen man sich zu wenden hat. Jeder ältere Student, dem du begegnest, kennt diese Probleme aus eigener Erfahrung und wird dir in der Regel gerne weiterhelfen! Zunächst erfolgt die offizielle Einschreibung und Belegung für das erste Semester im Studiendekanat/Studentensekretariat. Das geschieht meist im September/Anfang Oktober bzw. im März/Anfang April für das jeweils anschließende Semester.

Dazu solltest du einen entsprechenden Brief erhalten haben, der über die Termine und die örtlichen Gegebenheiten (Plan der Universität, Einrichtungen, Ansprechpartner etc.) informiert. Bei der Einschreibung bekommst du dein Studienbuch ausgehändigt, in das du später die in den jeweiligen Semestern belegten Kurse eintragen und durch das Studiendekanat bestätigen lassen wirst. Was du dort eintragen musst, erfährst du meist durch ausliegende Zettel und Informationen des Studiendekanats. Bei der Einschreibung werden dir oftmals auch wichtige Unterlagen ausgehändigt, die du für die Behörden und andere Einrichtungen benötigst: Immatrikulationsbescheinigun-

UNSER TIPP

Vorlesungen

Gerade ganz zu Anfang lohnt es sich, ein Uni-Gesamtverzeichnis zu kaufen. Im Gesamtverzeichnis findest du das komplette Personalverzeichnis und alle anderen Veranstaltungen, die an der Uni angeboten werden. Das kommentierte Vorlesungsverzeichnis erläutert die Fachveranstaltungen detaillierter, führt Literaturhinweise auf und kann wichtige Infos zu Studienbeginn und -verlauf enthalten.

gen (in mehrfacher Ausführung zur Vorlage beim BAföG-Amt, bei der Krankenkasse, bei der Kindergeldstelle etc.) sowie der Studentenausweis.

Kursbelegung

Der zweite offizielle Teil, den du nun absolvieren musst, ist die Kursbelegung. An manchen Unis bekommst du deinen Stundenplan quasi in die Hand gedrückt, musst dich also um die Kursbelegung nicht kümmern. Meist bist du dann auch schon in die einzelnen Seminargruppen der jeweiligen Unterrichtsfächer eingeteilt. An anderen Unis musst du dich darum selbst kümmern. Vor Ort wirst du das dort übliche Prozedere erfahren. Und das natürlich am besten, indem du dich in Eigeninitiative erkundigst, wie die Belegung an deiner Uni geregelt ist. Sei darauf vorbereitet, dass manche organisatorische Regularien an den Unis sehr eigentümlich gestaltet sein können! Damit du dich in diesem Dschungel besser zurechtfindest, gibt es an fast jeder Uni die Erstsemester-Woche.

Die Erstsemester-Woche

Hast du den eher formellen Teil der Einschreibung hinter dir gelassen, darfst du dich auf die so genannte Erstsemester-Woche mit vielen Einführungsveranstaltungen freuen, die das Zurechtfinden an der Uni und im Studentenalltag erleichtern. Die Erstsemester werden von Studenten höherer Semester auch liebevoll „Erstis" genannt, daher heißen diese Wochen auch an vielen Universitäten „Ersti-Wochen". Meist in studentischer Initiative von der Fachschaft (quasi die SV an der Uni) oder von AGs zum Thema Erstsemesterarbeit organisiert, werden hier in kleinen Gruppen Rundgänge über das meist noch völlig unbekannte Universitätsgelände gemacht und für jeden neuen Studenten wichtige Fragen beantwortet: Wo liegt die Mensa, in der du Mittag essen kannst (in den Augen mancher Studis die wichtigste Uni-Einrichtung)? Wo findest du die Bibliothek(en), um Lehrbücher anzuschauen oder auszuleihen? Wo sind die Hörsäle für die Vorlesungen und wo die Seminarräume? Und vor allem: An welchen Veranstaltungen nehme ich überhaupt teil? All das erfährst du jetzt ebenso wie die Info, wo du dir deinen weißen Kittel kaufen kannst, den du ab jetzt häufiger tragen wirst – schließlich willst du ja Zahnarzt werden! Einige Unis haben so genannte Tutorenschaften eingerichtet: Ältere Studenten bekommen einen „Frischling" zugeteilt, dem sie in den ersten Wochen mit Rat und Tat zur Seite stehen. Eine löbliche Sache, denn so erhalten die Neuankömmlinge auch gleich einige „inoffizielle" und oft sehr wertvolle Tipps und Tricks für ihr Studium. Manche Fachschaften organisieren darüber hinaus gemeinsame abendliche Kneipentouren durch die für viele noch unbekannte Uni-Stadt. Mitmachen, selbst wenn du kein Kneipengänger bist! Schließlich kannst du hier deine Mitstudenten etwas besser kennen lernen.

GEBLOGGT

Studentische Blogger gesucht

Ob Nervenflattern vor der Einschreibung, Abenteuer Wohnungssuche oder die ersten Tage an der Uni – berichte jungen angehenden Zahnmedizinern von deinen Erfahrungen aus dem Studentenleben und werde Blogger bei MEDI-LEARN. Interesse? Schreibe einfach eine E-Mail an blogger@medi-learn.de. Wir teilen dir dann alles Weitere mit.

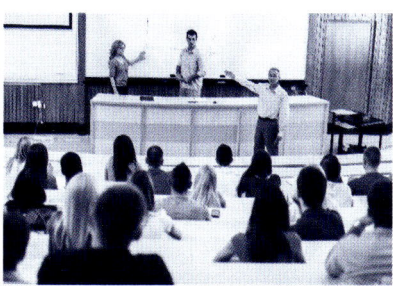

Die Einführungsveranstaltungen

Nun geht es endlich richtig los: Die Begrüßungsvorlesung steht auf dem Plan. Meist durch den Dekan, so heißt der Leiter jeder Fakultät, in deinem Fall also der Medizinischen Fakultät, werden die neuen Studenten feierlich empfangen. Hier erfährst du in der Regel ein wenig über den Studiengang und seine Geschichte, die Fachschaft und wichtige Ansprechpartner stellen sich vor. Meist ab der zweiten Woche beginnen die Vorlesungen in den Fächern der Vorklinik. Für jeden sind die großen Säle gewöhnungsbedürftig, in denen oft mehrere hundert Studenten sitzen und die Veranstaltung „hören", wie es im Studi-Jargon heißt. Es wird aber schnell zur Normalität! Wichtig sind noch zwei Abkürzungen im Zusammenhang mit den Veranstaltungen: s.t. und c.t. Schaust du in das Vorlesungsverzeichnis, so steht hinter den Vorlesungen oftmals eine dieser beiden Abkürzungen, die etwas über den Zeit-

SURFTIPP

Ersti-Wochen

Wenn du dir schon einmal beispielhaft eine Ersti-Woche anschauen möchtest, empfehlen wir dir folgende Seite der TU Dresden:

* www.medi-learn.de/az073

punkt der Vorlesung aussagen. Mit s.t. bezeichnete Vorlesungen beginnen zur vollen Stunde (8 Uhr s.t bedeutet also genau 8:00 Uhr), mit c.t. bezeichnete Vorlesungen beginnen eine Viertelstunde später, das sogenannte akademische Viertel (8 Uhr c.t. bedeutet also 8:15 Uhr).

Die Abkürzungen stammen aus dem Lateinischen, stehen für das so genannte „Akademische Viertel" und besagen für s.t. (sine tempore) = „ohne Zeit" = zur vollen Stunde bzw. für c.t. (cum tempore) = „mit Zeit" = immer um Viertel nach. Veranstaltungen, für die die Termine nicht zur vollen Stunde angesetzt sind, beispielsweise 10:30 Uhr, beginnen ebenfalls „ohne Zeit", d. h. s.t. und in diesem Falle um Punkt 10:30 Uhr.

Lerngruppenbildung

An einigen Universitäten werden die Kurse des Ersten und Zweiten Abschnitts im Studium in festen Lerngruppen absolviert, die mit drei bis sechs Personen eine überschaubare Größe haben. Meistens hast du die erste oder auch die zweite Woche im Semester Zeit, dich mit deinen Mitstudenten zusammen zu finden und auf entsprechenden Listen einzutragen. Hier solltest du versuchen herauszufinden, welche der Kommilitonen dir sympathisch erscheinen und ob du dir vorstellen kannst, eine nicht unerhebliche Zeit mit eben diesen drei bis sechs Personen als Lerngruppe zu verbringen.

Erstsemester-Party und Ersti-Fahrt

Absolutes Pflichtprogramm für den Uni-Start sind die Erstsemester-Party (die nicht die einzige Party bleiben wird) und die Ersti-Fahrt, die an vielen Unis freundlicherweise von den Fachschaften organisiert werden. Nutze die Chance, in ungezwungener und lockerer Atmosphäre die anderen Neuankömmlinge kennen zu lernen und gemeinsam ein wenig den Beginn des Studiums zu feiern! Sechs Jahre eines eindrucksvollen, erfahrungs-, lern- und lehrreichen Studiums liegen vor dir. Auch wenn nicht jeder, den man bei diesem „extreme kennenlearning" auftut, gleich ein Freund fürs ganze Studium oder das ganze Leben wird, ist das Knüpfen von Kontakten wichtig. Denn je mehr Leute du kennst, desto weniger rat- und orientierungslos wirst du vor den vielen kleinen Hürden stehen, die der Studienbeginn mit sich bringt. Gemeinsam lässt sich vieles leichter bewältigen!

Nicht verzagen!
Ein paar Bemerkungen zum Unistart

Der Start an der Universität bedeutet auch: Ein neuer Lebensabschnitt beginnt. Eine neue Stadt, die erste Wohnung, mehr oder weniger weit entfernt von Familie, Freunden und vielleicht dem oder der Liebsten, zahlreiche neue, positive und auch negative Eindrücke, viele Fragen und Unklarheiten: Alles in allem ergibt sich eine Herausforderung, die unglaublich spannend ist, aber auch zu Unbehagen führen kann. Auch die eingangs erwähnte, neu erlangte „Freiheit" kann bisweilen umkippen in das komische Gefühl, plötzlich mit allem alleine da zu stehen. Jeder „Frischling" hat irgendwann mal einen Kloß im Hals. Daher ist es ganz wichtig, möglichst früh Anschluss zu suchen und viel gemeinsam mit den neuen Mitstudenten zu unternehmen. Übrigens auch am Wochenende, denn wer immer sofort im Anschluss an die letzte Veranstaltung heimfährt, hat es schwerer, sich hineinzufinden und Kontakte zu knüpfen. Ehemalige Schulkollegen anzurufen oder ihnen zu mailen, kann auch hilfreich sein. Viele von ihnen fangen schließlich auch gerade mit dem Studium an, so dass man sich über die ersten Erfahrungen austauschen kann! Soviel ist sicher: Nach einiger Zeit wird sich der Nebel lichten, vieles wird verständlicher, leichter und im Nachhinein wird alles gar nicht so schlimm gewesen sein.

Auf keinen Fall solltest du den Mut verlieren. Stattdessen freu dich lieber darüber, dass du jetzt Zahnmedizin studieren darfst! Es dauert auch gar nicht so lange, dann hat dich der studentische Alltag erfasst – und der ist für Zahnmediziner nicht immer die helle Freude – so dass du dir die turbulente Zeit des Uni-Auftakts manchmal zurückwünschen wirst. Solltest du allerdings in Anbetracht der neuen Lebenssituation mit sehr starken Ängsten zu kämpfen haben, die dein Wohlbefinden über das übliche und normale Maß hinaus beeinträchtigen, so zögere bitte nicht, dich an die Psychologische Beratung der Uni zu wenden und dort einen Termin zu vereinbaren, damit du durch professionelle Hilfe die Kraft wieder findest und für das Studium verwenden kannst.

Aus dem Leben eines Erstis berichtet Carina Erdmann im Erlebnisbericht: „Alles halb so schlimm"

Aus dem Leben eines Erstis

Nach dem doch etwas aufreibenden Papierkram mit der Studienplatzbewerbung hatte ich vor dem eigentlichen Studienbeginn noch eine größere Hürde zu überwinden: ein Zimmer oder eine

Wohnung zu finden. Zugegeben, dies hatte mir zunächst wirklich Sorgen bereitet. Glücklicherweise gestaltete sich dies weit weniger dramatisch als im Voraus befürchtet. Ein schickes, kleines – aber feines – Zimmer im Studentenwohnheim sollte nun zunächst meine Bleibe sein. Kaum waren Zimmersuche und Umzug erledigt, lag auch schon der erwartete Brief von der Uni mit Infos zum Studienstart im Briefkasten. In wenigen Tagen sollte es dem Einladungsschreiben zufolge bereits mit der Einführungswoche (offiziell: „Obligatorische Einführungsveranstaltung" genannt) losgehen. Huch – der Brief und der bevorstehende Studienstart machten mir nun wieder Angst …

Augen zu und durch!

In der Nacht vor der Eröffnungsveranstaltung konnte ich kaum schlafen – die Nervosität war mir auch in den Tagen zuvor schon deutlich anzumerken. Ich war schlichtweg über Gebühr gereizt und angespannt. Zur Abwechslung telefonierte ich viel mit Freundinnen aus dem Abi-Jahrgang, zu denen der Kontakt glücklicherweise nicht abgerissen war. Ihnen ging es genauso. Wenigstens etwas Verbundenheit … Das Frühstück fiel am Morgen des Studienstarts schlichtweg ins Wasser: ich konnte keinen Bissen herunterbekommen. Ich dachte mir: „Nun, denn – Augen zu und durch!" … Und so ging ich dann mit klopfendem Herzen auf den Hörsaal zu und sah schon von weitem eine größere Menschenmenge. Dann ging alles glücklicherweise sehr schnell: „Ist dieser Platz noch frei?", fragte ich eine ebenso zittrig wirkende „Neu-Studentin". „Klar! Setz dich einfach", war die freundliche Antwort. Und so hörten wir uns die diversen Eröffnungsreden von Professoren und Offiziellen, aber auch von Studenten und Fachschaftsvertretern an. Ziemlich viele neue Eindrücke auf einmal, dennoch war von der Anfangsnervosität im Laufe des Tages nicht mehr viel zu spüren.

Geradezu mit Infos beworfen

Nach den ganzen Begrüßungsreden, die zwar nicht langweilig waren, aber von denen du dann doch irgendwann genug hast, freute ich mich auf den Programmpunkt „Uni-Erkundung": hier wurden wir in kleineren Gruppen über das Uni-Gelände geführt. So erfuhren wir wo sich die Bibliothek befindet und lernten den kürzesten Weg zur Mensa kennen – zumindest prinzipiell. Ich hatte ihn anschließend doch recht schnell wieder vergessen. Mensa war auch ein gutes Stichwort: denn in Anbetracht des heute ausgefallenen Frühstücks war ich froh, die Mittagspause in der „Studentenkantine" genießen zu dürfen. Und eigentlich schmeckte es dort weitaus weniger schlecht als befürchtet – wieder ein Vorurteil weniger …

Studenten aus den höheren Semestern helfen gerne weiter!

Der erste richtige Unitag kam schneller als man dachte und schockierte mehr als man erwartet hätte: Zunächst eine Stunde Chemie, danach Physik, Anatomie, Biologie, Medizinische Terminologie und der praktische TPK-Kurs. Nach kurzer Begrüßung ging es los mit Orbital-Modellen, Mechanik, Herz-Kreislaufsystem, Prionen ... Nach einiger Zeit gewöhnte ich mich daran, und auch wenn es doch härter ist als Schule, macht das Studium ungeheuren Spaß und man lernt unheimlich schnell neue, nette Leute kennen, die über die gleichen ekligen und makabren Witze lachen wie man selbst. Und wenn man mal nicht weiter weiß oder sich verlaufen hat, sind immer noch die Studenten aus den höheren Semestern da, die mit einem Lächeln auf den Lippen weiterhelfen werden. Zögert nicht, sie zu fragen, ihnen ging es früher genauso! Hier noch ein paar Tipps, die euch den Anfang erleichtern werden: Keine Panik, alles halb so schlimm ...

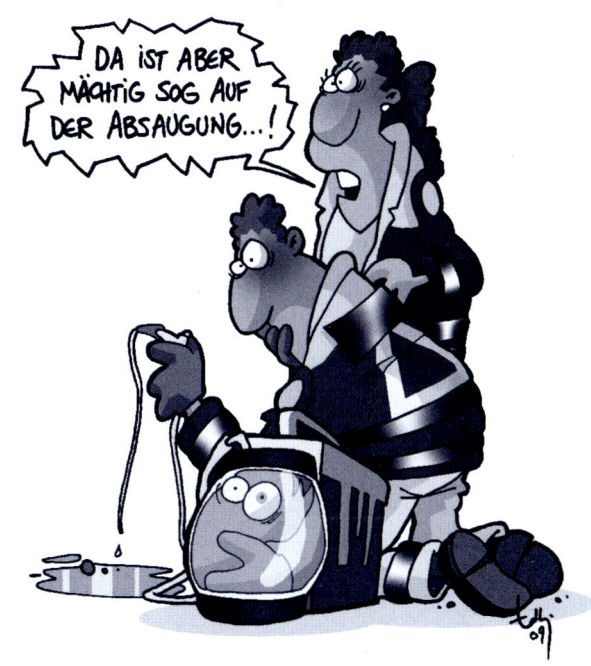

ZUSAMMENFASSUNG

Studienbeginn

Einschreiben als Student

Kurz vor Semesterbeginn schreibst du dich offiziell als Student der Zahnmedizin an einer bundesdeutschen Hochschule ein (Immatrikulation). Hierbei füllst du im Studentensekretariat/- bzw. dekanat die nötigen Formulare aus. Auch zu späteren Semestern musst du dich jedes Mal wieder als Student zu den Lehrveranstaltungen des neuen Semesters zurückmelden! Bei deiner Immatrikulation erhältst du übrigens wichtige Nachweise zur Vorlage bei Behörden, BAföG-Amt und Kindergeldkasse, wie z. B. Studentenausweis und Immatrikulationsbescheinigung (siehe Seite 83).

Belegen der Kurs

Nicht nur die Tatsache, dass du studieren möchtest, sondern auch, was du an Kursen im neuen Semester belegen möchtest, musst du deiner Universität mitteilen. Und so füllst du dann im Zuge der Erst-Einschreibung (Immatrikulation) im Rahmen des als „Belegen" bezeichneten Vorgangs den Kursplan des Semesters in deinem Belegbogen aus. Hier gibt es ebenfalls örtlich unterschiedliche Regelungen, die man dir vor Ort ausführlich erläutern wird (siehe Seite 84).

Die Erstsemester-Woche

Keine Sorge, es gibt bereits ein Empfangskomitee, das die neuen Studenten an die Hand nimmt: In der sog. Erstsemesterwoche zeigen dir erfahrene Studenten höherer Semester die wichtigen Stellen an der Uni (Mensa, Bibliothek, Hörsäle) und führen dich auf dem Gelände herum. Hier hast du die wichtige Chance und Gelegenheit, erste Kontakte zu deinen neuen Mitstudenten (sog. Kommilitonen) zu knüpfen (siehe Seite 84).

Weitere Einführungsveranstaltungen

Die erste Vorlesung mit offizieller Begrüßung hält meist der Dekan, doch auch und gerade die weiteren Einführungsveranstaltungen sind einen Besuch wert: In der ersten Semesterwoche wird dir in Vorlesungen ausführlich erklärt, was dich alles erwartet und worauf du achten musst. Gewöhne dir gleich die universitäre Uhrzeit von s.t. und c.t. an, die besagt, dass eine Vorlesung zur vollen Stunde (s.t. also um 10:00 Uhr) bzw. um Viertel nach (c.t. also um 10:15 Uhr) beginnt (siehe Seite 85).

Lerngruppenbildung

Keiner muss alleine studieren, denn Seminare, Kurse und Praktika werden an vielen Unis in Form von Lerngruppen bestehend aus vier bis acht Studenten durchlaufen. Manchmal kann man sich selber aussuchen, mit wem, manchmal wird man zugeteilt (siehe Seite 86).

Erstsemester-Party

Du solltest die obligatorische Erst-Semesterparty auf keinen Fall verpassen, um dein neues Semester kennen zu lernen und in den Uni-Alltag reinzufeiern (siehe Seite 86).

Nicht gleich die Buchhandlung plündern!

Literaturtipps zum Semesterstart

Eigentlich müsste es „Literaturtipps nach Semesterstart" heißen, denn wenn du dein erstes Semester beginnst, brauchst du dir im Vorfeld oder am ersten Uni-Tag zunächst noch keine Bücher zu kaufen. Davon raten wir dringend ab, denn entweder ist das erstandene Werk (trotz seines Aufklebers „für Studienanfänger") nicht das richtige für die Veranstaltung oder du kommst persönlich nicht damit klar. Hinweise zu relevanten Büchern bekommst du in den einführenden Sitzungen der jeweiligen Veranstaltungen. Doch da beginnt schon das nächste Dilemma: Nicht immer sind die Bücher die besten, die dir hier empfohlen werden. Oftmals stellen die Professoren in den Vorlesungen unterschiedliche Bücher für ihr Fach vor und proklamieren, welches Buch das absolut wichtige und richtige für ihr Fach sei. Gerne natürlich auch ihr eigenes. Die Erfahrung zeigt, dass einige Professoren gerne sehr umfangreiche, seitenstarke Lehrbücher empfehlen, die nicht immer unbedingt auch für studentische Belange passend sein müssen. Einmal mehr können dir hier die Studenten höherer Semester weiterhelfen. Oftmals ist es so, dass aus studentischer Sicht auch kürzere Lehrbücher für das Studium empfohlen werden. In diesen wird kompaktes Wissen präsentiert, das an den Prüfungen orientiert ist.

UNSER TIPP

Schulzeit

Schulbücher aufheben! In den Fächern des ersten Studienabschnitts werden dir viele Themen der Schulzeit wieder begegnen, besonders aus den naturwissenschaftlichen Fächern. Es kann sehr hilfreich sein, dann den Stoff noch einmal in den Werken nachschlagen zu können, mit denen du über Jahre hinweg in der Schule gearbeitet hast!

Standardlehrbücher oder lieber Kurz- und Kompaktlehrbücher?

Grundsätzlich unterscheidet man folgende Buchtypen: Das Standardlehrbuch: groß, seitenstark, viele Erläuterungen zum Lernstoff. Das Kompaktoder Kurzlehrbuch: klein, weniger Seiten, Präsentation des wesentlichen Lernstoffes ohne ausführliche Erläuterungen zu allen Themen. Das Kompendium oder Repetitorium: oft im Hosentaschenformat, stichwortartige

Darstellung der wesentlichen, auf das Notwendigste reduzierten Fakten. Ob du dir für die einzelnen Fächer eher ein Standardlehrbuch, ein Kurzlehrbuch oder ein Kompendium anschaffen solltest, hängt im Wesentlichen von drei Faktoren ab: der Wichtigkeit des Faches, dem Zeitpunkt des Einsatzes und der persönlichen Arbeitsweise. In den großen Fächern (Zahnersatzkunde, Anatomie, Biochemie, Physiologie) ist eher ein Standardlehrbuch empfehlenswert, denn hier wird relevantes Wissen auch einmal mit Hintergrundinformationen erläutert, was für diese essentiellen Fächer auch angebracht ist. In den kleineren Fächern (Chemie, Biologie, Physik) hingegen kann auch durchaus ein Kurzlehrbuch angebracht sein, denn diese Fächer verstehen sich als Ergänzungen und Hilfswissenschaften für die großen Fächer. Die wesentliche Lern-und auch Lesezeit sollte daher eher den großen Fächern vorbehalten sein. Ein Kompendium oder Repetitorium, also ein Buch, das die wesentlichen Fakten nochmals schlagwortartig aufführt, kann nach dem Lernen des Stoffes benutzt werden, um die Materie zu rekapitulieren, aber auch vor dem eigentlichen Lernen, um einen Überblick zu erhalten, welche Themen zu einzelnen Kapiteln wichtig sind. Du kannst es auch gut unterwegs mit dir führen, um zwischendurch immer mal wieder zu prüfen, ob du zu den jeweiligen Themen auf Anhieb etwas sagen kannst.

Die spezielle klinische Literatur wird meist zu einem späteren Zeitpunkt angeschafft, nämlich nach dem Physikum, wenn du anfängst Patienten zu behandeln. Es ist aber durchaus empfehlenswert, parallel zum Lernstoff im Semester ab und an einmal einen Blick in die Examensliteratur zu werfen: Denn hier kannst du ersehen, welche der vielen Themen, die in den einzelnen Fächern angeboten werden, für das Staatsexamen relevant sein werden. Das wiederum ist für die Arbeitsökonomie während des Semesters hilfreich. Und nicht zuletzt spielt die eigene Arbeitsweise eine Rolle: Dem einen liegt es eher, die „Bibel" der jeweiligen Disziplin durchzuarbeiten, der nächste paukt mit Kurzlehrbüchern und legt selbst Karteikarten an, statt diese zu erwerben. Und nicht wenige sichern sich zwar durch Fachbücher ab, lernen aber vorwiegend mit studentischen oder offiziell vom Lehrstuhl heraus gegebenen Mitschriften – den so genannten Skripten, die wir dir im nächsten Abschnitt kurz erläutern möchten.

Skripten

Skripten sind veranstaltungsbegleitende Schriften. Grundsätzlich gibt es drei Arten:

1. Vom Lehrstuhl an der jeweiligen Uni heraus gegebene Schriften: Sie eignen sich dafür, einen kompakten Überblick der Lehrveranstaltung zu bekommen.
2. Studentische Skripten: Diese werden von Semester zu Semester weitergereicht. Stilistisch nicht immer der ganz große Wurf, dafür aber mit Liebe gemacht. Doch Vorsicht: Sie weisen nicht selten fachliche Fehler auf. Zudem gibt es sehr viele studentische Skripten im Internet, so dass die Gefahr besteht, sie zu sammeln und zu archivieren, man aber später vor dem Problem steht, eine geeignete Fassung für sich selbst ausfindig zu machen. Kurzlehrbücher bringen dann oft mehr.
3. Dein selbst geschriebenes Skript: Während der Vorlesungen, die du besuchst, das Wichtigste des Stoffes mitzuschreiben, ist zu empfehlen: Denn erfahrungsgemäß behält man diejenigen Sachen besonders gut im Kopfe, die man selbst zu Papier gebracht hat. So hast du auch die Teile des Stoffs parat, auf die der Dozent in der Prüfung besonders viel Wert legen könnte und die in der begleitenden Literatur oftmals nicht so tiefgehend behandelt werden.
4. Die Skripte von MEDI-LEARN: Ursprünglich für das Humanmedizinstudium konzipiert, werden diese auch gerne von Zahnis zur schnellen und effektiven Vorbereitung genutzt.
   Mehr Infos unter: www.medi-learn.de/verlag

INFO

Das Zahnmedizinstudium

Im Forum Bücherplausch innerhalb der Foren von MEDI-LEARN besteht zudem die Gelegenheit, Fragen zu den Lehrbüchern („Welches Buch für welches Fach?") zu stellen. Das Forum Bücherplausch findest du hier:

* www.medi-learn.de/az100

Fazit

Papier ist geduldig. Sei du es auch: Mit welcher Literatur du am besten arbeiten kannst, wirst du erst im Laufe der Zeit feststellen. Während des Zahnmedizinstudiums wirst du dir viele, manchmal sehr dicke und auch sehr teure Bücher zu den einzelnen Fächern kaufen müssen. Weil es sich bisweilen um relativ hohe Anschaffungskosten handelt, solltest du dir kein Buch zulegen, ohne es vorher einmal gesichtet, das heißt durchgeblättert und angeschaut zu haben. Statt auf Verdacht vier Bücher zu einem Fach zu kaufen, weil eines davon schon das Richtige sein wird, leih dir diese vier Bücher lieber aus der Bibliothek aus oder lass dir in der Buchhandlung mit der Sichtung Zeit, um dir die Werke erst einmal in Ruhe anzuschauen, bevor du in deinen Geldbeutel greifst. Denn nur so kannst du herausfinden, ob es dir auch zusagt. Dann allerdings solltest du auch bereit sein, lieber einen größeren Betrag in ein teureres Buch zu investieren als auf ein günstigeres Werk zurückzugreifen, mit dem du letztlich gar nicht zurechtkommst. Drum prüfe, wer sich ewig – oder im Falle eines Lehrbuches: länger – bindet, diese Binsenweisheit gilt also auch für den Bücherkauf.

UNSER TIPP

Bücherflohmarkt

Oftmals bieten auch die Universitäten zu Semesterbeginn einen so genannten Bücherflohmarkt an, auf dem du gebrauchte Bücher zu vergünstigten Preisen erwerben kannst. Frag ruhig in der Fachschaft oder informiere dich bei höheren Semestern, die hier ihre Bücher verkaufen, nach ihrer persönlichen Empfehlung für die entsprechenden Fächer!

ZUSAMMENFASSUNG

Literaturtipps

Literaturtipps zu Studienstart
Wir raten davon ab, bereits vor dem Studium bzw. vor Semesterbeginn Bücher zu erwerben. Es ist besser, noch ein wenig abzuwarten und z. B. die Meinung höherer Semester einzuholen. Es ist ratsam, auf die älteren Studenten zu vertrauen, sie haben das schon hinter sich und wissen, worauf es ankommt. Also: Nicht gleich die Buchhandlung plündern! Kleiner Tipp: Schulbücher aufheben, sie können zu Studienbeginn nützlich sein (siehe Seite 91).

Standard-Lehrbücher, Kurz-Lehrbücher oder Kompendium
Es gibt drei grundsätzliche Typen von Lehrbüchern für Studenten: Das sog. Standard-Lehrbuch ist groß, umfangreich und allwissend. Es kann für die größeren Fächer (Anatomie, Biochemie, Physiologie, Prothetik) empfohlen werden. Das Kurzlehrbuch ist eher mitteldick bis kompakt und vermittelt das Wesentliche, ohne sich in Details und Kleingedrucktem zu verlieren und ist für die kleineren Fächer (Biologie, Chemie, Physik) anzuraten. Das Kompendium bietet Wissen in stichwortartiger oder tabellarischer Form und ist eher zum Wiederholen oder zum Einstieg in den Stoff geeignet. Die Wahl des Lehrbuchtyps hängt auch von den persönlichen Lern- und Lesegewohnheiten ab (siehe Seite 91).

Skripte
Im Studentenmund versteht man unter „Skript" zumeist vorlesungs- oder kursbegleitende Lernmaterialien, die du z. B. für das Praktikum benötigst und an denen sich der Unterricht orientiert. Weiterhin werden eigene Mitschriften oder die Mitschriften von Kommilitonen manchmal als Skript von Student zu Student weiter gereicht (siehe Seite 93).

Bücherinfos bei MEDI-LEARN
Wir bieten dir zusätzlich ein Forum zum Gespräch über Lehrbücher und einen Bücherflohmarkt zum An- und Verkauf von Literatur .

Fazit: Drum prüfe, wer sich ewig bindet
Die Bücherwahl ist wie so vieles eine Frage des persönlichen Geschmacks und der Neigungen. Eines solltest du nicht vergessen: Der vergleichsweise recht hohe Preis eines (zahn)medizinischen Lehrbuches sollte dazu führen, dass du den Bücherkauf sorgfältig tätigst, dir die Bücher in der Bibliothek vorher anschaust und auch höhere Semester um Ratschläge bittest (siehe Seite 93).

Das Zahnmedizinstudium

Semester und Semesterferien

Das Jahr des Normalbürgers ist für den Studenten zumeist in zwei Hälften aufgeteilt: in Sommer- und in Wintersemester. Das Sommersemester beginnt am 1. April und endet am 30. September, das Wintersemester beginnt am 1. Oktober und endet am 31. März. Darüber hinaus wird zwischen Vorlesungszeit und vorlesungsfreier Zeit unterschieden: Mitte Juli bis Mitte August beginnt die erste lange Phase der vorlesungsfreien Zeit, auch Semesterferien genannt, die im Oktober durch das nun mit Vorlesungen neu beginnende Wintersemester beendet wird. Diese knapp dreimonatigen Sommersemesterferien werden von den Studenten natürlich nicht nur zum Faulenzen benutzt, sondern meistens auch mit Aktivitäten rund um das Studium gefüllt. Außerdem gibt es praktische Kurse, die in den Semesterferien liegen.

GELAUSCHT

Semesterferien

In den folgenden Forenbeiträgen kannst du dir einen Eindruck davon verschaffen, was Studenten so in den Semesterferien „anstellen":
Was in drei freien Monaten machen?

- www.medi-learn.de/az077

- Semesterferien
  www.medi-learn.de/az078

- Umfrage: Was macht ihr in den Ferien?
  www.medi-learn.de/az079

Nicht zu vergessen, dass viele Studenten nur in den Semesterferien dazu kommen, das tiefe, tiefe Loch im Geldbeutel etwas zu stopfen. Außerdem liegen die großen Prüfungen/Examina gerade in den Zeiten der Semesterferien, so dass diese Phase dann voll und ganz mit Lernen ausgefüllt ist! Eventuelle Urlaubspläne sollten darauf abgestimmt sein. Die Wintersemesterferien dauern von Mitte Februar bis Mitte April. Auch hier stehen, nach einer kleinen, verdienten Erholungsphase, bei den meisten Zahnmedizinstudenten auch studienbezogene Arbeiten auf dem Plan. Daneben gibt es kürzere vorlesungsfreie Zeiten zwischen Weihnachten und Neujahr, an manchen Unis auch zu Pfingsten. Zusammengefasst besteht das studentische Jahr also aus rund sieben Monaten Vorlesungszeit und aus fünf Monaten vorlesungsfreier Zeit/Semesterferien.

Regelstudienzeit und individuelle Studienzeit

Die Regelstudienzeit im Sinne des § 10 Abs. 2 des Hochschulrahmengesetzes beträgt einschließlich der Prüfungszeit für die zahnärztliche Prüfung (nach § 33 Abs. 1 Satz 1) zehn Semester und sechs Monate bis zum Erwerb des berufsqualifizierenden Abschlusses „Zahnärztin/Zahnarzt".

Soweit die Theorie. Doch viele Studenten absolvieren ihr Studium nicht in der Regelstudienzeit. Was führt zu einer längeren Dauer des Studiums? Die Gründe sind vielfältig und individuell verschieden. Die Doktorarbeit, Auslandsaufenthalte und das Erziehen von Kindern sind einige der häufigeren Gründe dafür, warum das Studium bisweilen ein oder mehrere Semester länger dauert.

Auszug aus der Approbationsordnung:
§ 2 [Umfang der Ausbildung]

Die zahnärztliche Ausbildung umfasst:

- *ein Studium der Zahnheilkunde von zehn Semestern an einer wissenschaftlichen Hochschule, das sich aus einem vorklinischen und einem klinischen Teil von je fünf Semestern zusammensetzt;*

und folgende staatliche Prüfungen:

- *die naturwissenschaftliche Vorprüfung,*
- *die zahnärztliche Vorprüfung und*
- *die zahnärztliche Prüfung.*

Die Approbationsordnung für Zahnärzte – Dringend erneuerungsbedürftig!

Das Zahnmedizinstudium ist in seinem Ablauf sehr viel formaler geregelt als die meisten anderen Studiengänge. Die gesetzliche Grundlage für die Ausbildung im Rahmen eines Zahnmedizinstudiums bildet die so genannte Approbationsordnung für Zahnärzte (kurz: AOZ oder ZÄPrO) von 1955. Du findest den kompletten Gesetzestext mit ausführlichen Anlagen (sämtliche Paragraphen, Zeugnisvordrucke, Inhalte einzelner Fächer) unter:
www.medi-learn.de/az080

Laut Wissenschaftsrat, der die Bundesregierung und die Regierungen der Länder in Fragen der inhaltlichen und strukturellen Entwicklung der Hochschulen, der Wissenschaft und der Forschung berät, gilt die AOZ als stark veraltet. Daher wird derzeit an einer Erneuerung der AOZ von 1955 gearbeitet. Ziel soll u. a. eine Annäherung der vorklinischen Kurse an die Humanmedizin sein.

INFO

Studiendauer

Laut Wissenschaftsrat beträgt die durchschnittliche Studiendauer im Fach Zahnmedizin 12,9 Semester. Wer es dennoch in der Regelstudienzeit geschafft hat, erfährst du im Forum von MEDI-LEARN:

- Zahnmedizin in Regelstudienzeit?
  www.medi-learn.de/az081

Studiendauer

Der Erste und der Zweite Abschnitt

Der Erste Abschnitt des Zahnmedizinstudiums (Vorklinik) beinhaltet die größeren und kleineren Grundlagenfächer. Er umfasst die ersten fünf Semester und wird mit einer Zwischenprüfung (Vorphysikum) und einer großen Prüfung abgeschlossen, der so genannten „Zahnärztlichen Prüfung" (auch Physikum genannt). Der Zweite Abschnitt des Zahnmedizinstudiums (Klinik) widmet sich der theoretischen wie auch praktischen Ausbildung in der klinischen Zahnmedizin.

Die verschiedenen Unterrichtstypen

Bei den Veranstaltungen, die während des Studiums durchlaufen werden, lassen sich im Groben unterscheiden: Vorlesungen, in denen die Professoren den Unterricht meist in Vortragsform halten; Seminare, in denen die Professoren und Dozenten das in der Vorlesung behandelte Thema anhand von Diskussionen und Fragen vertiefen sowie Praktika, in denen du Tätigkeiten erlernst wie z. B. das Mikroskopieren, die Durchführung chemischer Versuche, das Sezieren von Leichen im „Präpkurs" und natürlich die Behandlungskurse. Wie dies vor Ort im ersten Abschnitt des Studiums im Einzelnen geregelt ist, erfährst du im Laufe der Einführungsveranstaltungen innerhalb der ersten Semesterwochen nach Studienbeginn (so genannte Erstsemester-Wochen, siehe Seite 84).

Das Praktikum

Im Praktikum bist du – wie der Name schon sagt – mit praktischen Tätigkeiten beschäftigt. Im Anatomie-Kurs sezierst du Leichen, im Biochemie-Praktikum führst du im Labor z. B. am Photometer Versuche durch und dergleichen mehr. In den praktischen zahntechnischen Kursen lernst du zahntechnische Arbeiten, wie z. B. Brücken anzufertigen.

Das Seminar

Hier wird der praktisch erfahrene Lehrstoff vertieft. Dabei stellen die Dozenten gerne die eine oder andere Frage an die Studenten.

Vorlesungen

Untermauert und theoretisch verfestigt wird das Wissen in den Vorlesungen, in denen Professoren über das Thema referieren. Außerdem eignest du dir hier schon vor dem Praktikum oder dem Seminar theoretische Grundkenntnisse an. Studenten sprechen zwar davon, Vorlesungen zu „hören", doch das beinhaltet natürlich auch das Mitschreiben der wesentlichen Stichpunkte! Wir empfehlen dir, deine Kleiderwahl auf die Veranstaltungen abzustimmen. In der Vorlesung ist es ganz deinem Gusto überlassen, wie du herum läufst. Im Seminar kann „anständige" Kleidung von Vorteil sein, wenn ein konservativer Professor die Veranstaltung leitet. Finden Veranstaltungen im klinischen Bereich statt, ist in der Regel weiße Kleidung erforderlich. Im Praktikum kann es trotz „Dienstkleidung" schon mal passieren, dass deine Sachen danach streng riechen oder eine ätzende Lösung die Klamotten gar ruiniert. Also solltest du dann nicht gerade das wertvollste Stück an dir tragen!

ZUSAMMENFASSUNG

Das Zahnmedizinstudium

Semester und Semesterferien

Das Universitätsjahr gliedert sich in eine Zeit, in der Vorlesungen und Unterricht stattfinden und in eine vorlesungsfreie Zeit (sog. Semesterferien). Das Wort Semester bedeutet dabei so viel wie Studienhalbjahr. Das Wintersemester beginnt im Oktober und endet im April, das Sommersemester beginnt im April und endet im Oktober. In beiden Semestern gibt es Semesterferien: Im Wintersemester beginnen die Semesterferien Mitte Februar und dauern bis Mitte April, im Sommersemester beginnen die Ferien Mitte Juli und dauern bis Mitte Oktober (siehe Seite 96). Auch in den Semesterferien können Kurse stattfinden.

Regelstudienzeit und individuelle Studienzeit

Ausnahmen bestätigen die Regel, so auch beim Zahnmedizinstudium. Denn in der Regel kann ein Durchschnittsstudent zwar nach fünf Jahren und sechs Monaten mit dem Studium fertig sein und alle Prüfungen auf dem Weg zum Zahnarzt erfolgreich hinter sich gebracht haben. An dieser Regelstudienzeit orientiert sich auch die Förderungshöchstdauer von elf Semestern für den Bezug von Leistungen nach BAföG. Doch aufgrund von Auslandsaufenthalten, Doktorarbeit oder Hochschulpolitik wie auch individueller Geschehnisse ist es nicht selten, dass manche(r) eine Ausnahme macht und erst nach dem 12. oder 13. Semester der Uni den Rücken kehrt und sich als frisch approbierter Zahnarzt auf den Weg in die praktische Tätigkeit macht (siehe Seite 97).

Die Approbationsordnung

In zahlreichen Paragraphen ist in Form der sog. Approbationsordnung (im Zahnmedizinischen Volksmund kurz AOZ genannt) der Weg des Studenten zum Zahnarzt im Laufe des Studiums der Zahnmedizin haarklein und juristisch wasserdicht vorgezeichnet (siehe Seite 97).

Der Erste und Zweite Abschnitt im Zahnmedizinstudium

Es gibt zwei große Abschnitte im Zahnmedizinstudium, an deren Ende jeweils eine große Abschlussprüfung steht. Der erste Abschnitt umfasst die Semester eins bis fünf, wird auch als Vorklinik bezeichnet und durch das Physikum (Zahnärztliche Vorprüfung, Erster Abschnitt der Ärztlichen Prüfung) beendet. Daran schließt sich der sog. Zweite Abschnitt an, der auch als Klinik bezeichnet wird und die Semester fünf bis zehn umfasst. Dazu kommen weitere sechs Monate für das Staatsexamen (siehe Seite 98).

Die Vorklinik des Zahnmedizinstudiums (1. – 5. Semester)

Die Fächer im Überblick

Während des vorklinischen Studienabschnitts (1. bis 5. Semester) sollst du Basiswissen und die methodischen Grundkenntnisse in den folgenden Lehrveranstaltungen erlernen:

LEHRVERANSTALTUNGEN	Semester-wochenstunden
Vorlesung Physik für Zahnmediziner	3
Praktikum Physik für Zahnmediziner	4
Vorlesung Chemie für Zahnmediziner	3
Praktikum Chemie für Zahnmediziner	4
Vorlesung Biologie für Zahnmediziner	3
Vorlesung Anatomie	12
Präparierkurs	8
Histologisch-mikroskopischer Kurs	4
Seminare Anatomie	3
Vorlesung Physiologie	8
Praktikum Physiologie	4
Seminare Physiologie	2
Vorlesung Biochemie	8
Praktikum Biochemie	4
Seminare Biochemie	2
Kursus medizinische Terminologie	1
Propädeutik der zahnärztlichen Prothetik (TPK)	20
Phantomkurs I der zahnärztlichen Prothetik mit Einführungsvorlesung	17
Phantomkurs II der zahnärztlichen Prothetik mit Einführungsvorlesung	20
Vorlesung Werkstoffkunde	3
Praktikum Werkstoffkunde	1

Einführung in die Zahnheilkunde und in die zahnärztliche Prävention	1
Vorlesung Medizinische Statistik und Informatik mit Übungen (fakultativ)	2
Summe	137

Neben den praktischen „Zahni-Bastel-Kursen" wie dem TPK oder den Phantomkursen, die du auf den folgenden Seiten kennenlernen wirst, kommen in der Vorklinik auf dich auch noch die zeitaufwendigen „großen" Fächer Anatomie, Physiologie und Biochemie zu. Alle drei werden neben den Vorlesungen durch Praktika begleitet und anschließend im Physikum geprüft. Insbesondere der „Präpkurs", in dem du an menschlichen Leichen präparierst und dir die Anatomie so selbst erarbeitest, hat es in sich: der Lernaufwand für diesen Kurs ist immens.

Zu den „kleinen" Fächern, die in der Vorklinik ebenfalls auf dich zukommen, zählen Chemie, Physik, Werkstoffkunde, Entwicklungsgeschichte, Biologie/ Zoologie sowie Medizinische Terminologie. Obwohl sie bei weitem nicht so umfangreich sind wie die „großen", sollte man die „kleinen" Fächer keinesfalls unterschätzen. Kurse wie Anatomie, Physiologie, Biochemie, Physik, Chemie, Biologie und Medizinische Terminologie finden zusammen mit den Studenten der Humanmedizin statt.

UNSER TIPP

Unterschiede im Studienablauf

Achtung: Im Zahnmedizinstudium können Anforderungen und Abläufe von Uni zu Uni stark variieren! Am besten erkundigst du dich dazu direkt bei der Uni (z. B. Fachschaft).

Gerade zu Beginn des Studiums wird es sicherlich Momente geben, in denen du den ganzen Berg an Fächern und Lernstoff vor dir siehst und dich fragst, wie du ihn jemals bewältigen sollst. Keine Sorge! Alles ist zu schaffen. Wer regelmäßig an den Vorlesungen teilnimmt und sich von Anfang an einen guten Lernplan macht, wird so stressfrei wie möglich durch die ersten Semester kommen. Bilde Lerngruppen mit deinen Kommilitonen, in denen ihr euch Lerninhalte gegenseitig abfragt und füreinander da seid, wenn vor Prüfungen doch mal etwas Panik aufkommt. Gemeinsam schafft auch ihr, was schon Generationen von Zahnärzten vor euch geschafft haben!

TPK (Technisch-propädeutischer Kurs)

Offiziell heißt er „Kursus der technischen Propädeutik", den meisten Studenten ist der technisch-propädeutische Kurs aber nur als „TPK" bekannt. Das Wort Propädeutik hat seinen Ursprung in der griechischen Sprache und bedeutet übersetzt „Einführung in eine Wissenschaft". In diesem praktischen Kurs, der in der Regel im ersten, zweiten oder dritten Semester stattfindet, wirst du in die Grundkenntnisse der Zahntechnik und der Zahnmedizin eingeführt. Hier machst du dich mit typischen zahnmedizinischen Materialien wie Gips, Wachs oder Kunststoff vertraut und lernst zahlreiche zahntechnische Verarbeitungstechniken kennen.

Zentraler Kurs des Semesters

Ablauf und Anforderungen im TPK variieren von Uni zu Uni stark. Am ersten Kurstag wird dir ein Laborplatz zugewiesen, für den du in der Regel eine Kaution von ca. 200 Euro hinterlegen musst. Dann geht's an die Praxis: Unter den wachsamen Blicken eines Assistenten, also eines fertigen Zahnarztes, stellst du Gipsmodelle, Goldkronen und Prothesen her. Der Zeitdruck in diesem Kurs ist nicht unerheblich – für jede Arbeit muss eine bestimmte Frist eingehalten werden. Mit ca. 20 – 40 Semesterwochenstunden ist der TPK zentraler Kurs des jeweiligen Semesters. Es müssen jedoch nicht alle Arbeitsschritte im Labor durchgeführt werden: Das zeitaufwendige Aufwachsen von Zähnen beispielsweise darf häufig auch in Ruhe zu Hause erledigt werden.

Damit dein Werkstück am Ende richtig gut wird, ist die Arbeit in viele kleine Testatschritte gegliedert. Jeder dieser Schritte muss von einem leitenden Assistenten „abgesegnet" werden – so wird einerseits sichergestellt, dass er gewissenhaft ausgeführt wurde, andererseits kann sich der Assistent sicher sein, dass nicht ein professioneller Zahntechniker die Arbeit übernommen hat. Ein solcher Betrug würde dich nämlich den Kursschein kosten! Die einzelnen Arbeiten sind aufeinander aufbauend konzipiert und steigern sich in ihrem Schwierigkeitsgrad. Zu Beginn stehen Übungen für den Umgang mit zahnärztlichen und zahntechnischen Werkstoffen im Vordergrund, später werden die neu erlangten Kenntnisse in Form zahntechnischer Arbeiten angewandt und umgesetzt. Im Laufe des Kurses werden auch anhand von Demonstrationen zahntechnische und werkstoffliche Grundlagen zum Erstellen einfachen Zahnersatzes vermittelt, außerdem finden Einweisungen an den verschiedenen zahntechnischen Geräten wie z. B. Poliermotoren, Vorwärmöfen oder Tiegelschleudern statt.

Im TPK geht es um das Zusammenspiel von klinischen und technischen Arbeitsabläufen – als Zahnarzt sollst du später in der Lage sein, zahntechnische Arbeiten zu bewerten. Ziel des Kurses ist, dass du dich frühzeitig im Studium mit den spezifischen Anforderungen des zahnmedizinischen Berufes vertraut machst. Außerdem kannst du hier noch einmal deine manuelle Geschicklichkeit testen und so feststellen, ob du wirklich den richtigen Studiengang gewählt hast.

Auch Theorie ist gefragt

In der den TPK begleitenden Vorlesung lernst du alles Wichtige über den Aufbau der Zähne und Zahnreihen sowie die Bewegungsfunktion des Kauorgans. Um den Kurs zu bestehen, musst du außer den praktischen Übungen eine schriftliche Klausur bestehen. Diese umfasst meist nicht nur die Themen des Kurses, sondern auch die Werkstoffkunde. Es lohnt sich also, Details zu Zusammensetzung, Eigenschaften und Verarbeitung von Gipsen, Wachsen, Kunststoffen etc. genauestens zu kennen! An einigen Unis werden zusätzlich Arbeitsproben durchgeführt. Das heißt, Arbeiten, die du vorher über mehrere Wochen hinweg erstellt hast, müssen jetzt innerhalb weniger Stunden gefertigt werden. Das Ergebnis fließt dann ebenfalls in die Benotung ein.

UNSER TIPP

Zahntechniker fragen

Trau´ dich die Zahntechniker in deinem Semester zu fragen – sie geben dir gerne den ein oder anderen praktischen Tipp.

Tipp: In fast jedem Semester gibt es einen oder mehrere ausgebildete Zahntechniker, die gerne bereit sind, wertvolle Tricks und Kniffe weiterzugeben!

Zu Anfang fällt der TPK vielen Studenten schwer, besonders, wenn sie noch zweifeln, ob Zahnmedizin wirklich das richtige Studium für sie ist. Durch anfängliche Schwierigkeiten solltest du dich aber keinesfalls entmutigen lassen. Mit der Zeit kommt die Routine und dadurch wächst der Spaß an zahntechnischem Arbeiten. Nach deinem ersten bestandenen Testat wirst du dich sehr viel sicherer fühlen!

Ein teurer Spaß

Spätestens beim TPK wirst du feststellen, dass das Zahnmedizinstudium verhältnismäßig teuer ist. Zu Beginn des Kurses erhältst du eine Liste der Instrumente und Materialien, die in deinem sog. Vorklinik-Koffer bzw. „Erstikoffer" enthalten sein müssen. Neu kostet so ein Koffer etwa 1000 Euro.

Außerdem benötigst du ein Gerät zur Simulation der Kiefergelenksbewegung, den sog. Artikulator. Darin werden später Gipsmodelle des Ober- und Unterkiefers eingespannt. Anschließend kann die Bewegung der Kiefer zueinander simuliert werden, was für die Herstellung der meisten Schienen und von Zahnersatz unerlässlich ist. Mit 600 Euro ist der Artikulator eine weitere große Anschaffung – hier lohnt es sich, zu Beginn des Semesters gemeinsam mit Kommilitonen eine Sammelbestellung aufzugeben!

Es ist auf jeden Fall empfehlenswert, die benötigten Instrumente gebraucht zu kaufen. Jedes Semester wollen viele ältere Studenten ihre Koffer loswerden. Außerdem können sie dir aus Erfahrung sagen, was du wirklich brauchst und was eher nicht. Schau einfach mal aufs schwarze Brett der Zahnklinik!

Neben den großen Anschaffungen kommen während des Semesters monatlich noch etwa 100 Euro laufende Kosten für Verbrauchsmaterial wie z. B. Alginat für Kieferabformungen, Gips zur Modellherstellung oder Wachs zum Aufwachsen von Zähnen auf dich zu.

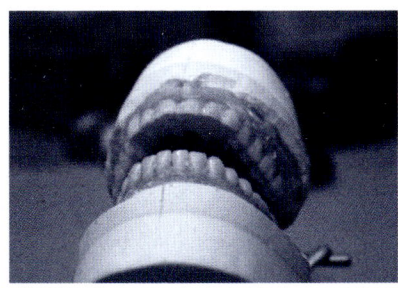

Phantomkurs I (Phantomkurs der Zahnersatzkunde I, „Phantom I")

Der Phantomkurs trägt seinen Namen, weil du hier an einem Phantomkopf mit Gummimaske arbeitest, in den austauschbare Kunststoffzähne eingesetzt werden können. Voraussetzung zur Teilnahme ist der bestandene technisch-propädeutische Kurs (TPK). Der Phantomkurs findet in der Regel vier Wochen lang ganztägig in der vorlesungsfreien Zeit, also den Semesterferien, zwischen dem dritten und vierten bzw. dem vierten und fünften Semester statt. Wichtig ist, dass er an einigen Unis nur einmal jährlich angeboten wird. So kann es passieren, dass du bei Nichtbestehen ein ganzes Jahr warten musst, bis du den Kurs – insgesamt bis zu drei Mal – wiederholen kannst. Ein solcher „Vorklinikstau" ist ärgerlich, deshalb sollte die Teilnahme am Phantomkurs durchaus ernst genommen werden!

Nicht mehr so abstrakt

Der praktisch ausgerichtete Phantomkurs I dient der Vertiefung deiner im TPK erlangten manuellen Fertigkeiten und theoretischen Grundlagen. Zahntechnische Arbeiten sind nicht mehr so abstrakt wie bisher, umfangreicher als im TPK und entsprechen den Grundlagen und Anforderungen des klinischen Studienabschnitts.

In der Regel arbeitest du ganztägig im Vorklinik-Labor an einer zahnärztlichen Einheit, wie beim „echten Zahnarzt" bestehend aus Zahnarztstuhl und Behandlungseinheit mit Bohrer, Sauger etc. Außerdem stehen dir im Labor sämtliche zahntechnische Geräte zur Herstellung von Zahnersatz zur Verfügung. Wie ein „richtiger" Zahntechniker gießt du Modelle aus Gips und bearbeitest diese mit Hilfe deines Artikulators. An vielen Unis werden aufgrund hoher Studentenzahlen im Phantomkurs Gruppen gebildet, die z. B. abwechselnd in einem zahntechnischen Labor und im Phantomsaal arbeiten.

UNSER TIPP

Material

Zu Beginn des Semesters wird i. d. R. eine Materialliste ausgehändigt. Um Geld zu sparen, empfiehlt es sich, einige Utensilien gebraucht zu kaufen und Verbrauchsmaterialien wie Alginat, Gips oder Silikon mit Kommilitonen zu teilen.

Totalprothesen, Brücken und Co.

Es gibt keine bundesweit einheitliche Regelung zum Ablauf des Phantomkurses, Aufgaben variieren von Uni zu Uni. Du musst z. B. Total- oder Teilprothesen für Ober- und Unterkiefer, Kronen, Provisorien und Brücken anfertigen, Klammern biegen oder Präparationsübungen am Phantomkopf durchführen. In deinem Testatheft wird jeder einzelne Arbeitsschritt von einem Kursassistenten abgezeichnet. Je nach Uni wird dein Wissen auch in Form einer oder mehrerer Klausuren abgefragt.

Im Kurs selbst geht es oft chaotisch zu – klar, wenn viele Studenten zur selben Zeit an bestimmte Geräte müssen, immer mal Instrumente verschwinden oder gewisse Arbeitsschritte einfach nicht klappen wollen. Leider kann es auch vorkommen, dass egoistisches Verhalten vereinzelter Kommilitonen dein eigenes Arbeiten beeinträchtigt – lass dich dadurch nicht aus dem Konzept bringen! „Rote Testate" werden von den Assistenten bei Täuschungsversuchen vergeben, z. B. wenn Studenten ihre Arbeiten heimlich von einem professionellen Zahntechniker anfertigen lassen.

Schon von Generationen gemeistert

Wie so oft ist auch in diesem Kurs der Zeitdruck nicht zu unterschätzen – alle Arbeiten müssen zu bestimmten Fristen abgegeben werden. Häufig spielt dabei Glück eine Rolle – mal klappt das Gießen von Kronen oder Brücken auf Anhieb, mal haut es einfach nicht hin. So etwas ist aber kein Verzweiflungsgrund. Wenn es mal nicht so gut läuft, halte dir immer vor Augen, dass schon Generationen „fertiger" Zahnärzte diesen Kurs gemeistert haben – mit etwas Übung und Geduld wirst auch du ihn packen!

Parallel zum praktischen Teil finden Demonstrationen und Seminare zu den Kursaufgaben und Grundlagen der Zahnersatzkunde statt, ebenso Vorlesungen zur Werkstoffkunde. Mancherorts ergänzen Famulaturen in den klinischen Behandlungskursen der Zahnersatzkunde, also der Prothetik, die erste klinische Einführung.

UNSER TIPP

Grundlagen erarbeiten

Um nicht völlig unvorbereitet in den Kurs zu gehen, empfiehlt es sich, Grundlagen vorab schon einmal in einem zahntechnischen Labor zu üben und sich Tricks und Kniffe von erfahrenen Zahntechnikern zeigen zu lassen!

Spaß am zahntechnischen Arbeiten

Viele Studenten empfinden den Phantomkurs als sehr stressig und hohe Durchfallquoten zeigen, dass er wirklich anspruchsvoll ist. Lass dich dadurch nicht verunsichern! Der Kurs ist wichtig, denn du musst später als Zahnarzt in der Lage sein, zahntechnische Arbeiten zu bewerten und das kannst du am besten, wenn du sie selbst einmal hergestellt hast. Immer wieder stellen Studenten im Phantomkurs sogar fest, dass ihnen das zahntechnische Arbeiten durchaus Spaß bereitet.

Phantomkurs II
(Phantomkurs der Zahnersatzkunde II, „Phantom II")

Praktisches Geschick gefragt

Die Phantomkurse gibt's, damit du nicht gleich auf den Kopf eines richtigen Patienten losgelassen wirst, sondern erst mal an einem Phantom-Kopf übst. Offiziell heißen sie „Phantomkurse der Zahnersatzkunde". Die beiden ersten Kurse Phantom I und II sind in der Vorklinik. Phantom II liegt dabei in der Regel direkt im Anschluss an Phantom I. Entweder in den Semesterferien oder im 5. Semester, oft als letzter Kurs direkt vor dem Physikum. Er ist auf jeden Fall der Hauptkurs des jeweiligen Semesters, denn viel Zeit für andere Fächer bleibt dabei nicht.

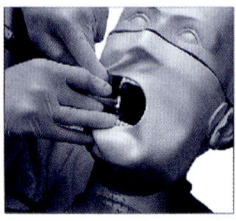 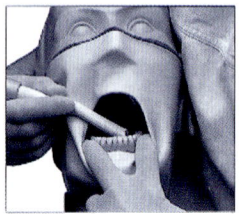 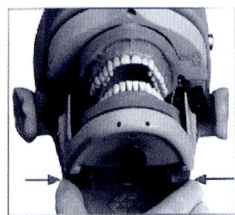

Zahntechniker klar im Vorteil

In „Phantom II" werden die Techniken aus dem TPK- und dem Phantom-I-Kurs vertieft. Beide Scheine sind somit Voraussetzung für die Teilnahme. Hier haben gelernte Zahntechniker einen großen Vorteil, denn die Aufgaben entsprechen oft denen aus ihrer dreijährigen Ausbildung. Bei allen anderen werden die zahntechnischen Fähigkeiten trotzdem vorausgesetzt. Genau wie in „Phantom I" wirst du auch hier ganztätig im Labor stehen. Bisherige praktische Kenntnisse, wie z. B. Abformungen mit Alginat, werden vertieft.

Festsitzenden und herausnehmbaren Zahnersatz herstellen

Zu den Aufgaben gehört sowohl festsitzenden, als auch herausnehmbaren Zahnersatz herzustellen: Kronen und Brücken inklusive Verblendungstechniken, Stiftaufbauten, Prothesen und Teilprothesen. Du wirst Zähne beschleifen, modellieren, gießen, mit deinen Mitstudenten gegenseitig euren dentalen Befund erheben und wahrscheinlich auch „klammerverankerte Interimsprothesen" oder eine „Brücke mit ovoider Zwischengliedauflage" herstellen müssen. Im Kurs wartet auf dich eine weitere Aufgabe: Drähte biegen, z. B. für Zahnspangen – im Berufsleben wird dies von Zahntechnikern erledigt.

Praktikum, Famulatur, Klausur

Der Kurs wird von Seminaren und Vorlesungen, z. B. in Werkstoffkunde, begleitet. Weiterhin gibt es Demonstrationen, in denen die einzelnen Arbeitsschritte und Grundlagen der Zahnersatzkunde erklärt werden. Um ihre praktischen Fähigkeiten zu üben und sich von Zahntechnikern Tipps und Tricks zeigen zu lassen, machen viele Studenten vor dem Kurs oder in den „Semesterferien" ein Praktikum im zahntechnischen Labor. An einigen Unis ist sogar eine einwöchige Famulatur in einer Zahnarztpraxis Bestandteil des Phantom-II-Kurses – so lernst du gleich die praktische Anwendung der Techniken kennen. Am Ende steht in jedem Fall eine Klausur. Doch wenn du den Kurs überstanden hast, ist die Klausur keine große Hürde mehr.

Zum Teil chaotische Zustände

Stell dich darauf ein, dass der Kurs dich eine Menge Schweiß kosten wird – bildlich gesprochen; im Sommer auch praktisch. Du bist ganztägig im Labor, arbeitest Schritt für Schritt die Aufgaben im Kursheft ab und lässt dir alles vom Kursleiter gegenzeichnen. Wie du dir die Zeit genau einteilst, ist nicht vorgegeben und kann leicht zu Zeitdruck führen. Einige Studenten verzetteln sich dabei schwer. Die Zustände im Phantom-II-Kurs sind zum Teil chaotisch, beispielsweise wenn mehrere Leute gleichzeitig ein bestimmtes Gerät benutzen möchten. Nicht alle verhalten sich dabei kameradschaftlich. Ein weiterer Stressfaktor ist die Unvorhersehbarkeit: Beim Gießen von Kronen oder Brücken spielt auch das Glück eine Rolle und es kann mal etwas herunterfallen.

Perfekt vorbereitet auf das praktische Physikum

Trotz allem macht der Kurs sogar Spaß, weil du endlich praktisch tätig sein kannst. Wenn du nicht verzweifelst, sondern bedacht vorgehst und dir einen guten Zeitplan erstellst, wirst du den Phantom-II-Schein bekommen. Außerdem kannst du dir jetzt berechtigte Hoffnungen auf ein gutes Abschneiden im praktischen Teil des Physikums machen. Der Kurs ist sozusagen die perfekte Vorbereitung darauf.

Makroskopische Anatomie – Präpkurs, Neuroanatomie und Schädeltestat

Der Präpkurs

An vielen Unis ist das sog. Schädeltestat die erste anatomische Prüfung des gesamten Studiums. Vorbereitet durch eine Vorlesung und die Möglichkeit, im anatomischen Institut an einem echten Schädel zu üben, wirst du mündlich am Präparat die Knochen des Schädels und sämtliche Nerven- und Gefäßdurchtrittsstellen abgefragt. Es wird dich wahrscheinlich überraschen, wie viel man allein über den knöchernen Schädel lernen kann und muss! Mit diesem ersten mündlichen Testat weißt du dann aber, wie so eine Prüfung abläuft und hast den Einstieg in das große Gebiet der Anatomie geschafft. Im Fach Neuroanatomie lernst du alles über das zentrale und periphere Nervensystem. Themen sind das Gehirn mit den zwölf Hirnnerven sowie alle anderen Nerven des Kopfes, des Brust- und des Bauchsitus. Außerdem erfährst du, wie Sympathikus und Parasympathikus funktionieren und im menschlichen Körper zusammenspielen. Abgeschlossen wird das Fach mit einem mündlichen Testat über Strukturen des Gehirns an verschiedenen Präparaten. Mortui vivos docent – „Die Toten lehren die Lebenden". Gemäß diesem Motto ist es je nach Uni im dritten oder vierten Semester endlich Zeit für den wahrscheinlich spannendsten Kurs der Vorklinik – den Präpkurs.

Freies Präparieren an der Leiche

In diesem einsemestrigen Kurs präparierst du unter Aufsicht von Dozenten und älteren Studenten Strukturen an einer menschlichen Leiche frei und erarbeitest dir so die systematische Anatomie der einzelnen Organsysteme sowie deren Lagebeziehungen zueinander und zur Körperoberfläche. Die meisten Studenten haben vor dem Präpkurs noch nie eine Leiche gesehen, viele sind vorher ziemlich aufgeregt. Hin und wieder stellt der Kurs auch ein ethisches Problem für einzelne Studenten dar. In solchen Fällen ist es hilfreich, sich vor Beginn des Kurses an Dozenten oder die sog. Hiwis, Studenten aus höheren Semestern, die beim Präparieren helfen, zu wenden und Sorgen oder Bedenken offen anzusprechen.

Kopf, Hals und Rumpf stehen bei Zahnmedizinern im Vordergrund

Die Leichen, an denen im Kurs präpariert wird, sind Körperspender, die sich zu Lebzeiten freiwillig dazu entschlossen haben, ihre sterblichen Überreste dem anatomischen Institut zur ärztlichen Aus- und Fortbildung zur Verfügung zu stellen. Die Körper werden lange vor dem Kurs mit Hilfe von Formalin konserviert, was ihnen eine leichte Gelbfärbung verleiht. Du präparierst im Kurs gemeinsam mit einer Gruppe Kommilitonen an einer Leiche. In der Regel sind jedem Präptisch zwei Hiwis zugeteilt, die das genaue Vorgehen erklären und Fragen beantworten. An den meisten Unis ist der Präpkurs für Zahnmediziner in drei Abschnitte gegliedert, nach denen jeweils eine mündliche Prüfung stattfindet: Kopf lateral, Situs für Zahnmediziner und Kopf medial. Der Kurs findet zwar fast immer zusammen mit den Studenten der Humanmedizin statt, jedoch unterscheiden sich die Schwerpunkte. Bei den Zahnmedizinern stehen Kopf, Hals und Rumpf im Vordergrund, Becken und Extremitäten werden in der Regel nicht mitpräpariert.

In Anatomie ist Pauken angesagt

An den meisten Universitäten musst du eine Eingangsklausur bestehen, um am Präpkurs teilzunehmen. Dadurch befasst du dich schon vor Kursbeginn mit dem umfangreichen Lernstoff und weißt beim späteren Präparieren, wo welche Strukturen zu erwarten sind. Es empfiehlt sich zur Vorbereitung auf jeden Fall, regelmäßig an der dreisemestrigen Anatomievorlesung teilzunehmen. Viele Unis bieten den Präpkurs nur einmal jährlich an – ein Nichtbestehen der Eingangsklausur ist also doppelt ärgerlich. Meistens ist es aber möglich, zu Beginn des Kurses ein mündliches Nachtestat abzulegen und so doch noch mitzupräparieren. Mit einer guten Vorbereitung kann man sich den Stress des Nachtestats jedoch gleich sparen!

Das A und O beim Lernen vor und während des Präpkurs sind ein guter Anatomieatlas und ein umfassendes begleitendes Lehrbuch. Wenn du dir nicht sicher bist, mit welchen Büchern du lernen sollst, wende dich an Studenten, die den Kurs schon hinter sich haben. Sie geben ihre Erfahrungen sicher gern an dich weiter! Außerdem brauchst du für den Präpkurs einen Kittel, Einmalhandschuhe und sog. Präpbesteck. Diese Utensilien kannst du i. d. R. bei der Fachschaft deiner Fakultät kaufen.

Lernaufwand und Zeitdruck sind beim Präpkurs wirklich groß und vielleicht sitzt du auch mal bis abends spät an deinem Schreibtisch, um den Stoff nachzuarbeiten. Wie bei allen anderen Fächern gilt: Ein guter Lernplan und eine Lerngruppe helfen, die Übersicht nicht zu verlieren und den Stoff zum Prüfungszeitpunkt parat zu haben. Die Anatomie ist ein sehr wichtiges Fach – nicht nur weil es im Physikum geprüft wird, sondern weil dein anatomisches Wissen die Grundlage deiner gesamten späteren Behandlungtätigkeit ist.

Mikroskopische Anatomie (Histologie)

Was ist eigentlich ein Epithel? Wie sehen Odontoblasten aus? Und welche Funktion haben Dentinkanälchen? Die Antwort auf diese und viele andere wichtige Fragen findest du im Kurs der mikroskopischen Anatomie, auch Kurs der Histologie oder kurz Histokurs genannt. Hier lernst du die Basics der Zellbiologie und erfährst alles über den mikroskopischen Aufbau der verschiedenen Gewebe und Organe. Im sog. Mikroskopiersaal stehen für jeden Studenten ein Mikroskop sowie ein Kasten mit Gewebeschnitten bereit. Vorne stellt der Dozent die einzelnen Präparate vor und am Platz erarbeitest du dir die Schnitte selbst und erstellst Zeichnungen von den einzelnen Strukturen.

Der Kurs findet häufig zusammen mit Humanmedizinstudenten statt und erstreckt sich in der Regel über zwei Semester. Im Kurs Histo I geht es um die Grundkenntnisse: Hier lernst du u. a. verschiedene Zellen, Gewebearten und Färbetechniken kennen. In Histo II wird es genauer: Hier dreht sich alles um die gewebliche Zusammensetzung von Organen und ihre Besonderheiten. Am Ende sollst du in der Lage sein, mikroskopische Schnitte den entsprechenden Organen zuzuordnen.

Je nach Uni werden Prüfungen im Fach Histologie mündlich oder schriftlich abgelegt. Im Physikum wirst du an 3-5 Präparaten ausführlich geprüft. Die Histologie ist ein wichtiges, aber umfangreiches und lernintensives Fach und sollte keinesfalls unterschätzt werden!

Physiologie

In der Physiologie dreht sich alles um die physikalischen und biochemischen Funktionen von Lebewesen. Grundlage für dieses oftmals sehr spannende Fach bilden die Teilbereiche Chemie, Physik, Anatomie und Biochemie. Der Physiologiekurs setzt sich aus einem Praktikums- und einem Vorlesungsteil zusammen und wird i. d. R. mit einer schriftlichen Klausur abgeschlossen. Hier lernst du Funktionen des Körpers wie z. B. den Blutkreislauf, die Atmung und die Reizübertragung der Nerven kennen. Zu den verschiedenen Themen werden im Praktikum gruppenweise Versuche durchgeführt. Die dreisemestrige Vorlesung dient als Einführung und Ergänzung zum Physiologie-Praktikum. In diesem Fach geht es vor allem um Verständnis. Spätestens im Physikum musst du in der Lage sein, auch schwierige Zusammenhänge der Physiologie frei reproduzieren und erklären zu können. Für viele Studenten stellt das Fach zunächst eine große Hürde dar. Aber keine Sorge! Sie ist für jeden zu bewältigen, der sich intensiv mit den Praktikumsthemen und Vorlesungsinhalten auseinandersetzt.

Biochemie

In diesem Fach befasst du dich mit den chemischen Lebensvorgängen im menschlichen Organismus. Struktur und Stoffwechselvorgänge von Lipiden, Proteinen und Kohlenhydraten sind ebenso Themen wie der Zellzyklus und Hormone. Die Biochemie-Vorlesung beginnt i. d. R. im ersten Semester mit den Grundlagen. Im zweiten Semester begleitet sie das biochemische Praktikum, in dem Experimente durchgeführt werden. Meist findet der Kurs gemeinsam mit den Humanmedizinstudenten statt, allerdings müssen Zahnmedizinstudenten nur eine reduzierte Anzahl an Praktika absolvieren. Für die Scheinvergabe im Fach Biochemie zählt neben der regelmäßigen und erfolgreichen Praktikumsteilnahme am Ende vor allem das Bestehen der abschließenden – meist Multiple Choice – Klausur. Auch wenn das Lernen vielen Studenten schwer fällt, weil das Fach oft sehr abstrakt ist, zahlt es sich doch doppelt aus: Biochemie wird ebenfalls im Physikum geprüft! Unser Tipp: Das Biochemie-Poster von MEDI-LEARN als Lernhilfe: www.medi-learn.de/az155

Chemie

Dieses Fach findet i. d. R. im ersten Semester statt und setzt sich aus einem praktischen Teil, einer begleitenden Vorlesung zu organischer und anorganischer Chemie sowie je nach Uni einer oder mehreren Klausuren zusammen. Voraussetzungen für den Erhalt des Scheins über das Chemische Praktikum für Zahnmediziner sind der Nachweis über die Teilnahme an allen Praktikumstagen einschließlich der Seminare, ein vollständig abgegebener Arbeitsplatz und der Nachweis über die erfolgreiche Teilnahme an der Chemieklausur. Im Chemiepraktikum, das i. d. R. in einen organischen und einen anorganischen Abschnitt gegliedert ist, erarbeitest du anhand von Versuchen Themen wie z. B. Oxidation und Reduktion, Löslichkeiten, funktionelle Gruppen, Katalyse und Nachweisreaktionen. Natürlich sind Studenten hier etwas im Vorteil, die Chemie in der Schule nicht bei der erstbesten Gelegenheit abgewählt haben. Aber auch wenn Chemie bisher nicht dein Steckenpferd war: Die Praktika können echt spannend sein und vielleicht ist der Kurs die Gelegenheit, dich noch einmal in die Materie hineinzufuchsen. Es lohnt sich auf jeden Fall, denn Chemie wird mündlich im Vorphysikum geprüft!

Physik

Das Fach Physik umfasst i. d R. einen Vorlesungsteil im ersten und einen Praktikumsteil im zweiten Semester. Während des Praktikums führst du – meist in Gruppen – etwa zehn Versuche zu verschiedenen Themengebieten wie z. B. Optik, Mechanik, Strahlenphysik und Elektrizitätslehre durch. Zu den Versuchen fertigst du jeweils Protokolle an, die – um den Kurs zu bestehen – mindestens mit ausreichend bewertet werden müssen. Weitere Voraussetzung um den Schein zu erhalten, ist das Bestehen der abschließenden Klausur.

Genau wie in Chemie ist in diesem Fach naturwissenschaftliches Verständnis gefragt. Wer in der Schule in Physik gut aufgepasst hat, wird den Kurs ohne Probleme bewältigen können. Aber auch wer kein naturwissenschaftlicher Überflieger war, erhält mit etwas Fleiß den Schein. Tipp: Lerngruppen bilden! Physik wird mündlich im Vorphysikum geprüft.

Biologie oder Zoologie

Die Vorlesung findet i. d. R. im ersten Semester statt. Die Themen reichen von Ökologie über Populationsdynamik bis hin zur Genetik.

Besonders Studenten, die in der Schule den Leistungskurs Biologie belegt haben, fällt dieses Fach oft leicht. Eine Abschlussprüfung zur Vorlesung ist für Zahnmedizinstudenten an den meisten Unis nicht vorgesehen. Im Vorphysikum wird das Fach jedoch mündlich geprüft.

Wie so oft variieren auch in diesem Fach die Anforderungen von Uni zu Uni stark. Mancherorts wird im Vorphysikum noch Zoologie statt Biologie geprüft. Die Zoologie befasst sich mit dem Studium der Tiere. Lebewesen von unterschiedlicher Größe und unterschiedlichem Aufbau werden untersucht: Mikroskopisch kleine, einzellige Arten, aber auch komplexe Lebewesen wie Vögel und Säugetiere. Das die Zoologie noch in der Approbationsordnung für Zahnmediziner steht, ist stark umstritten, deshalb sind viele Universitäten auf Biologie als Prüfungsfach umgestiegen.

Medizinische Terminologie

An der Pflichtvorlesung Medizinische Terminologie musst du teilnehmen, wenn du kein kleines Latinum vorweisen kannst. In der Regel findet sie im ersten Semester statt. Nach einer kurzen Einführung in die Grammatik lernst du hier vor allem, medizinische Fachsprache anzuwenden und zu verstehen. Besonders, wer vorher schon einmal Kontakt mit der lateinischen bzw. griechischen Sprache hatte, besteht die abschließende Klausur i. d. R. mit Leichtigkeit. Für alle anderen ist der Umgang mit der medizinischen Terminologie oft zunächst ungewohnt. Aber keine Sorge: An diesem Fach ist noch kein Zahnmedizinstudium gescheitert!

UNSER TIPP

Medizinische Terminologie

Fast jeder hat einen Sprachbegabten im Bekanntenkreis, der sich v. a. mit der lateinischen Sprache auskennt. Nutze solche Kontakte und stelle Fragen, wenn du beim Lernen mal nicht weiterkommst!

Einführungsblock

Bei dieser Veranstaltung, die allerdings nicht an jeder Uni stattfindet, erhältst du Einblick in deinen zukünftigen Beruf. Hier lernst du nicht nur Geräte, Instrumente und Materialien, sondern auch gängige Arbeitsabläufe in einer richtigen zahnmedizinischen Praxis kennen. Außerdem kannst du dich in diesem Rahmen mit Grundlagen der Hygiene und Infektionskontrolle vertraut machen. Abschließend erhältst du eine Bescheinigung über die regelmäßige und erfolgreiche Teilnahme am Einführungsblock.

Vorlesung Einführung in die Zahnheilkunde

In dieser zweisemestrigen Vorlesung erwirbst du Grundkenntnisse zur Anatomie und Physiologie der Mundhöhle. Hauptgewicht wird dabei auf Ursachen, Pathologie und Prophylaxe der häufigsten oralen Erkrankungen, nämlich Karies und Parodontopathien, gelegt.

Beachte: Diese Veranstaltung wird ebenfalls nicht an allen Unis angeboten!

Embryologie

An den meisten Unis ist dieses Fach in die Anatomie-Vorlesung integriert. Du lernst hier alles Wissenswerte über Ontogenese (das ist das Fachwort für Entwicklungsgeschichte) und Normal- und Fehlentwicklungen. Die in diesem Fach vermittelte Inhalte können im Physikum abgefragt werden.

Werkstoffkunde

Die Vorlesung im Fach Werkstoffkunde erstreckt sich über zwei Semester, in der Regel das dritte und vierte. Hier erfährst du alles über Zusammensetzung und physikalische Eigenschaften zahnärztlicher und zahntechnischer Werkstoffe und wirst in materialspezifische Verarbeitungstechniken eingeführt. Das Fach Werkstoffkunde ist eine wertvolle Vorbereitung auf die Anfertigung labortechnischer Arbeiten für den TPK, die beiden Phantomkurse der Zahnersatzkunde und werkstoffkundliche Fragen im Rahmen der klinischen Prothetik. Die Vorlesung ist vielleicht nicht die spannendste, sie ist für dich aber von großer Bedeutung sowohl für das Physikum als auch für die Prothetik!

Das Vorphysikum

Im Vorphysikum gibt es ausschließlich mündliche Prüfungen
Wichtig ist das Verstehen von Zusammenhängen

Kaum hast du mit dem Studieren angefangen, da steht auch schon die erste größere Prüfung vor der Tür: das Vorphysikum. Laut Approbationsordnung für Zahnärzte (AOZ) heißt sie eigentlich Naturwissenschaftliche Vorprüfung, so wie das Physikum offiziell als Zahnärztliche Vorprüfung bezeichnet wird. Aber im Uni-Alltag sagt das kein Mensch. Vor dem Physikum kommt eben das Vorphysikum. Ist doch ganz einfach – jedenfalls die Namensgebung. Die Prüfung selbst musst du natürlich trotzdem bestehen.

Du hast zwar nur zwei Versuche – allerdings sind bislang nur wenige Studenten ausgerechnet am Vorphysikum gescheitert. Mit Fleiß und systematischer Vorbereitung kommst du definitiv durch. Betrachte es als eine gute Gelegenheit, die Abläufe so einer großen Prüfung frühzeitig zu erleben. Die Humanmediziner haben so was nicht – bei denen geht es im Physikum dann gleich beim ersten Mal um Kopf und Kragen. Antreten darfst du nach mindestens zwei Fachsemestern. Wenn du schon drei oder sogar vier Fachsemester auf dem Buckel hast, ist das auch kein Problem. Länger solltest du aber nicht warten.

Geprüft wirst du ausschließlich mündlich in den Fächern Physik, Chemie, Biologie (früher Zoologie anstelle von Biologie). Wer vor dem Abitur eine Naturwissenschaft als Leistungskurs hatte, wird jetzt davon profitieren – aber alle anderen bestehen natürlich ebenfalls ihr Vorphysikum. Schließlich gibt es in Chemie und Physik in den ersten beiden Semestern des Zahnmedizin-Studiums je eine Vorlesung plus Praktikum, in Biologie meist ausschließlich eine Vorlesung. Bei der Fachschaft gibt es meistens eine Sammlung von Erfahrungsberichten, was in der Vergangenheit in welchem Fach gefragt wurde.

GELAUSCHT

Vorbereitung auf das Vorphysikum

Im MEDI-LEARN Forum findest du hilfreiche Tipps von Kommilitonen rund um die Vorbereitung auf das Vorphysikum:

- www.medi-learn.de/az150

Alle drei Prüfungen werden ausschließlich mündlich durchgeführt. Bei der Vorbereitung ist also das Verstehen von Zusammenhängen wichtiger als reines Faktenwissen. Deshalb ist es unbedingt ratsam, vier bis sechs Wochen vorher eine drei- oder vierköpfige Lerngruppe zu bilden, in der ihr während eurer Treffen vor allem übt, euch diese Zusammenhänge gegenseitig zu erklären und auf Nachfragen zu antworten. Auf diese Weise simuliert ihr die kommende Prüfungssituation recht wirklichkeitsnah.

Sehr wahrscheinlich könnt ihr euch dann auch als Gruppe (oder in Paaren) prüfen lassen. Geht am besten gemeinsam zur Anmeldung, die an vielen Hochschulen schon sehr früh stattfindet – im Mai für den Termin im Herbst bzw. im November für das Vorphysikum im Frühling, jeweils an drei aufeinanderfolgenden Tagen. Die Anmeldung erfolgt im Landesprüfungsamt, das vermutlich ein Büro in eurer Zahnklinik unterhält. Dort musst du dich auch unverzüglich melden, falls du an einer Prüfung wegen Krankheit nicht teilnehmen kannst.

Zur Anmeldung mitzubringen sind die Geburtsurkunde, ein Passfoto, das Abiturzeugnis, der Chemie- und der Physik-Schein. Dass du mindestens zwei Semester Zahnmedizin an einer deutschen Hochschule studiert hast, weist du durch Vorlage deines Studienbuchs nach. Alle Unterlagen erhältst du im Anschluss an die Prüfung zurück. Die Prüfungstermine und Namen der Prüfer werden meistens per Post mitgeteilt oder du erfährst sie direkt beim Prüfungsamt. Sobald du den Namen kennst, frag möglichst sofort im Sekretariat nach, ob du einen Vorbesprechungstermin brauchst.
Viele Prüfer geben bei so einer Vorbesprechung gute Tipps, wie du zum Beispiel den Lernstoff von vornherein eingrenzen kannst. Sie wissen sehr gut, dass das die erste große Prüfung ist und du schon deshalb ziemlich aufgeregt bist. Wenn mal eine Antwort falsch ist, passiert nicht gleich etwas Schlimmes. Und es hilft schon sehr, dass du in der vertrauten Gruppe gemeinsam mit Kommilitonen antrittst. Da pro Person 15 bis 20 Minuten üblich sind, dauert die gesamte Prüfung in der Regel eine bis eineinhalb Stunden.

Benotet wird nicht die Gruppe, sondern jeder Kandidat erhält unmittelbar nach dem Termin eine eigene Zensur zwischen „eins" und „sechs". Die Skala unterscheidet sich in einem wesentlichen Punkt von der, die du aus der Schule kennst. Mit einer „vier" hast du nämlich im Vorphysikum (und später auch in den anderen Staatsexamina) das Vorphysikum nicht sicher bestanden. Wer in den drei Teilprüfungen insgesamt mehr als einmal die Note »vier« erhält, oder in einer Teilprüfung eine schlechtere Note, muss im nächstmöglichen Examenszeitraum – in der Regel nach sechs Monaten – erneut antreten.
Aber das kommt wirklich selten vor, und im zweiten Anlauf klappt es dann ganz sicher. Also nur Mut – wer mit Erfolg Abitur gemacht hat, der schafft auch das Vorphysikum in Zahnmedizin. Wenn es dann überstanden ist, darfst du gerne ein bisschen stolz sein und dich freuen, dass du deinem Berufsziel wieder einen Schritt näher gekommen bist.

**Auszug aus der Approbationsordnung
B. Naturwissenschaftliche Vorprüfung"**

§ 18

Der Studierende kann die naturwissenschaftliche Vorprüfung nur vor dem Prüfungsausschuß der Universität ablegen, an der er Zahnheilkunde studiert. Ausnahmen können aus wichtigem Grunde gestattet werden.

§ 19

(1) Die naturwissenschaftlichen Vorprüfungen finden in der Regel in der Zeit vom 10. Februar bis 30. April und vom 10. Juli bis 31. Oktober statt. Das Gesuch um Zulassung zur Prüfung im ersten Prüfungshalbjahr ist bis zum 25. Januar und zur Prüfung im zweiten Prüfungshalbjahr bis zum 25. Juni bei dem Vorsitzenden einzureichen.

Verspätete Gesuche dürfen nur bei ausreichender Begründung berücksichtigt werden; die Entscheidung trifft der Vorsitzende.

(2) Bei der Meldung zur naturwissenschaftlichen Vorprüfung hat der Studierende nachzuweisen, daß er nach Erlangung der Hochschulzugangsberechtigung mindestens zwei Semester an deutschen Universitäten ordnungsgemäß Zahnheilkunde studiert hat.

(3) Dem Gesuch sind außerdem die in § 9 bezeichneten Nachweise mit Ausnahme des Nachweises nach § 9 Abs.3 sowie Nachweise darüber beizufügen, daß der Studierende

a) folgende Vorlesungen gehört hat:

während eines Semesters eine Vorlesung über Zoologie oder Biologie, während zweier Semester je eine Vorlesung über Physik und Chemie;

b) während eines Semesters an einem physikalischen und einem chemischen Praktikum regelmäßig und mit Erfolg teilgenommen hat.

(4) Der Besuch der Vorlesungen wird durch die Studienbücher oder die an der jeweiligen Universität vorgesehenen entsprechenden Unterlagen, die Teilnahme an den praktischen Übungen durch Zeugnisse nach Muster 1 nachgewiesen.

(5) Ganz oder teilweise kann die Studienzeit angerechnet werden, während der der Studierende nach Erlangung der Hochschulzugangsberechtigung

a) an einer ausländischen Universität oder Hochschule Zahnheilkunde studiert hat oder

b) an einer deutschen oder ausländischen Universität oder Hochschule ein dem zahnärztlichen verwandtes Studium betrieben hat.

§ 20

(1) Der Studierende, der zur Prüfung zugelassen ist, wird von dem Vorsitzenden mindestens acht Tage vor ihrem Beginn schriftlich unter Angabe der für die einzelnen Fächer festgesetzten Prüfungszeiten zur Prüfung geladen.
(2) Der vom Vorsitzenden festgesetzte erste Prüfungstag gilt als Beginn der Prüfung.

§ 21

(1) Die naturwissenschaftliche Vorprüfung umfaßt folgende Fächer:
I.Physik, II.Chemie, III.Zoologie.
An die Stelle der Prüfung in Zoologie kann auch eine Prüfung in Biologie treten.
(2) Die Prüfung ist als ein einheitliches Ganzes anzusehen. Sie ist öffentlich für Studierende und Lehrer der Zahnheilkunde und für Zahnärzte. Sie soll in der Regel an drei aufeinanderfolgenden Wochentagen stattfinden.
(3) Wer an einer deutschen Universität oder Hochschule auf Grund einer Prüfung in den Naturwissenschaften den Doktorgrad erworben hat, wird nur in den Fächern geprüft, die nicht Gegenstand der Doktorprüfung gewesen sind.
(4) In Ausnahmefällen kann der Studierende von der Prüfung in solchen Fächern befreit werden, die Gegenstand einer anderen an einer deutschen Universität oder Hochschule vollständig bestandenen Prüfung waren. Das gleiche gilt für Fächer, die Gegenstand einer an einer ausländischen Universität oder Hochschule vollständig bestandenen Prüfung waren, wenn diese Prüfung einer deutschen Prüfung gleichwertig ist.

§ 22

(1) Ist die Leistung in einem Prüfungsfach mit "nicht genügend" beurteilt worden, so ist die Prüfung in diesem Fach nicht bestanden. Sie muß in diesem Fach wiederholt werden.
(2) Die naturwissenschaftliche Vorprüfung ist im Ganzen nicht bestanden und muß in allen Fächern wiederholt werden, wenn das Urteil
a) in einem Fach "schlecht" oder
b) in zwei Fächern "mangelhaft" oder "nicht genügend"
lautet.
Die Prüfung wird nicht fortgesetzt, sobald feststeht, daß sie im ganzen nicht bestanden ist.
(3) Eine nichtbestandene Prüfung darf erst nach Ablauf einer Frist von zwei bis vier Monaten wiederholt werden. Der Vorsitzende setzt die Frist fest, sobald die ganze Prüfung beendet ist. Wird die Prüfung einschließlich etwai-

ger Wiederholungsprüfungen in einem Zeitraum von sechs Monaten nach ihrem Beginn nicht vollständig bestanden, so gilt sie in allen Fächern als nicht bestanden und darf nicht wiederholt werden. Die Frist kann bei länger dauernder Krankheit oder bei Behinderung aus anderen zwingenden Gründen verlängert werden.

(4) Die Wiederholungsprüfung findet in Anwesenheit des Vorsitzenden des Prüfungsausschusses oder eines seiner Stellvertreter statt.

(5) Wer die Wiederholungsprüfung nicht besteht, hat die naturwissenschaftliche Vorprüfung nicht bestanden. Er wird zu einer nochmaligen naturwissenschaftlichen Prüfung nicht zugelassen. Das gilt auch, wenn der Studierende nach erneutem zahnärztlichem Studium die Zulassung zur naturwissenschaftlichen Vorprüfung beantragt.

§ 23

(1) Nach Abschluß jeder Prüfung und Wiederholungsprüfung stellt der Prüfer ein Einzelzeugnis mit einem Urteil nach § 13 aus, das unmittelbar dem Vorsitzenden zu übersenden ist. Die Urteile dürfen den übrigen Prüfern nicht zugänglich gemacht werden.

(2) Der Vorsitzende ermittelt das Gesamtergebnis der bestandenen Prüfung aus der Summe der nach § 13 erteilten Noten. Es lautet bei einer Summe bis zu 4 "sehr gut", von 5 bis 7 "gut" und von 8 bis 10 "befriedigend".

Mußte der Studierende in einem Fach eine Wiederholungsprüfung ablegen, so kann das Gesamtergebnis höchstens "gut" lauten.

§ 24

(1) Über das Ergebnis der naturwissenschaftlichen Vorprüfung erhält der Studierende ein Zeugnis nach Muster 2. Ist eine Wiederholungsprüfung abzulegen, so ist im Zeugnis die Frist nach § 22 Abs. 3 einzutragen. Nach Ablegung der Wiederholungsprüfung erhält der Studierende ein Zeugnis nach Muster 2a.

(2) Wird das Ergebnis der Prüfung gemäß § 16 festgestellt, so ist in dem Prüfungszeugnis für die betreffenden Fächer oder als Gesamtergebnis nur die getroffene Feststellung anzugeben.

(3) Wurde der Studierende gemäß § 21 Abs. 4 von der Prüfung in einem Fach befreit, so ist dies in dem Prüfungszeugnis zu vermerken und das Gesamtergebnis ohne Berücksichtigung dieses Faches in entsprechender Anwendung des § 23 Abs. 2 zu ermitteln. War die Prüfung nur noch in einem Fach abzulegen, so ist sie nur bestanden, wenn das Urteil mindestens "befriedigend" lautet.

(4) Die mit dem Zulassungsgesuch eingereichten Zeugnisse sind dem Stu-

dierenden nach Abschluß der naturwissenschaftlichen Vorprüfung wieder auszuhändigen, nachdem ein Vermerk über das Ergebnis der Prüfung in das Studienbuch eingetragen worden ist.

(5) Nach jedem Prüfungszeitraum (§ 19 Abs. 1) teilt der Vorsitzende der Universitätsbehörde alsbald die Namen der Studierenden, die sich der Prüfung oder einer Wiederholungsprüfung unterzogen haben, das Gesamtergebnis, das Nichtbestehen der Prüfung oder der Wiederholungsprüfung sowie die gemäß §§ 16 und 22 Abs. 3 getroffenen Entscheidungen mit. Verläßt der Studierende vor vollständig bestandener Vorprüfung die Universität, so hat die Universitätsbehörde dies im Studienbuch zu vermerken".

VIDEO

Das Vorphysikum

Nach so viel Informationen und „staubtrockenem Gesetzestext" wird es Zeit für etwas Abwechslung: Schau dir auf Youtube unser Video zum Vorphysikum an – es bebildert und erklärt diese Prüfung:

*   www.medi-learn.de/az125

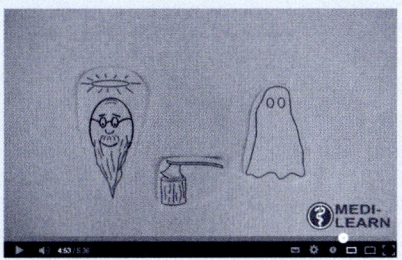

ZUSAMMENFASSUNG
Vorklinik

Die vorklinischen Fächer im Überblick
Für die ersten fünf Semester deines Zahnmedizinstudiums (sog. vorklinischer Studienabschnitt oder kurz Vorklinik) musst du durch sog. Leistungsnachweise (Scheine) aufzeigen, dass du in den verschiedenen Kursen die für die Meldung zum Vorphysikum und Physikum erforderlichen Kenntnisse in den Fächern erfolgreich erworben hast. (siehe Seite 101).

Die großen Fächer: TPK, Phantomkurs I & II, Anatomie, Biochemie, Physiologie
Kurse zum Aufbau, zu den Lebensvorgängen und zur Funktionsweise des menschlichen Körpers sowie die Kurse der Zahnersatzkunde stehen in den großen Fächern in den ersten Semestern auf dem Lehrplan (Anatomie, Biochemie, Physiologie, TPK, Phantom I+II). Highlight ist dabei der Präparierkurs der Anatomie, in dem du eigenhändig Leichen präparierst und dir so den Aufbau des Körpers Schnitt für Schnitt erarbeitest (siehe Seite 103).

Die kleinen Fächer: Physik, Chemie, Biologie, Werkstoffkunde
Viele der o. a. großen Fächer greifen auf grundlegende Zusammenhänge aus der Welt der sog. kleinen Fächer (klein, weil weniger Stunden im Plan) zurück. Dazu zählen die Physik, Chemie und Biologie. Oftmals werden daher zunächst die Grundlagen in den kleinen Fächern erarbeitet (siehe Seite 149). Im Zuge des Kurses der medizinischen Terminologie erarbeitest du dir das Grundverständnis der medizinischen Fachsprache (siehe Seite 113).

Das Lernen im Zahnmedizinstudium
Wenn Zahnmediziner ein grundsätzliches Problem zu lösen haben, dann ist es der richtige Umgang mit den Unmengen an Lernstoff, die man theoretisch lernen könnte. Hier ist es es z. B. unverzichtbar, eine an der Wichtigkeit des Stoffes orientierte Auswahl zu treffen und die Stoffmenge zu begrenzen.

Das Vorphysikum
Nach dem zweiten Semester wirst du in den Fächern Chemie, Physik und Biologie mündlich geprüft.

Das Physikum
Nach dem fünften Semester wirst du mündlich in Biochemie, Physiologie, Anatomie und Zahnersatzkunde inkl. Werkstoffkunde geprüft. Dazu gehört außerdem eine praktische Woche, in der Zahnersatz gefertigt werden muss.

Das Physikum

Mündliche Prüfungen in vier Fächern und praktische Aufgaben

Im „Physikum" zeigst du dein ganzes Können

Das „Physikum" (offiziell: Zahnärztliche Vorprüfung) ist – anders als in der Humanmedizin – nicht die erste Prüfungs-Hürde in deinem Studium, in dem ja bereits nach dem ersten Jahr ein „Vorphysikum" stattfindet. Aber für etliche Semester stellt das Physikum nach dem fünfteb Semester die mit Abstand höchste von allen Hürden dar. Doch mit solider Lernstrategie wirst du sie überwinden und dafür mit dem Eintritt in den klinischen Teil und obendrein einem klangvollen Titel belohnt: Bisher warst du noch schlichter studiosus med. dent. – nach bestandener Vorprüfung immerhin schon ein candidatus med. dent.!

Die meisten Studenten absolvieren die auf mehrere Tage verteilten mündlichen Prüfungen und den einwöchigen praktischen Teil des Physikums nach Ende ihres fünften Fachsemesters. Vorgeschrieben ist das nicht, und viele machen von der Möglichkeit Gebrauch, lieber noch ein halbes Jahr länger zu lernen, also nach dem sechsten Semester anzutreten. Zwar nicht die Regel, aber durchaus erlaubt sind auch Physikums-Anmeldungen nach dem siebten oder achten Fachsemester. Termine gibt es zweimal jährlich in der vorlesungsfreien Zeit, also im Februar/März sowie im August/September. Mündlich geprüft wird in vier Fächern: Anatomie, Physiologie, Biochemie (Physiologische Chemie) und Zahnersatzkunde. Während für schriftliche Prüfungen, vor allem die vom Multiple-Choice-Typ (eine Frage mit fünf Antwortmöglichkeiten), hauptsächlich Fakten gepaukt werden, kommt es spätestens jetzt auf wirkliches Verstehen des Stoffes an. Und das beweist du am besten dadurch, dass du das Gelernte in eigenen Worten erklärst. Das geht nirgends besser als in einer Lerngruppe, die idealerweise aus vier Leuten bestehen sollte. Als Vierergruppe dürft ihr nämlich auf Wunsch die Prüfung gemeinsam ablegen, was fast immer enorme psychologische Vorteile hat.

Natürlich ist der genaue Ablauf des Physikums von Uni zu Uni immer etwas verschieden, und es werden vielerorts Informationsveranstaltungen angeboten, in denen unter anderem die zahlreichen Voraussetzungen für eine Anmeldung erläutert werden. Um nämlich an den Prüfungen teilnehmen zu dürfen, musst du fristgerecht ein Sammelsurium von Scheinen abgeben:

- Bestehen des Vorphysikums
- Teilnahme an je einer Vorlesung über Histologie und Embryologie
- Teilnahme an zwei Vorlesungen über Physiologie, Biochemie (Physiologische Chemie) und Werkstoffkunde
- Teilnahme an drei Vorlesungen im Fach Anatomie

Da das Physikum aus einem mündlichen und einem praktischen Teil besteht, ist zudem der Nachweis deiner Teilnahme an folgenden praktischen Kursen und Übungen gefordert:

Praktika in der Vorklinik
Anatomische Präparierübungen („Präpkurs", ein Semester)
Praktikum in Physiologie
Praktikum in Biochemie (Physiologische Chemie)
Mikroskopisch-anatomischer Kurs (Histologie)
Technisch-propädeutischer Kurs (TPK)
Phantomkurs I und II der Zahnersatzkunde

Keine Angst: Das Phantom, dem du im Studium ab und zu begegnen wirst, schleicht nicht nachts im Keller der städtischen Oper herum. Es handelt sich wie bereits erläutert um einen Plastikkopf mit Kunststoffzähnen, an dem du deine praktischen Fähigkeiten beweisen kannst. Im Vorfeld des Physikums hast du dazu außerdem während des „freien Präparierens" Gelegenheit. Neben dem „Präpsaal" werden auch die Mikroskopiersäle zu bestimmten Zeiten speziell für Examenskandidaten geöffnet, und eventuell gibt es an deiner Hochschule sogar ein mehrwöchiges Anatomie-Tutorium auf freiwilliger Basis. Falls ja, solltest du unbedingt daran teilnehmen.

Die Arbeit im Labor findet unter großem Zeitdruck statt

Gute Planung entscheidend für den Erfolg

Deine Prüfungstermine werden dir mit Datum und Uhrzeit spätestens acht Tage vor Beginn des Physikums – meist aber schon deutlich früher – schriftlich mitgeteilt. Für eine Vierer-Gruppe sind in den vier Fächern Anatomie, Physiologie, Biochemie (Physiologische Chemie) und Zahnersatzkunde jeweils rund zwei Stunden vorgesehen, also etwa 30 Minuten pro Prüfling. Ablauf und Anforderungen sind allerdings von Uni zu Uni recht unterschiedlich: In der Anatomie könntest du beispielsweise aufgefordert werden, an einer Leiche die in einer Haupthöhle befindlichen Organe nach Form, Lage und Verbindung zu erläutern. Zudem wird ein anatomisches oder histologisches Präparat vom Kopf oder Hals vorgelegt.

Solide Kenntnisse der Anatomie des gesamten Kopfes helfen dir auch in der mündlichen Zahnersatzkunde-Prüfung weiter. Die könnte nämlich damit beginnen, dass du eine nummerierte Schachtel öffnest, in der sich drei echte Zähne befinden. Anhand typischer Merkmale sollst du erkennen und erklären, um welche Zähne es sich handelt und aus welchem Quadranten sie stammen. Natürlich geht es auch um Herstellungsmethoden von Zahnersatz und die dafür erforderlichen Werkstoffe.

Von den meisten Studierenden besonders gefürchtet wird jedoch die „praktische Woche", die an sieben Prüfungstagen zum Beispiel von 8 bis 18 Uhr stattfindet. Zu Beginn wird dir dein „Programm" mitgeteilt, das aus mehreren Phantomarbeiten im Labor besteht. Das kann z. B. festsitzender oder herausnehmbarer Zahnersatz von der Krone bis zur Totalprothese sein oder eine Knirscherschiene.

Sobald du deine Aufgaben kennst, erstellst du am besten einen Zeitplan für die gesamte Woche. Zwischenergebnisse werden den anwesenden Assistenten gezeigt, die den jeweiligen Arbeitsschritt kommentarlos quittieren. Sie achten ferner streng darauf, dass niemand etwas aus den Räumen schmuggelt und „in Heimarbeit" fertigstellt.

Voraussetzung für die Teilnahme am praktischen Prüfungsteil ist das Mitbringen eigener Instrumente und Materialien. Wie so oft im Zahnmedizin-Studium kann das ordentlich ins Geld gehen. Für die sieben Tage im Labor musst du mit Kosten von mehreren Hundert Euro rechnen. Deine verbindliche Einkaufsliste umfasst unter anderem Alginat, Silikon, Gips und Einbettmasse. Achte auf die Haltbarkeitsdaten sowohl der eigenen Werkstoffe als auch von solchen, die deine Uni dir zur Verfügung stellt. Du trägst in jedem Fall die Verantwortung für deren Verwendbarkeit zum Zeitpunkt der Prüfung, und wenn im entscheidenden Moment dein Kunststoff die Anmischkanüle verklebt, kostet das Zeit und Nerven.

Ein Attest gilt nur für die darin ausdrücklich genannten Termine

Krankheitsfall vor oder während einer Prüfung

Vermutlich werden Schulleistungen schon so lange mit irgendwelchen Systemen bewertet, wie es Unterricht gibt. Das Resultat jahrelangen Lernens kann zwar nach Meinung von Pädagogen eigentlich nicht sinnvoll mit einer schlichten Nummer beschrieben werden. Gleichwohl werden Zensuren an deutschen Schulen und Universitäten bis heute vergeben. Im Fach Zahnmedizin kommt übrigens eine etwas andere Skala zur Anwendung als jene, die du vom Gymnasium kennst. Die Konsequenzen für dich sind aber in etwa dieselben.

Wird deine Leistung im Rahmen der Zahnärztlichen Vorprüfung in einem Fach beispielsweise als „schlecht" (Schulnote 6) beurteilt, musst du das gesamte Physikum wiederholen. Dasselbe gilt bei einem „nicht genügend" (Schulnote 5) in zwei Fächern oder dreimal „mangelhaft" (Schulnote 4!). Hattest du hingegen nur eine Fünf, wiederholst du ausschließlich die Teil-Prüfung in diesem Fach.

Bestehst du auch die Wiederholungsprüfung nicht, dann darfst du im Prinzip in Deutschland nicht weiter Zahnmedizin studieren – selbst wenn du wieder ganz von vorn anfangen würdest. Anders und einfacher gesagt: Studierende der Zahnmedizin haben pro Fach und Examen maximal zwei Versuche. Von dieser ungewöhnlich harten Regel gibt es allerdings einige Ausnahmen, Härtefall-Klauseln und als letztes Mittel den Gang vor Gericht. Da die Wiederholbarkeit so stark begrenzt ist, solltest du dich dem „Physikum" natürlich nur stellen, wenn du wirklich fit bist. Selbst während einer laufenden Prüfung (jedoch nicht mehr nach deren Abschluss) kannst du aus gesundheitlichen Gründen noch zurücktreten, musst dich dann allerdings unverzüglich bei einem Amtsarzt vorstellen und anschließend bei der zuständigen Geschäftsstelle das von ihm ausgestellte Attest vorlegen.

GELAUSCHT

Vorbereitung auf das Physikum

Im MEDI-LEARN Forum findest du hilfreiche Tipps von Kommilitonen rund um die Vorbereitung auf das Physikum:

- www.medi-learn.de/az151

Der weitaus häufigere Fall ist der krankheitsbedingte Rücktritt von einer Prüfung bereits vor dem eigentlichen Termin. Falls du in diese Lage kommst, musst du zunächst zu deinem Hausarzt gehen und dir von ihm ein Attest ausstellen lassen. Dieses legst du umgehend entweder einem Arzt beim Gesundheitsamt oder einem Oberarzt der Universitätsklinik vor. Das von ihm unterschriebene „amtsärztliche" Attest ist dann schnellstmöglich der Prüfungsgeschäftsstelle vorzulegen.

Durch ein Attest bist du nicht automatisch von der Teilnahme an sämtlichen noch ausstehenden Prüfungen einer Periode befreit, sondern nur für jene Termine, die ausdrücklich darin genannt werden. Für alle Prüfungen, an denen du wegen Krankheit nicht teilnehmen konntest, musst du dich unaufgefordert schriftlich zur nächstmöglichen Prüfungsperiode erneut anmelden. Am besten erkundigst du dich sehr frühzeitig nach den entsprechenden Fristen und markierst sie rot im Kalender.

Auszug aus der Approbationsordnung „C. Zahnärztliche Vorprüfung"

§ 25

Der Studierende kann die zahnärztliche Vorprüfung nur vor dem Prüfungsausschuß der Universität ablegen, an der er Zahnheilkunde studiert. Ausnahmen können aus wichtigem Grunde gestattet werden.

§ 26

(1) Die zahnärztlichen Vorprüfungen finden in der Regel in der Zeit vom 10. Februar bis 30. April und vom 10. Juli bis 31. Oktober statt. Das Gesuch um Zulassung zur Prüfung im ersten Prüfungshalbjahr ist bis zum 25. Januar und zur Prüfung im zweiten Prüfungshalbjahr bis zum 25. Juni bei dem Vorsitzenden einzureichen.

Verspätete Gesuche dürfen nur bei ausreichender Begründung berücksichtigt werden; die Entscheidung trifft der Vorsitzende.

(2) Bei der Meldung zur zahnärztlichen Vorprüfung hat der Studierende nachzuweisen, dass er die naturwissenschaftliche Vorprüfung vollständig bestanden und nach Erlangung der Hochschulzugangsberechtigung mindestens fünf Semester an deutschen Universitäten Zahnheilkunde studiert hat. Eine im Ausland vollständig bestandene der naturwissenschaftlichen Vorprüfung verwandte und gleichwertige Prüfung kann als Ersatz der naturwissenschaftlichen Vorprüfung anerkannt werden.

(3) Dem Gesuch sind außerdem die nach § 19 für die Zulassung zur naturwissenschaftlichen Vorprüfung erforderlichen Nachweise, der Nachweis nach § 9 Abs. 3 sowie das Zeugnis über die vollständig bestandene naturwissenschaftliche Vorprüfung beizufügen. Die bei der Zulassung zur naturwissenschaftlichen Vorprüfung bewilligten Ausnahmen gelten auch für die zahnärztliche Vorprüfung.

(4) Dem Gesuch sind ferner die Nachweise beizufügen, daß der Studierende
a) folgende Vorlesungen gehört hat:
während eines Semesters je eine Vorlesung über Histologie und Entwicklungsgeschichte,
während zweier Semester je eine Vorlesung über Physiologie, physiologische Chemie und Werkstoffkunde,
während dreier Semester eine Vorlesung über Anatomie;
b) an folgenden praktischen Übungen regelmäßig und mit Erfolg teilgenommen hat:
während eines Semesters
an den anatomischen Präparierübungen,
an einem physiologischen und einem physiologisch-chemischen Praktikum,
an einem mikroskopisch-anatomischen Kursus,
an einem Kursus der technischen Propädeutik,
an einem Phantomkursus der Zahnersatzkunde und während der vorlesungsfreien Monate an einem weiteren Phantomkursus der Zahnersatzkunde.
(5) Die Bestimmungen des § 19 Abs. 4 und 5 gelten für die zahnärztliche Vorprüfung entsprechend.

§ 27

(1) Der Studierende, der zur Prüfung zugelassen ist, wird vom Vorsitzenden mindestens acht Tage vor ihrem Beginn schriftlich unter Angabe der für die einzelnen Fächer festgesetzten Prüfungszeiten zur Prüfung geladen.
(2) Der vom Vorsitzenden festgesetzte erste Prüfungstag gilt als Beginn der Prüfung.

§ 28

(1) Die zahnärztliche Vorprüfung umfaßt folgende Fächer:
I. Anatomie, II.
Physiologie,
III. Physiologische Chemie,
IV. Zahnersatzkunde.
(2) Die Prüfung ist als ein einheitliches Ganzes anzusehen. Sie ist, soweit sie nicht mit Demonstrationen oder praktischen Übungen verbunden ist, öffentlich für Studierende und Lehrer der Zahnheilkunde und für Zahnärzte. Sie soll an zehn aufeinanderfolgenden Werktagen stattfinden, und zwar so, daß auf die Prüfung in Anatomie, Physiologie und physiologischer Chemie je ein Tag und auf die Prüfung in Zahnersatzkunde sieben Tage entfallen.
(3) In der anatomischen Prüfung hat der Studierende

a) die in einer der Haupthöhlen des Körpers befindlichen Teile nach Form, Lage und Verbindung (situs) zu erläutern,

b) ein ihm vorgelegtes anatomisches Präparat von Kopf oder Hals zu erläutern und im Anschluß daran in einer mündlichen Prüfung gründliche Kenntnisse in der Anatomie nachzuweisen, wobei die funktionelle Anatomie des gesamten Kauapparates eingehend zu berücksichtigen ist,

c) zwei mikroskopisch-anatomische Präparate, darunter eines aus dem Gebiet der Zähne und der Mundhöhle, zu erläutern und im Anschluß daran in einer mündlichen Prüfung gründliche Kenntnisse in der Histologie nachzuweisen, sowie zu zeigen, daß ihm die Grundzüge der Entwicklungsgeschichte, besonders der Zähne und der Mundhöhle, bekannt sind.

(4) In den Prüfungen in Physiologie und physiologischer Chemie sind neben den allgemeinen die für einen Zahnarzt erforderlichen besonderen Kenntnisse sowie Kenntnisse der wichtigsten Apparate, Untersuchungsmethoden und Nachweisreaktionen nachzuweisen.

(5) In der Prüfung in Zahnersatzkunde hat der Studierende

a) mindestens vier Phantomarbeiten möglichst verschiedener Art auszuführen, für die der Studierende die erforderlichen Werkstoffe auf seine Kosten zu stellen hat,

b) in einer mündlichen Prüfung gründliche Kenntnisse der Werkstoffe und der Herstellungsmethoden des Zahnersatzes unter Berücksichtigung der Anatomie und Physiologie der Mundhöhle nachzuweisen.

§ 29

(1) Ist die Leistung in einem Prüfungsfach mit "nicht genügend" beurteilt worden, so ist die Prüfung in diesem Fach nicht bestanden. Sie muß in diesem Fach wiederholt werden.

(2) Die zahnärztliche Vorprüfung ist im ganzen nicht bestanden und muß in allen Fächern wiederholt werden, wenn das Urteil

a) in einem Fach "schlecht" oder

b) in zwei Fächern "nicht genügend" oder

c) in drei Fächern "mangelhaft" oder "nicht genügend" lautet.

Die Prüfung wird nicht fortgesetzt, sobald feststeht, daß sie im ganzen nicht bestanden ist.

(3) Die Bestimmungen des § 22 Abs. 3 gelten für die zahnärztliche Vorprüfung entsprechend.

§ 30

(1) Die Wiederholungsprüfungen in Physiologie und in physiologischer Che-

mie finden in Anwesenheit des Vorsitzenden des Prüfungsausschusses oder eines seiner Stellvertreter statt. Bei den Wiederholungsprüfungen in Anatomie und in Zahnersatzkunde findet nur die abschließende mündliche Prüfung in Anwesenheit des Vorsitzenden des Prüfungsausschusses oder eines seiner Stellvertreter statt.

(2) Wer die Wiederholungsprüfung nicht besteht, hat die zahnärztliche Vorprüfung nicht bestanden. Er wird zu einer nochmaligen Prüfung nicht zugelassen. Das gilt auch, wenn der Studierende nach erneutem zahnärztlichem Studium die Zulassung zur zahnärztlichen Vorprüfung beantragt.

§ 31

(1) Der Vorsitzende ermittelt das Gesamtergebnis der bestandenen Prüfung aus der Summe der nach § 13 erteilten Noten. Es lautet bei einer Summe bis zu 6 "sehr gut", von 7 bis 10 "gut" und von 11 bis 14 "befriedigend". Mußte der Studierende in einem Fach eine Wiederholungsprüfung ablegen, so kann das Gesamtergebnis höchstens "gut" lauten.

(2) Die Bestimmungen des § 23 Abs. 1 und des § 24 Abs. 1, 2, 4 und 5 gelten für die zahnärztliche Vorprüfung entsprechend. Über das Ergebnis der zahnärztlichen Vorprüfung erhält der Studierende ein Zeugnis nach Muster 3, nach einer Wiederholungsprüfung nach Muster 3a."

VIDEO

Das Physikum

In unserem Channel auf YouTube findest du ein von uns produziertes Video zum Ablauf des Physikums der Zahnmediziner: Alles, was du schon immer über das Physikum der Zahnmediziner wissen wolltest:

- www.medi-learn.de/az126

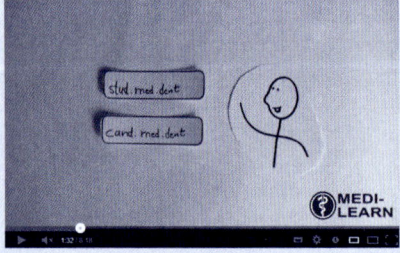

Zweiter Abschnitt des Zahnmedizinstudiums Die klinische Ausbildung („Klinik", 6. – 10. Semester, Staatsexamen)

Der folgende Abschnitt soll dir einen Überblick über die sogenannte „klinische" Ausbildung, d. h. über das sechste bis zehnte Semester, geben. Nach Bestehen des Vorphysikums, des Physikums und dem Erwerb der nötigen Grundlagenkenntnisse geht es auf in den zweiten Abschnitt der zahnärztlichen Ausbildung, der insgesamt 2,5 Jahre dauert.

Hier rücken nun der Mensch und seine Krankheiten zunehmend in den Mittelpunkt, denn bereits im siebten Semester beginnst du mit der Behandlung am „echten" Patienten. Die klinische Ausbildung schließt nach dem 10. Semester mit dem Staatsexamen ab: Dann bist du ein Zahnarzt.

Die folgende Tabelle gibt dir einen Überblick über die Lehrveranstaltungen der klinischen Semester:

LEHRVERANSTALTUNGEN im klinischen Studienabschnitt (Beispiel: Uni Kiel)	Semester-Wochenstunden (SWS): Summe des 6. – 10. Semesters
Pflichtvorlesungen	
Einführung in die Kieferorthopädie	1
Kieferorthopädie I/II	4
Einführung in den Phantomkurs (Zahnerhaltung) „Phantom III"	2
Konservierende Zahnheilkunde I/II „Kons"	4
Parodontologie	3
Kinderzahnheilkunde	3
Zahn-, Mund- und Kieferkrankheiten I/II	4
Mund-, Kiefer- und Gesichtschirurgie „MKG"	2
Spezielle Mund-, Kiefer- und Gesichtschirurgie (Traumatologie und Notfallsituationen)	2
Propädeutik Zahnärztliche Prothetik	1
Zahnärztliche Prothetik I/II	4
Funktionsdiagnostik	1

Radiologie und Strahlenschutz für Zahnärzte	
Allgemeine Pathologie	
Spezielle Pathologie	
Mikrobiologie	
Hygiene	
Pharmakologie und Toxikologie	
Klinische Pharmakologie mit Rezeptkurs	
Innere Medizin	
Allgemeine Chirurgie	2
Chirurgische Poliklinik mit Fallvorstellungen	2
Hals-, Nasen-, Ohrenheilkunde „HNO"	2
Dermatologie mit Fallvorstellungen	2
Klinische Chemie und Pathobiochemie mit Übungen der chemischen und physikalischen Diagnostik	2
Geschichte der Medizin mit besonderer Berücksichtigung der Zahnmedizin	1
Zahnärztliche Berufskunde	1
Summe der Pflichtvorlesungen	**59**
Praktische Pflichtveranstaltungen	
Kieferorthopädische Technik	8
Kieferorthopädische Diagnostik Therapie I/II	16
Phantomkurs Zahnerhaltung „Phantom III"	14
Klinischer Kurs Zahnerhaltung „Kons"	24
Parodontologie	5
Kinderzahnheilkunde	3
Propädeutik der Mund-, Kiefer- und Gesichtschirurgie (mit Einführungsvorlesung)	2
Klinischer Kurs Mund-, Kiefer- und Gesichtschirurgie (ambulant)	10
Klinische Visite	2
Operationskurs I/II	6
Propädeutik der Zahnärztlichen Prothetik	3
Klinischer Kurs der Zahnärztlichen Prothetik I/II (einschließlich zahntechnischer Arbeiten)	29

Histologisch-pathologischer Kurs	3
Röntgendiagnostik	4
Mikrobiologischer Kurs	2
Summe der praktischen Pflichtveranstaltungen	**111**
Förderliche Vorlesungen	
Ringvorlesung Zahnärztliche Poliklinik	2
Klinische Werkstoffkunde	1
Zwischenfälle in der Anästhesiologie	1
Pathologische Physiologie	1
Klinische Immunologie	1
Rechtsmedizin	1
Arbeits- und Sozialmedizin	1
Medizinische Psychologie	1
Pädiatrie	1
Ergonomie	1
Ophtalmologie	1
Neurologie/Psychiatrie	1
Summe der förderlichen Vorlesungen	**13**
Summe aller Lehrveranstaltungen inkl. förderliche Vorlesungen	**183**

Die Fächer im Überblick

Endlich praktisch: die Fächer im klinischen Studienabschnitt

Mit dem „Physikum" schließt du nach fünf Semestern Studium den vorklinischen Abschnitt ab. Jetzt erwarten dich eine Menge neue Fächer. Den größten Teil des sog. klinischen Studienabschnittes machen die Kurse und Praktika in der Zahnklinik aus. Du kannst unter der Aufsicht von Kursassistenten und Oberarzt selber Patienten behandeln und zwar genau so, wie du es später in der Praxis machen wirst. Dabei assistiert dir ein Kommilitone, mit dem du dich bei der Arbeit abwechselst.

Behandlungskurse nehmen die meiste Zeit ein

Die großen und wichtigen Behandlungskurse der Klinik sind:

– **Zahnerhaltungskunde (Kons):** auch „konservierende Zahnheilkunde" oder „Kons" genannt. In den Vorlesungen geht es u. a. um die Behand-

133

lung von Karies, Parodontologie, orale Prophylaxe, Kinderzahnheilkunde und Psychologie. Neben der Vorlesung gibt es drei praktische Kurse, die jeweils den Großteil des Semesters einnehmen:

- **Phantomkurs der Zahnerhaltungskunde**: An Kunststoffzähnen und an echten Zähnen lernst du die wichtigsten Arbeitsschritte, die du brauchst, um einen kranken Zahn zu retten (siehe Seite 135).

- **Zahnerhaltungskunde:** Es gibt zwei Kurse. In beiden untersuchst und behandelst du Patienten und lernst dadurch die Techniken, die später einen großen Anteil des Praxisalltages ausmachen: z. B. Füllungen legen, Wurzelkanalbehandlung, professionelle Zahnreinigung. Das geschieht unter Aufsicht der Kursassistenten, die bereits fertige Zahnärzte sind. (siehe Seite 138)

- Auch die Kurse in **Parodontologie** und **Kinderzahnheilkunde** gehören zum Fach „Kons". Sie nehmen nicht ganz so viel Zeit ein. Es kann sogar vorkommen, dass du während deines ganzen Studiums nur ein einziges Kind behandelst, da z. T. nur eine Hospitation in Kinderzahnheilkunde vorgesehen ist.

– **Zahnersatzkunde (Prothetik):** Die beiden Kurse werden von einer Vorlesung begleitet. Du lernst Zahnersatz ins Gebiss des Patienten einzugliedern, z. B. Kronen, Brücken, partielle Prothesen und Totalprothesen. Im späteren Berufsleben wird eine Menge des Zahnersatzes in externen Laboren hergestellt. Im Studium musst du aber je nach Uni alles selber herstellen oder zumindest einen Teil (siehe Seite 141). Alle Kurse werden durch Vorlesungen und Seminare begleitet.

Nicht parallel möglich

In diesen Kursen hast du jeweils einen Zeitaufwand von drei bis fünf halben Tagen pro Woche – während der Vorlesungszeit. Es ist daher nicht möglich, zwei dieser Kurse gleichzeitig zu belegen. Somit ist es auch nicht möglich, den klinischen Studienabschnitt zu verkürzen. So etwas ist nur in der Vorklinik möglich, wenn du z. B. vorher ein Humanmedizinstudium abgeschlossen hast.

Weitere klinische Fächer

Vorlesungen in:

– Mikrobiologie, Pathologie, Allgemeine Chirurgie, HNO, Hygiene, KFO, Berufskunde, Geschichte der Medizin, Pharmakologie, Innere Medizin, Zahn-, Mund, und Kieferkrankheiten, Zahn-, Mund-, und Kieferchirurgie, Radiologie, Dermatologie.

Praktische Kurse:

Neben Phantom III, Kons I & II, Prothetik I & II hast du folgende Kurse:

Weitere Kurse
Pathologie mit einem Mikroskopierkurs (Histopatho)
ein Praktikum in Mikrobiologie/Hygiene
technischer KFO-Kurs, KFO 1, KFO 2
OP-Kurs in der Kieferchirurgie
Röntgenkurs
Auscultando/Practicando

Die genannten Fächer beschreiben wir dir auf den folgenden Seiten.

Phantomkurs der Zahnerhaltungskunde (Phantomkurs III, „Phantom III")

Das Kieler Beispiel: Intensives Üben über ein komplettes Semester

Studenten mögen es kurz und knapp: Aus der Universitätsbibliothek wird schnell die UB, aus dem Auditorium Maximum das Audimax, und der „Phantomkurs der Zahnerhaltungskunde und parodontologischen Propädeutik" heißt bei ihnen schlicht „Phantom III". Es ist bereits der dritte Kurs am künstlichen Kopf im Laufe des Studiums, aber der erste nach dem Physikum, und er gilt als ziemlich schwer. Das hat seinen guten Grund, denn Phantom III bereitet dich auf die Patientenbehandlung vor, die gleich nach dem erfolgreichen Abschluss beginnen soll.

Der Kurs, der ein ganzes Semester dauert, gliedert sich in die Teilbereiche Zahnerhaltungskunde und Parodontologie (Lehre vom Zahnhalteapparat). Begleitet wird er von einer Vorlesung in Kinderzahnheilkunde. Im Phantomsaal – auch Skillslab genannt – werden alle wesentlichen Behandlungstechniken so realitätsnah wie möglich erlernt. Nach fünf Semestern darfst du endlich Karies entfernen, Löcher mit Amalgam oder Kunststoff füllen und Wurzelbehandlungen durchführen. Wenn du später in einer Praxis oder Klinik arbeitest, machen diese Tätigkeiten wahrscheinlich den größten Teil deines Berufsalltags aus.

Inhaltlich ist der Phantom III in acht Themenblöcke gegliedert, nämlich

– Präparationsübungen am Phantomkopf unter Beachtung von Ergonomie und Hygiene (Händewaschen, Mundschutz, Handschuhe und Schutzbrille)

- Präparationsübungen für Amalgam
- Präparationsübungen und Verarbeitung von plastischen Füllungsmaterialien im Seitenzahnbereich
- Endodontische Behandlung (Wurzelkanalbehandlung an echten Zähnen)
- Präparation für Goldgussfüllungen – da ist viel räumliches Vorstellungsvermögen gefragt
- Präparation für Keramik sowie computergesteuerte CAD/CAM-Keramikrestaurationen
- Kariesdiagnostik, Kariesexkavation und mancherorts auch bereits das noch sehr neue Verfahren der Kariesinfiltration

Ergänzt wird der Übungsteil durch Seminare, Demonstrationen und während der Betreuungszeiten – in der Regel mehrere Stunden am Tag – durch die Tipps und praktische Hilfe der Kursassistenten. Außerdem gibt es alle Skripte als kostenlose PDF-Dateien im Internet und kommerzielle Lernprogramme für deinen Computer. Letztere sind allerdings eher teuer, und sowieso geht der Phantom III ziemlich ins Geld. Mit allem Drum und Dran (Spiegel, Sonden, Bohrer, Fachbücher etc.) wirst du rund 2500 Euro los. Allein für die Kunststoffzähne, für die übrigens ein Marburger Student Modell gestanden haben soll, können je nach eigenem Geschick oder Ungeschick mehrere Hundert Euro fällig werden.

Die Verwendung von Füllungswerkstoffen auf Kunststoffbasis wirst du hingegen nun erstmals an echten Zähnen üben, denn da kommt es unter anderem auf eine differenzierte Farbwahrnehmung an. Dein Übungsmaterial musst du selbst mitbringen, was zur Abwechslung mal kein finanzielles, sondern ein organisatorisches Problem darstellt. Vorausschauende Studenten geben schon im ersten Semester ein mit Ethanol (40 %) gefülltes Marmeladenglas bei ihrem Hauszahnarzt ab und hoffen, dass er für sie darin bis zum Phantom III einen komplett bezahnten Oberkiefer sammeln konnte. Der vollständige Oberkiefer wird für den Kurs nämlich eigentlich verlangt. Im wirklichen Leben sind die meisten Zeitgenossen natürlich weit weniger vorausschauend: Sie klappern in den letzten Wochen eine Praxis nach der anderen ab, um die ihnen noch fehlenden Zähne aufzutreiben. Ein paar kannst du zuletzt vielleicht mit deinen Kommilitonen tauschen, und wenn es gar nicht anders geht, muss eben auch mal ein Unterkiefer-Zahn mit in dein erstes echtes Gebiss. Das nämlich baust du aus Gips und den gesammelten Exemplaren nach, um im Phantom III daran zu üben.

Etwa zwei Wochen nach jedem Themenblock finden eine Klausur mit zehn Fragen (überwiegend multiple choice) und eine praktische Prüfung statt. In dieser sollst du die erlernten Behandlungsmethoden unter simulierten klinischen Bedingungen vorführen und dabei auch auf Ergonomie und Hygiene achten. Für den praktischen Teil stehen dir jeweils knapp bemessene ein bis drei Stunden zur Verfügung – auch ein gewisser Zeitdruck gehört eben zu den „klinischen Bedingungen". Manche Arbeitsschritte werden von den betreuenden Zahnärzten zwischendurch begutachtet, da zum Beispiel die Unterfüllung nach erfolgter Amalgamfüllung nicht mehr zu sehen ist. Wird bei den Zwischen-Testaten etwas bemängelt, darfst du es noch korrigieren. Die fertige Arbeit wird dann mit einer Nummer versehen und zur Bewertung abgegeben.

VIDEO

Phantomkurs III

In unserem Channel auf YouTube findest du ein von uns produziertes Video, welches den Ablauf des Phantom III vorführt:

* www.medi-learn.de/az136

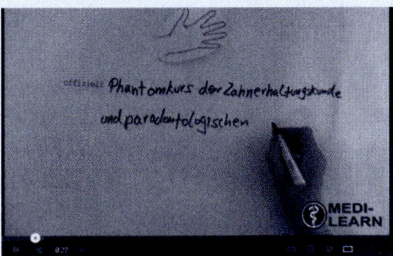

Die Benotung erfolgt zunächst durch die betreuenden Assistenten und anschließend – in der Regel meist wohlwollender – durch die Studentengruppe selbst. Die sehr präzise formulierten Beurteilungskriterien hängen im Phantomsaal aus und die anonyme Nummerierung gewährleistet zusätzlich, dass bei diesem Verfahren niemand benachteiligt wird. Wer eine dieser Modul-Prüfungen nicht besteht, muss sie am Ende des Semesters wiederholen. Es gibt kaum jemanden, dem das nicht passiert. Kein Grund also für depressive Selbstzweifel. Fällst du allerdings beim zweiten Anlauf erneut durch, machst du den gesamten Kurs noch mal komplett von vorn.

Daher ist gründliche Vorbereitung angesagt, und dass nach dem Physikum alles besser werde, war sowieso nur ein naiver Irrglaube. Gerade der Phantom III ist nämlich sehr zeitintensiv und anstrengend. Die Kurs-Räume sind nicht umsonst rund um die Uhr an allen sieben Wochentagen zum Üben geöffnet, und wenn du nicht gerade dort bist, verbringst du deine Zeit vermutlich mit Lernen. Dafür ist er andererseits eine hervorragende Gelegenheit, am geduldigen und schmerzunempfindlichen Kunststoffkopf deine praktischen Fähigkeiten in eigener Regie zu verbessern. Diese Gelegenheit gilt es unbedingt zu nutzen, denn gleich nach Phantom III werden dann ja lebende Patienten vor dir auf dem Behandlungsstuhl sitzen.

Kurs und Poliklinik der Zahnerhaltungskunde und Paradontologie I und II (Kons I und II) am Beispiel Kiel

Kons I

Kons ist eine Abkürzung und steht für konservierende, also erhaltende Zahnheilkunde. Offiziell heißt der Kons-Kurs „Kurs und Poliklinik der Zahnerhaltungskunde und Parodontologie". Neben der Prothetik stellt er das größte Arbeitsfeld des gesamten Zahnmedizinstudiums dar.

Kons I findet über das gesamte zweite klinische Semester, also das siebte Fachsemester, hinweg statt. Er ist der erste Kurs, in dem du reale Patienten behandelst.

Disziplin, Konzentration und der richtige Kojenpartner sind gefragt

Ziel des Kons I-Kurses ist es, die im Fach Zahnerhaltungskunde und Parodontologie erlernten Behandlungtechniken aus Phantom III praktisch am Patienten umzusetzen. Mit einem Kommilitonen teilst du dir eine zahnärztliche Behandlungseinheit, auch „Koje" oder „Box" genannt. Wenn du behandelst, übernimmt dein Kojen-Partner die Assistenz und beobachtet deine Arbeit, wenn er behandelt, tauscht ihr die Rollen. Wichtig ist dabei natürlich, dass du dir einen Kommilitonen aussuchst, mit dem du es vier Behandlungskurse – also zwei Jahre lang – problemlos aushältst. Oft musst du in diesem Kurs Patienten unter Zeitdruck behandeln – das erfordert ein großes Maß an Disziplin und Konzentration. Die Verantwortung gegenüber dem Patienten stellt einen zusätzlich Belastungsfaktor dar. In stressigen Situationen ist es besonders wichtig, dass man sich auf den Anderen verlassen kann. Ob du dir den richtigen Partner ausgesucht hast, zeigt sich oft schon nach wenigen Wochen der Zusammenarbeit!

Spritzenkurs, Kofferdam-Übungen und Co.

In der Regel beginnt der Kons I-Kurs mit einer Einführungswoche, in der u. a. theoretische und praktische Grundkenntnisse wie die Abrechnung zahnärztlicher Leistungen nach der GOZ (Gebührenordnung für Zahnärzte) oder das systematische Führen einer Patientenstammkarte vermittelt werden und du eine umfassende Geräteeinweisung erhältst. Außerdem findet hier der berühmt-berüchtigte „Spritzenkurs" statt, im dem du und deine Kommilitonen euch gegenseitig anästhesiert. Wie sich das anfühlt ist besonders für diejenigen interessant, die noch nie vorher eine Betäubung an den Zähnen hatten. Abgerundet wird die Einführungswoche durch eine theoretische und praktische Einweisung in die Hygienerichtlinien für die klinischen Kurse inklusive aller Sterilisierungs- und Desinfektionsmaßnahmen, einen Rundgang durch alle für die Patientenbehandlungen wichtigen Abteilungen, praktische gegenseitige Kofferdam-Übungen (Kofferdam ist ein Material zur Abschirmung eines zu behandelnden Zahns vom restlichen Mundraum) und eine Einführung in die Kariesrisikobestimmung.

Behandlung wie beim „richtigen" Zahnarzt

Zu Beginn des eigentlichen Kurses lernst du als Erstes, wie man Befunde ausführlich erhebt und Behandlungen vollständig plant. Außerdem erarbeitest du für deinen Patienten ein individuelles Prophylaxekonzept. Je nach Therapieplan legst du dann plastische, direkte Füllungen aus Kunststoff/Komposit oder Amalgam ein. Diese können ein- oder mehrflächig sein. Außerdem musst du während des Kurses mindestens eine mehrwurzelige Wurzelkanalbehandlung durchführen. Deine Kenntnisse in den Bereichen Befunderhebung und Prophylaxe werden durch sog. Recall-Patienten vertieft, die im Laufe von Kons I zur routinemäßigen zahnärztlichen Kontrolle in die Klinik kommen. Wie bei allen anderen Kursen steigt auch im Kons I der Schwierigkeitsgrad zunehmend.

Viele Studenten haben großen Respekt vor Kons I, aber keine Sorge: Routine stellt sich schneller ein als man denkt und schon bald merkst du, wie viel Spaß der Kurs machen kann! Bereits im Studium Patienten selbstständig zu behandeln ist eine tolle Chance, Erfahrungen zu sammeln. Nimm diese Herausforderung an! Es ist völlig in Ordnung, wenn du dir zu Anfang Notizen über die wichtigsten Behandlungsabläufe in der Koje aufhängst – das gibt dir Sicherheit. Damit keine Fehler passieren, werden alle Behandlungsschritte durch Assistenten kontrolliert. Besonders bei schwierigen Aufgaben wie z. B. der Anästhesie wird genauestens hingeschaut und ggf. auch geholfen. Abgesehen davon findet die Patientenbehandlung genau wie beim „richtigen" Zahnarzt statt.

Patienten gesucht!

Eigentlich bekommst du Patienten von der Klinik zugewiesen. Leider sind viele skeptisch, wenn sie hören, dass sie sich von Studenten behandeln lassen sollen. Deshalb kümmere dich am besten rechtzeitig selbst um Patienten. Frag im Freundeskreis, in deiner Familie oder häng einfach Zettel ans schwarze Brett! Je mehr du in der Hinterhand hast, desto besser, denn so kannst du bei kurzfristigen Absagen einfach jemand anderen einbestellen. Für deine Patienten hat die Behandlung bei dir mehr Vor- als Nachteile. Sie dauert zwar länger als beim „echten Zahnarzt", ist dafür aber kostengünstiger und besonders gründlich, weil sie durch Assistenten ständig kontrolliert wird.

UNSER TIPP

Patienten suchen

Rechtzeitig um die Patientensuche kümmern!

Erscheint ein Patient nicht zur vereinbarten Behandlung, ist das sehr ärgerlich, denn dadurch wird wertvolle Kurszeit verschenkt, in denen du Punkte hättest sammeln können. Deshalb versichere dich vor vereinbarten Terminen noch einmal persönlich telefonisch, dass dein jeweiliger Patient auch wirklich kommt. Diese Patientenanrufe mögen zunächst ungewohnt sein, aber auch sie werden schnell zur Routine!

In der Regel behandelst du an 2–3 Tagen pro Woche jeweils etwa drei Stunden und wechselst dich dabei immer mit deinem Kojenpartner ab. Pünktlich eine halbe Stunde vor Kursende entlässt du deinen Patienten, räumst deine Koje auf und dokumentierst, was du geschafft hast. Ein sog. Putztestat durch zuständige Zahnarzthelferinnen ist zwar lästig, sorgt aber dafür, dass jeder seinen Arbeitsplatz sauber hinterlässt! Für alle Behandlungen gibt es eine bestimmte Anzahl an Punkten, die zu Semesterende addiert werden. Um den Kurs zu bestehen gilt es, die vorgegebene Mindestpunktzahl zu erreichen: An der Uni Kiel muss man beispielsweise 50 Punkte an insgesamt 25 Behandlungstagen erreichen, also im Schnitt zwei Punkte pro Tag. Deine Punkte hältst du in einem Kursheft fest, in dem jede einzelne Behandlung mit Datum, Zeit und Arbeitsschritten genau dokumentiert wird. Tipp: Wenn du von Anfang an Wert auf eine ordentliche Führung deines Hefts legst, kannst du dir eine Menge Diskussionen mit den Kursassistenten ersparen! Übrigens: Kons I ist endlich mal ein Kurs, der nicht so teuer ist! Die meisten Utensilien werden von der Uni gestellt und deine teuren Instrumententrays hattest du bereits für den Phantom III-Kurs gekauft!

Theorie spielt immer eine Rolle

Neben der reinen Patientenbehandlung darf natürlich auch beim Kons-Kurs die theoretische Ausbildung nicht in den Hintergrund rücken. Es finden eine Eingangs- sowie eine Ausgangsklausur statt, für die du eine Vorbereitungszeit von etwa einer Woche einplanen solltest. Bei Nichtbestehen wird meist mündlich nachgeprüft. Außerdem finden kursbegleitend sowohl Vorlesungen als auch Demonstrationen, Seminare und praktische Übungen statt. Pflichthospitationen in der Kinderzahnheilkunde und der Parodontologie sollen dir praktische Einblicke in diese großen Teilgebiete der Zahnmedizin gewähren.

An vielen Universitäten ist die Parodontologie, oft einfach nur „Paro" genannt, wie schon in Phantom III als Kursbestandteil mit in die Kons integriert. Praktisch bedeutet das, dass parallel weiterhin Parodontologie-Vorlesungen und –Seminare stattfinden und an speziellen „Paro-Tagen" auch beim Behandeln die Parodontologie im Vordergrund steht.

Kons II

Voraussetzung für die Teilnahme am Kons II-Kurs, der je nach Universität im dritten oder fünften klinischen Semester stattfindet, ist der Kons I-Schein. In Kons II werden Patienten genau wie im ersten Kurs zahnerhaltend behandelt. Allerdings musst du hier in weniger Behandlungstagen mehr Punkte erreichen als in Kons I. Auch werden die Aufgaben zunehmend anspruchsvoller. Aber keine Sorge: Im Kons II-Kurs bist du sogar schon so schnell und routiniert, dass du nicht mehr jeden Schritt dem Assistenten vorstellen musst. Viele Studenten finden, dass Kons II der beste Behandlungskurs des gesamten Studiums ist.

Prothetik I und II
(Kursus und Poliklinik der Zahnersatzkunde I und II)

Prothetik I am Beispiel Kiel

Im praktischen Kurs der Zahnärztlichen Prothetik behandelst du Patienten, die Zahnersatz benötigen. Voraussetzung an der Teilnahme ist der Kons- Schein. Zu welchem Zeitpunkt im Studium der Prothetikkurs stattfindet, variiert von Uni zu Uni – mancherorts findet er direkt nach dem Kons I – Kurs statt, also im dritten klinischen Semester, woanders erst im vierten, also nach Kons II. Die Kursdauer erstreckt sich jedoch einheitlich über ein ganzes Semester.

Hohe Anforderungen erfordern gute Vorbereitung

Um z. B. am Prothetik-I-Kurs in Kiel teilnehmen zu dürfen, musst du verschiedene Voraussetzungen erfüllen: Erforderlich sind neben der regelmäßigen und erfolgreichen Teilnahme an der Einführungswoche ("Phantomkurs und Einführung in die klinische Prothetik") das Bestehen eines praktischen Präparationstestats sowie eines theoretischen Aufnahmetestats. Diese hohen Anforderungen sind schon so manchem Studenten zum Verhängnis geworden, es empfiehlt sich also eine gründliche Vorbereitung auf die Einführungswoche! Sie findet nicht an allen Universitäten statt, meistens müssen aber zumindest eine Eingangs- und Ausgangsklausur geschrieben werden.

Von der Planung bis zur Anpassung

Im Prothetikkurs gilt es, die in Vorklinikkursen der technischen Propädeutik und Phantomkurs erlernten Fertigkeiten am Patienten umzusetzen. Du planst hier selbstständig Arbeiten wie Teil- oder Totalprothesen, Vollgusskronen, Brücken oder aufwendige Restaurationen, stellst sie im Labor her und passt sie dem Patienten an. Um darin richtig gut zu werden, eignest du dir nebenbei auch noch eine ganze Menge theoretisches Wissen an.
Prothetik I ist ein intensiver und aufwendiger Kurs, der eine genaue Arbeitseinteilung der Behandlung und Laborarbeit erfordert. Ob und welche du Arbeiten im Labor selbst herstellst, hängt stark von deiner Universität ab: An einigen Unis müssen nur kleinere Laborarbeiten selbst gefertigt werden. Hochwertige Keramikarbeiten wie z. B. Brücken werden in Fremd- oder klinikeigenen Dentallabors hergestellt und du fertigst "nur" eine Phantomarbeit an, die von einem Assistenten beurteilt wird, aber nicht zur Verwendung am Patienten geeignet ist. An manchen Unis müssen alle Arbeiten – egal wie aufwendig – selbst hergestellt werden, an anderen wiederum werden alle Arbeiten vom Labor hergestellt. Dementsprechend variieren auch die Materialkosten von Uni zu Uni stark.

Rollentausch: Mal Zahnarzt, mal Assistent

Wie alle praktischen Kurse wird auch der Prothetik I Kurs von Assistenten, also fertigen Zahnärzten, begleitet, die die einzelnen Arbeitsschritte kontrollieren und testieren. Jeder Kursassistent betreut über das gesamte Semester hinweg eine feste Gruppe von Studenten. Mit einem Kommilitonen oder einer Kommilitonin teilst du dir eine Behandlungseinheit (auch "Koje" oder "Box" genannt) und wechselst dich ab: Mal bist du Behandler, also "Zahnarzt", mal Assistent, also "Zahnarzthelfer(in)". I. d. R. wird jedem Studenten pro Kurs ein Patient zugeteilt. Die reine Behandlungszeit, die du mit deinem Patienten verbringst, unterscheidet sich von Uni zu Uni: Sie bewegt sich etwa zwischen fünf und 20 Stunden pro Woche. Am Ende des Prothetik-I-Kurses werden deine Arbeiten wie gehabt vom Kursleiter bewertet und benotet.

Prothetik II

Weil die Prothetik so ein großes und wichtiges Gebiet der Zahnmedizin darstellt, schließt sich ein zweiter Kurs an Prothetik I an bzw. findet nach Kons II statt, wenn Prothetik I nach Kons I stattgefunden hat. Im Prothetik II – Kurs werden meist hochwertigere, herausnehmbare Prothesen angefertigt, für die mehr Erfahrung notwendig ist. Ansonsten läuft der Kurs genauso wie Prothetik I ab.

Nach dem erfolgreichen Abschluss dieser beiden klinischen Kurse erfolgt das Staatsexamen im Fach Prothetik. Es setzt sich aus einem zehn Arbeitstage umfassenden praktischen Teil sowie einer mündlichen Prüfung zusammen.

Zielgerade deines Studiums

Prothetik I und II stellen wirklich „harte Brocken" dar, dementsprechend sind auch die Durchfallquoten meist höher als in den Kons-Kursen. Vor allem ein Nichtbestehen in Prothetik II ist ärgerlich, weil du nicht zum Staatsexamen zugelassen wirst, für das du in dieser Phase bereits fleissig lernst. Aber nicht verzagen: Bei Prothetik II befindest dich bereits auf der Zielgeraden deines Studiums. Diese Hürde nimmst du jetzt auch noch!

Weitere Fächer in der Klinik

Viele weitere praktische Kurse

Das klinische Studium ist insgesamt sehr praktisch ausgelegt. Neben den großen Behandlungskursen wirst du in weiteren, etwas kleineren, praktischen Fächern unterrichtet:

– **Kieferorthopädie (KFO):** Die beiden Kurse heißen „Einführung in die KFO" und „Therapie und Diagnose". Sie sind zeitaufwendig und du verbringst sie mit Klammern biegen und Klammern einsetzen. Hier trennt sich die Studentenschaft in Leute, die später mal Kieferorthopäden werden möchten und solche, die jetzt wissen, dass KFO und sie niemals Freunde sein werden. Auf jeden Fall dienen die Kurse als Vorbereitung für die beiden OP-Kurse. Begleitend gibt es eine Vorlesung. Neben der manuellen Arbeit wirst du Fälle auswerten anhand von Röntgenbildern und Modellen, anschließend Diagnose stellen und Therapie vorschlagen. Je nach

Uni kommt noch eine gewisse Anzahl an Stuhlassistenzen dazu, damit du einen Einblick in die Patientenbehandlung in der KFO bekommst.

– **MKG (Mund-, Kiefer- und Gesichtschirurgie):** Eine wirklich interessante Vorlesung mit praktischem Anteil, den chirurgischen Übungen. Genau wie KFO dient auch dieser Kurs zur Vorbereitung auf die OP-Kurse.

– **Radiologie:** zahnärztlich relevante Röntgentechniken, Interpretation der Aufnahmen, Strahlenschutz, … Zur Vorlesung gehört ein praktischer Kurs, der durch Assistieren in der Röntgenabteilung aufwendig werden kann. Hier darfst du auch selber röntgen.

– **ZMK (Zahn-, Mund- und Kieferkrankheiten) I/II:** Sehr intensiv, da das Fach meist über mehrere Semester hinweg unterrichtet wird. Im theoretischen Teil bringen die Dozenten zur Veranschaulichung Patienten mit in den Hörsaal. Dadurch ist ZMK praxisbezogen und du kannst viele außergewöhnliche Krankheitsbilder sehen. Tiefere Semester dürfen in der Zuhörerrolle bleiben, sind also „Auskultanten". Studierende der höheren Semester dagegen müssen damit rechnen, als „Praktikanten" am Patienten befragt zu werden, z. B. ein Student zu Anamnese, einer die Diagnose und ein dritter zur Therapie – das kann sehr aufregend für diejenigen sein. Man wird nicht oft vor allen Mitstudenten von einem Dozenten befragt. Zu ZMK gehören auch die beiden praktischen OP-Kurse:

  • **OP-I-Kurs:** Hier kannst du bei kleineren chirurgischen Eingriffen assistieren: verlagerte Weisheitszähne entfernen, Abszesse spalten, Wurzelspitzen resezieren, nicht erhaltungsfähige Zähne resezieren. Natürlich alles unter Aufsicht der Assistenten!

  • **OP-II-Kurs:** Hier wirst du als Assistent bei allen anstehenden Operationen in der ZMK eingesetzt. Dadurch kannst du auch Erfahrungen bei größeren Operationen sammeln, wie z. B. Tumorresektionen oder Mittelgesichtsfrakturen.

– ZMK wird allgemein als interessant empfunden und ist für das Staatsexamen sehr relevant. Für einige Studenten ist dieses Fachgebiet ausschlaggebender Punkt für ein Zweitstudium in Humanmedizin, weil sie Kieferchirurgen werden wollen.

Interessanter als es klingt

Außerdem spielen folgende Fächer eine wichtige Rolle:

- **Dermatologie:** Hier lernst du etwas über Haut- und Geschlechtskrankheiten, die sich auch im Bereich der Mundschleimhaut manifestieren können.
- **HNO (Hals-Nasen-Ohren-Heilkunde):** Dieses Fach hängt eng mit ZMK zusammen, sowohl anatomisch als auch funktionell. Die Vorlesung ist meist interessant, da sie praktisch orientiert ist. Die Relevanz für das Berufsleben ist klar erkennbar. Je nach Uni finden Besuche auf Station mit anschließender Diskussion über die Patienten statt. Eventuell werdet ihr untereinander einfache HNO-Diagnostik durchführen.
- **Pharmakologie:** Hier lernst du die Wirkung von Medikamenten, Giften und anderen chemischen Stoffen im Körper – natürlich besonders die, die für den Zahnarzt relevant sind, z. B. Schmerzmittel und Lokalanästhetika. Biochemie lässt grüßen! Außerdem lernst du, wie Rezepte ausgestellt werden.

Zahnis – auch außerhalb des Schädels fit

Weitere allgemeinmedizinische Fächer sind ebenfalls wichtig für den Beruf. Sie nehmen in der Regel aber nicht ganz so viel Zeit ein wie die zahnmedizinischen Fächer.

- **Innere Medizin:** Diese Vorlesung umfasst die Bereiche der Inneren Medizin, die für Zahnmediziner besonders wichtig sind, z. B. Infektionskrankheiten. Ziemlich interessant, da es einer der wenigen Einblicke in die Humanmedizin ist.
- **Allgemeine Chirurgie**: Nicht jedermanns Sache, da auch sehr Zahn-ferne Themen wie z. B. Sprunggelenks-Operationen besprochen werden. Allgemeine Chirurgie beschränkt sich meist auf eine Vorlesung pro Woche, in der du auf den OP-I-Kurs vorbereitet wirst: z. B. steriles Anziehen, waschen. Je nach Uni kannst du nebenbei freiwillig in einer chirurgischen Klinik als Auskultant tätig sein.
- **Klinisch-chemische Untersuchungsmethoden:** Kurze Einführung in klassische Methoden der Laboranalyse. Dadurch bekommst du etwas Hintergrundwissen dazu, was passiert, wenn du eine Probe ins Labor sendest und was beim Einsenden selbst zu beachten ist.
- **Pathologie:** Sowohl mikroskopisch als auch makroskopisch – baut entsprechend auf Anatomie und Histologie auf. Du lernst die organischen und zellulären Ursachen verschiedener Krankheiten kennen. Im Histopatho-Kurs musst du vorgefertigte Präparate unter dem Mikroskop erkennen und klassifizieren.

- **Hygiene:** Grundlagen der Desinfektion, Sterilisation und Epidemiologie für die zahnärztliche Praxis. Auch das ist berufsrelevant, da du in der eigenen Praxis viele Geräte selber sterilisieren musst.
- **Mikrobiologie:** Viren, Bakterien, Parasiten – wichtig, um Infektionskrankheiten zu verstehen und behandeln zu können.
- **Berufskunde:** Da die Vorlesung für dieses prinzipiell interessante Fach keine Pflicht ist, gehen viele nicht hin. Meistens findet sie im 10. Semester statt und liefert Informationen, die du im Beruf brauchst und im sonstigen Studium niemals hörst: betriebswirtschaftliche und rechtliche Grundlagen, Struktur des kassenzahnärztlichen Systems und wichtige Organisationen wie Ärztekammern und Kassenzahnärztliche Vereinigungen.
- **Geschichte der Medizin:** Theoretisch, wie nicht anders zu erwarten.

Die Famulatur

Deine Chance für einen Auslandsaufenthalt

„Famulus" bedeutet „Knecht". Als Zahnmediziner besteht für dich aber keine Pflicht, eine Famulatur abzuleisten. So ein Praktikum ist meist unvergütet, es findet in der vorlesungsfreien Zeit statt. Lediglich Humanmediziner und Pharmazeuten müssen eine Famulatur machen. Du als Zahnmediziner kannst dir trotzdem freiwillig eine Famulatur organisieren.

Ergänzung zum trockenen Lernen

Durch die Famulatur wirst du hauptsächlich den Berufsalltag erleben und dich mit der Patientenversorgung vertraut machen. Je nachdem, wo du dich bewirbst, kannst du dabei selber praktisch tätig werden oder zumindest Kontakte knüpfen – z. B. indem du in der Praxis oder Klinik arbeitest, in der du später einmal arbeiten möchtest. Viele Studenten nutzen die Famulatur, um ins Ausland zu gehen, denn in Deutschland darf man nicht viel machen und bleibt häufig Zuschauer. In vielen anderen Ländern dürfen Studenten deutlich mehr machen und du kannst neben beruflicher auch Lebenserfahrung sammeln und eventuell eine Fremdsprache verbessern. Natürlich ist es auch schön, nach Wochen des Lernens mal „raus" zu kommen. Und im Lebenslauf macht sich so ein Arbeitsaufenthalt auch nicht schlecht.

Erst nach dem Physikum sinnvoll

Weil Famulaturen in der Zahnmedizin freiwillig durchgeführt werden, sind Dauer und Ort egal. Neben Kliniken und Praxen kannst du auch in einer stationären oder mobilen Zahnstation arbeiten. Häufig suchen sich Studenten Stationen in Entwicklungsländern aus, da es dort andere Krankheitsbilder als in Deutschland zu sehen und zu behandeln gibt und weil die Studenten dort stärker eingesetzt werden. Neben kultureller Erfahrung lernen sie z. B. auch die Zahnextraktion. Jetzt wird auch klar, warum Famulaturen erst ab dem 2. oder 3. klinischen Semester sinnvoll sind. Du solltest also das „Physikum" und ein bis zwei Behandlungskurse, zumindest aber „Kons I" absolviert haben, damit du die Grundlagen der Arbeit am Patienten gelernt hast. Auch im Ausland gilt: Solltest du überlegen, später einmal im Ausland zu arbeiten, dann kannst du durch eine Famulatur das Land und dessen Gesundheitssystem sowie jede Menge neue Leute kennenlernen.

Informieren und planen

Da eine gute Planung und Informationssuche ein Jahr einnimmt, hat es sich bewährt, kurz nach dem Physikum damit zu beginnen. Aber auch als jungapprobierter Zahnarzt kannst du dich noch für eine Famulatur bewerben. Egal wann – es sind immer viel Eigeninitiative und ein gewisser zeitlicher Aufwand nötig. Eine große Hilfe bei der Planung kann dabei der ZAD sein. Der „Zahnmedizinische Austauschdienst" wurde 1981 von Studenten gegründet und verfügt über Kontakte zu Austauschdiensten anderer Länder und zu Zahnarztverbänden, z. B. dem „Young Dentists Worldwide". Der ZAD unterstützt dich nicht nur bei der Organisation deiner Auslandsfamulatur, sondern vermittelt auch ausländische Studenten an deutsche Unis. Beim ZAD solltest du dich immer informieren, Famulaturberichte lesen und ggf. Famulaturabende besuchen. Nimm Kontakt zu Kommilitonen auf, die bereits im Ausland waren.

SURFTIPP

Famulatur

- „Dentalschoolsdirectory" mit Adressen zahnmedizinischer Hochschulen weltweit (2006):
  www.medi-learn.de/az075

- Webseite des Zahnmedizinischen Austauschdienstes (ZAD):
  www.medi-learn.de/az076

DAAD zahlt Reisekostenzuschuss

Weil die Famulatur freiwillig ist, kannst du sie organisieren, wann und wo du möchtest: privat oder über eine Uni, von zehn Wochen Dauer oder nur einer Woche, nach dem 1. klinischen Semester oder nach dem vierten. Wenn du allerdings einige Grundregeln einhältst, kannst du Zuschüsse beim ZAD bzw. dem DAAD (Deutschen Akademischen Austauschdienst) beantragen. Dafür muss deine Famulatur mindestens 60 Tage lang sein und du solltest zu Famulaturbeginn das 2. klinische Semester abgeschlossen haben. Der DAAD gewährt z. B. für europäische und einzelne außereuropäische Länder einen Reisekostenzuschuss – abhängig von der Entfernung des Ziellandes. Voraussetzung ist, dass die Gastuni UND der ZAD deinen Aufenthalt bestätigt haben. Willst Du den Reisekostenzuschuss des DAAD in Anspruch nehmen, musst du dich fristgerecht beim ZAD bewerben:

- 1. Januar für eine Famulatur im Sommer des Jahres
- 1. Oktober für eine Famulatur im Winter des kommenden Jahres

Der LEO an deiner Uni hilft bei Vorbereitungen

Auch beim ZAD selbst kannst du Zuschüsse beantragen und hier gilt wieder: Die Famulatur sollte mindestens 60 Tage dauern und du mindestens das 2. klinische Semester absolviert haben. Der ZAD kann dann einen Verwaltungskostenzuschuss gewähren sowie Reisekostenzuschüsse für Studenten, die für ihre Famulatur Europa verlassen. Ansprechpartner ist dabei der LEO (Local Exchange Officer) deiner Uni. Die LEOs vertreten den ZAD in fast jeder Uni-Stadt und nehmen regelmäßig an den Mitgliederversammlungen teil, wo sie sich u. a. mit den NEOs (National Exchange Officers) austauschen. Der LEO verfügt also über wichtige Kontakte für deine Auslandsfamulatur und versorgt dich im Idealfall mit Famulaturberichten, Adressen und Informationen über Land, Leute, Kosten und Arbeitsbedingungen. Bei ihm kannst du auch nach dem Formular für den Reisekostenzuschuss des ZAD fragen.

Bewerben, Sprache lernen, impfen lassen

Nachdem du dich informiert und bei der entsprechenden Uni beworben hast, kannst du alle weiteren Dinge regeln. Der ZAD möchte z. B. eine Zusage der Gastuni inklusive genauer Zeitangabe sehen, bevor er dir einen Zuschuss gewährt. Weiterhin brauchst du ein Sprachzeugnis und ein Empfehlungsschreiben eines Professors deiner Klinik – in Englisch oder einer Sprache des Ziellandes! Eine große Hilfe bei der weiteren Planung sind reisemedizinische Zentren und Tropeninstitute, bei denen du dich beraten lassen kannst. Du kannst auch einen Tropenkurs oder spezielle Seminare wie das „TriKont" der bvmd (Austauschdienst der Humanmediziner) besuchen. Rechne die Kosten durch – zur Anreise kommen eventuell Studiengebühren, auf jeden Fall aber die Kosten für Unterkunft und Verpflegung hinzu. Denke rechtzeitig an Dinge wie Impfungen, die eigene Reiseapotheke und eine Auslandsversicherung. Je nach Land können weitere Versicherungen dazu kommen, z. B. eine Berufshaftpflichtversicherung in Nordamerika. Vielleicht ist es sinnvoll, Handschuhe und Verbandsmaterial mitzubringen, wenn deine Recherchen ergeben haben, dass diese Dinge vor Ort nicht ausreichend vorhanden sind. Auch nach der Famulatur ist noch etwas zu tun: Famulaturbericht schreiben. Das freut nicht nur andere Zahnmedizinstudenten, sondern bringt dir die rund 50 Euro zurück, die du für den Antrag an den ZAD als Kaution zahlen musst.

Material besorgen

Du kannst deine Famulatur zu einem kleinen Hilfseinsatz ausweiten, z. B. in dem du Dentalfirmen um Spenden bittest und dich darum kümmerst, dass diese dein Gastland erreichen. Damit kannst du zwei bis drei Monate vor Abflug beginnen – wenn möglich die Zusage der Gastuni mitschicken und im „Bettelbrief" konkrete Wünsche äußern: Abdruckmaterial z. B. ist sehr schwer, führt zu Übergepäck und ist selten sinnvoll. Du kannst aber auch die Fluglinie um kostenlosen Transport der Spende bitten. Wichtig ist, dass die Botschaft oder das Generalkonsulat im Zielland dir eine Bescheinigung über die Zollfreiheit des Materials ausstellt und du, soweit es nötig ist, ein Einreisevisum beantragst.

Das Staatsexamen

Vom Studenten zum Zahnarzt werden

Nach fünf Jahren Studium ist es soweit: Du trittst an zum letzten Gefecht für den Titel „Zahnarzt" oder „Zahnärztin". Im Staatsexamen wirst du in vielen Fächern mündlich, schriftlich und praktisch geprüft. Es zerrt an den Nerven, fordert dich heraus und mit der Note, die du hier bekommst, kannst du alle bisherigen Prüfungen ungeschehen machen. Wer es bis hierher geschafft hat, wird das Examen in der Regel auch bestehen, die Durchfallquoten sind gering.

„Zahnärztliche Prüfung"

Offiziell heißt das Staatsexamen „Zahnärztliche Prüfung". Es ist die dritte und letzte große Prüfung des Zahnmedizinstudiums nach Vorphysikum und

Physikum. Die gesetzlichen Grundlagen dazu kannst du in der Approbationsordnung nachlesen. Voraussetzungen für die „Zahnärztliche Prüfung" sind
selbstverständlich das bestandene Vorphysikum und Physikum sowie der
Nachweis, dass du alle Vorlesungen, Praktika, Kurse, Seminare usw. be-
sucht hast (in der Regel belegt durch das Studienbuch).

UNSER TIPP
Studienbuch

Kontrolliere dein Studienbuch rechtzeitig auf Vollständigkeit!

16 mündliche Prüfungen in sechs Monaten Prüfungszeit

Direkt nach dem 10. Semester, also im Anschluss an den klinischen
Studienabschnitt, geht es los: Die erste mündliche Einzelprüfung findet
häufig schon in der Woche nach Semesterende statt. In der Regel folgen
15 weitere mündliche Prüfungen, verteilt auf rund vier bis sechs Monate.
Laut Approbationsordnung muss das Staatsexamen einschließlich
etwaiger Wiederholungsprüfungen innerhalb von sechs Monaten
beendet sein. Und diese Zeit wird wirklich hart – Lernpausen sind kaum
möglich. Doch das Ende des Studiums ist in unmittelbarer Nähe!

Abschlüsse im Studienfach Zahnmedizin

	2000	2010
Staatsexamen	1 533	1 721
Promotion	1 066	981

Quelle: Statistisches Bundesamt – Fachserie 11 Reihe
4.2, Prüfungen an Hochschulen

Beim Prüfer vorstellen

Vergiss bei deinen Vorbereitungen nicht, bis zum 15. Februar bzw. bis zum
15. Juli deine Anmeldung beim Vorsitzenden des Prüfungsausschusses vorzulegen. An einigen Unis ist das mittlerweile online möglich. Einige Wochen vor der Prüfung bekommst du Termine und Prüfer schriftliche mitgeteilt. Kontaktiere dann deine Mitprüflinge zur Bildung einer Lerngruppe. Die

meisten Prüfungsgruppen stellen sich kurz bei ihren jeweiligen Prüfern vor und erhalten mit etwas Glück wertvolle Tipps.

32 Prüfungstage

Während der monatelangen Prüfungszeit finden an 32 Tagen Prüfungen statt. Die einzelnen Fächer werden dabei im Hinblick auf die Endnote unterschiedlich gewichtet:

– Allgemeine Pathologie und pathologische Anatomie: 1 Tag, Note zählt dreifach
– Pharmakologie: 1 Tag
– Hygiene und medizinische Mikrobiologie: 1 Tag
– Innere Medizin: 1 Tag, Note zählt dreifach
– Haut- und Geschlechtskrankheiten: 1 Tag
– Hals-, Nasen- und Ohrenkrankheiten (HNO): 1 Tag
– Zahn-, Mund- und Kieferkrankheiten (ZMK): 2 Tage, Note zählt fünffach
– Chirurgie: 5 Tage, Note zählt fünffach
– Zahnerhaltungskunde („Kons"): einschließlich Kinderzahnheilkunde, Parodontologie, Kariologie und Endodontie: 5 Tage, Note zählt fünffach
– Zahnersatzkunde („Prothetik"): 10 Tage, Note zählt fünffach
– Kieferorthopädie (KFO): 4 Tage, Note zählt dreifach

Abschlüsse im Studienfach Zahnmedizin nach Geschlecht

Staats-examen	2005	2006	2007	2008	2009	2010
Männer	668 (0)	640 (1)	644 (1)	709 (0)	647 (2)	686 (3)
Frauen	836 (0)	899 (1)	889 (1)	1071 (0)	1093 (1)	1035 (2)
insgesamt	1 504	1 539	1 533	1 780	1 740	1 721
Frauen-anteil	55,6 %	58,4 %	58,0 %	60,2 %	62,8 %	60,1 %

Quelle: Statistisches Bundesamt – Fachserie 11 Reihe 4.2, Prüfungen an Hochschulen
Zahlen in Klammern: nicht bestandene Prüfungen.

Eine mündliche Prüfung gibt es in jedem der oben genannten elf Fächer, eine praktische oder praktisch-schriftliche nur in folgenden vier Fächern:
– **Prothetik:** Prüfungsumfang und -ablauf unterscheiden sich zwischen den

einzelnen Unis. Du musst sowohl festsitzenden als auch herausnehmbaren Zahnersatz am Patienten eingliedern. An einigen Unis müssen die
Prüflinge auch die zahntechnischen Arbeiten selbst ausführen – das ist
besonders stressig!

– **Zahnerhaltung:** Dieses Fach wird auch „Kons" genannt (von „konservierender Zahnheilkunde"). Du musst hier eine Wurzelkanalbehandlung
durchführen, eine Teilkrone eingliedern und mehrere Seiten- und Front-
zahnfüllungen legen.

– **Chirurgie:** Hier ist vorgesehen, einen Patienten zu untersuchen. Die Kran-
kengeschichte musst du in schriftlicher Form erheben. Es schließen sich
begründete Diagnose, Therapievorschläge und gegebenenfalls deren
Ausführung an, z. B. eine Zahnextraktion oder andere kleine chirurgische Eingriffe.

– **Kieferorthopädie:** In diesem Fach gilt es eine kieferorthopädische Plat-
te anzufertigen und eine Klausur zu schreiben. Mündlich musst du deine Kenntnisse über die Entstehung von Kieferanomalien, deren Beurtei-
lung und Behandlung unter Beweis stellen.

**Studiendauer und Durchschnittsalter der Absolventen im Studienfach
Zahnmedizin**

Staatsexamen		2007	2008	2009	2010
Absolventen	Durchschnitts-alter	27,9	28,0	28,1	28,0
Erst-absolventen	Durchschnitts-alter	27,84	27,94	27,85	27,89
Fachstudien-dauer in Semestern bei Erstab-solventen	arithmetisches Mittel	11,74	11,76	11,62	11,64
	Median	11,20	11,20	10,90	k. A.
Gesamtstu-diendauer in Semestern bei Erstab-solventen	arithmetisches Mittel	12,75	12,75	12,85	12,81
	Median	11,80	11,80	11,70	k. A.

Quelle: Statistisches Bundesamt – Fachserie 11 Reihe 4.2, Prüfungen an Hochschulen

In den praktischen Prüfungen behandelst du genau wie im Kurs. Der Unterschied ist, dass Assistenten und Oberärzte keine Kommentare und Hinweise geben. Häufig assistieren dir in der Prüfung Studenten aus den unteren Semestern. Alle praktischen Prüfungen können auch schriftliche Anteile enthalten, z. B. wenn du Befundberichte, Berichte über Krankheitsfälle und Heilpläne erstellen sollst – aber das ist an jeder Uni anders.

Für nichts anderes Zeit

Wer gedacht hat, dass es nach dem Physikum nicht mehr schlimmer werden kann, der hat sich getäuscht. Bei der Vorbereitung auf das Staatsexamen sind wieder mal mehrere Monate lernen von morgens bis abends angesagt. Da ist wirklich für nichts anderes Zeit. Du wirst nebenbei nicht (viel) arbeiten gehen können, sondern eher noch zusätzlich Geld für Materialien und Bücher ausgeben müssen. Das heißt, dass du für die Examenszeit unbedingt einen finanziellen Puffer anlegen musst. Das Lernen findet meist von Prüfung zu Prüfung für das jeweilige Fach statt. Der Aufwand ist dabei sehr unterschiedlich. Besonders anstrengend sind die praktischen Prüfungen in „Kons" und „Prothetik", aber auch in KFO. Dafür kommen viele Prüfer der „Außerhausfächer", wie z. B. Pharmakologie oder Histopathologie, den Prüflingen entgegen und fragen schon eher Themen, die für den fertigen Zahnarzt wichtig sind.

Natürlich im Anzug

Mit dem Lernen wirst du jetzt, nach mindestens fünf Jahren Übung, schon Erfahrung haben. Die Vorgehensweise ist deshalb dieselbe wie immer: Erfahrungsberichte von der Fachschaft besorgen, Lerngruppe gründen, um Skripte und Bücher kümmern, fertige Zahnärzte fragen … Die Prüfungen finden schon im Vorphysikum und im Physikum in Vierer-Gruppen statt und Anzug oder Kostüm sind eigentlich Standard. Wenn du dich gut vorbereitest und gelernt hast, ist in der Prüfung durchaus mal eine 1 drin.

Mit einer 4 nicht automatisch bestanden

Für jede Einzelprüfung bekommst du eine Note:
– sehr gut (1), gut (2), befriedigend (3), mangelhaft (4), nicht genügend (5) oder schlecht (6)

Beachte dabei die unterschiedliche Wichtung der einzelnen Fächer (s. Auflistung oben). Erhältst du in einem Fach die Note „nicht genügend" oder „schlecht", so bist du durchgefallen, musst aber nur diese eine Prüfung wiederholen. Fällst du aber in mehreren Fächern durch oder hast in zu vielen Fächern ein „mangelhaft" (Note 4!), kann es passieren, dass du die ge-

samte Zahnärztliche Prüfung wiederholen musst. Folgendes steht dazu in
der Approbationsordnung (die Zahlen beziehen sich auf die Auflistung der
Prüfungsfächer weiter oben).

Nur ein Wiederholungsversuch

Sowohl das gesamte Examen als auch einzelne Prüfungen können nur einmal wiederholt werden. Die Fristen dafür sind wie folgt: Für einzelne Prü-
fungsteile zwischen zwei und sechs Monaten, für die gesamte Abschlussprüfung zwischen sechs und neun Monaten nach Beendigung der erfolglosen
Abschlussprüfung und mindestens einem weiteren Semester Studium der
Zahnmedizin. Einen zweiten Wiederholungsversuch gibt es niemals, auch
nicht nach erneutem zahnmedizinischem Studium.

INFO

Staatsexamen

Die Abschlussprüfung ist im Ganzen nicht bestanden und muss in allen Abschnitten wiederholt werden, wenn das Urteil in einem der Abschnitte 7 bis 10 oder in
zwei der Abschnitte 1 bis 6 und 11 „schlecht" oder in zwei der Abschnitte 7 bis
10 oder in vier der Abschnitte 1 bis 11 „nicht genügend" oder schlechter oder in
zwei der Abschnitte 7 bis 10 und in zwei weiteren Abschnitten oder in fünf der
Abschnitte 1 bis 11 „mangelhaft" oder schlechter lautet. Sobald feststeht, dass
die ganze Abschlussprüfung nicht bestanden ist, ist sie nicht fortzusetzen.

Diese Note ist die Einzige, die zählt

Es ist aber sehr viel wahrscheinlicher, dass du gleich beim ersten Versuch
bestehst. Direkt danach kannst du deine Approbation beantragen. Jetzt
hast du offiziell das Studium der Zahn-, Mund- und Kieferheilkunde abgeschlossen und bist Zahnarzt. Behalte dieses Ziel immer vor Augen – du hast
jahrelang studiert, unendlich viele Prüfungen bestanden, monatelang bis
zum Umfallen gelernt; aber danach ist das Studium vorbei. Jetzt musst du
noch einmal alles geben, denn die Note des Staatsexamens ist letztendlich
die Einzige, die zählt. Alle bisherigen Noten, Scheine und Examen fallen
kaum ins Gewicht. Am Ende hast du ein Zeugnis, die Approbationsurkunde und ein „Zertifikat Strahlenschutz", das jeder ausgehändigt bekommt.
Auf zum Examensball!

Auszug aus der Approbationsordnung
D. Zahnärztliche Prüfung

Approbation: Endlich Zahnarzt!

Sind alle Prüfungen geschafft und das Staatsexamen bestanden, kannst du bei den Behörden des Bundeslandes, in dem du das Examen abgelegt hast, deine Approbation beantragen. Diese staatliche Zulassung berechtigt dich dazu, dich „Zahnarzt" bzw. „Zahnärztin" zu nennen und die Zahnheilkunde in Deutschland selbstständig und eigenverantwortlich auszuüben – nach absolvierter zweijähriger Assistenzzeit in einer Praxis oder Zahnklinik auch an gesetzlich Versicherten. Mit deiner Approbation wirst du automatisch Mitglied in der jeweiligen Zahnärztekammer deines Bezirks oder Bundeslandes.

SURFTIPP

Approbationsordnung

Die gesamte Approbationsordnung für Zahnärzte findest du online unter:

* www.medi-learn.de/az152

Damit du deine Approbationsurkunde in den Händen halten kannst, sind einige Voraussetzungen zu erfüllen. Eine Übersicht über alle Unterlagen zur Anmeldung erhältst du vom Landesprüfungsamt oder der Landeszahnärztekammer. Zusätzlich zu deinem Antrag auf Approbation musst du verschiedene Dokumente bei der zuständigen Landesbehörde (Landesamt für soziale Dienste, Abt. Gesundheitsschutz) einreichen.

Neben einem kurzen Lebenslauf sind bei ledigen Bewerbern die Geburtsurkunde, bei Verheirateten oder verheiratet Gewesenen sowohl die Geburts- als auch die Eheurkunde erforderlich. Dein Identitätsnachweis (Personalausweis oder Reisepass) kann im Original oder als amtlich beglaubigte Kopie eingereicht werden. Außerdem ist ein amtliches Führungszeugnis der Belegart „O" erforderlich, das nicht früher als einen Monat vor Antragsstellung ausgestellt worden sein darf.

Dieses Führungszeugnis wird dem Landesamt für soziale Dienste direkt zugesandt. Zusätzlich musst du eine eigene Erklärung darüber abgeben, ob gegen dich gerade ein gerichtliches Strafverfahren oder staatsanwaltschaftliches Ermittlungsverfahren läuft. Aus einer ärztlichen Bescheinigung, die auch nicht älter als einen Monat sein darf, muss hervorgehen, dass du in gesundheitlicher Hinsicht für die Ausübung des Zahnarztberufes geeignet bist. Diese darf auch dein Hausarzt ausstellen. Und zu guter Letzt musst du deinem Antrag natürlich noch das Zeugnis über die zahnärztliche Prüfung bzw. eine beglaubigte Kopie anhängen. Bist du zum Zeitpunkt der Antragsstellung schon mit deiner Promotion fertig, kannst du die Urkunde in Form einer amtlich beglaubigten Kopie beifügen. .

INFO

Approbation

- Kurz gefasster Lebenslauf
- Ledig: Geburtsurkunde,
- Verheiratet oder verheiratet gewesen: Geburtsurkunde + Eheurkunde
- Nachweis über Staatsangehörigkeit
- Amtliches Führungszeugnis der Belegart „O" (nicht älter als ein Monat)
- Eigene Erklärung darüber, ob ein Verfahren anhängig ist
- Ärztliche Bescheinigung (nicht älter als ein Monat)
- Zeugnis über zahnärztliche Prüfung
- Ggf. Promotionsurkunde

Du musst deine Dokumente nicht persönlich bei der zuständigen Landesbehörde abgeben, sondern kannst sie auch mit der Post zusenden. Allerdings werden Beglaubigungen bei Vorlage von Original und Kopie i. d. R. auch dort vorgenommen – das geht schnell und ist meist kostenlos! Egal, für welche Variante du dich entscheidest – kurz nach Vorliegen aller Unterlagen beim Landesamt für soziale Dienste wird dir deine Approbationsurkunde zugeschickt oder sie liegt zur Abholung bereit, wenn du die Zustellgebühr sparen willst. Dafür ist eine Gebühr von etwa 100 Euro fällig. Gegen Vorlage deiner Approbationsurkunde erhältst du anschließend bei der zuständigen Kammer deinen Zahnarztausweis im Scheckkartenformat.

Veränderungen in der Zukunft

Mögliche Änderung der Approbationsordnung für Zahnmediziner

„Time to say goodbye" zur alten Approbationsordnung für Zahnmediziner. Das gute Stück stammt von 1955 und gilt seit langem als dringend erneuerungsbedürftig. Obwohl bereits 2005 dem Bundesgesundheitsministerium eine neue, von Hochschulvertretern und der Bundeszahnärztekammer erarbeitete Ordnung übergeben wurde, hat sich bislang nichts getan. Die Approbationsordnung ist Bundesgesetz und in Zeiten klammer Kassen werden eventuelle Ausgaben noch mehr gescheut als ohnehin schon.

Zwar soll das Studium nicht auf das Bachelor-Master-System umgestellt, aber dennoch modernisiert werden. Die Betreuung in den klinischen Behandlungskursen soll verbessert werden, medizinische Aspekte sollen verstärkt ins Studium einfließen und der wissenschaftliche Fortschritt soll stärker berücksichtigt sowie in das Studium integriert werden. Neben diesen generellen Änderungen wurden auch konkretere Vorschläge für den genauen Ablauf des Studiums gemacht.

In Zukunft könnten dem Entwurf zu Folge Zahnmediziner die gleiche vorklinische Ausbildung durchlaufen wie Humanmediziner – inklusive des dreimonatigen Krankenpflegepraktikums. Auch das Physikum wäre dann für die Studierenden beider Studiengänge identisch. Anschließend erfolgen für die Zahnmedizinstudenten zwei Semester mit einführenden zahnmedizinischen Kursen, die mit dem 1. Staatsexamen abgeschlossen werden. Nach dem 1. Staatsexamen erfolgen vier Semester Patientenkurse und der Abschluss des Studiums mit dem 2. Staatsexamen. Die zahntechnischen Arbeiten sollen in diesem Studienverlauf reduziert werden, um die Mehrstunden für die Neuausrichtung auszugleichen.

Bleibt abzuwarten, wie lange die Länder sich Zeit lassen, von ihrer Seite aus aktiv zu werden und den erarbeiteten Vorschlag anzunehmen und umzusetzen.

Auf Nummer sicher gehen

Wichtiges zum Versicherungsschutz

Versicherungen – nein danke, benötige ich noch nicht! Das hört man häufig in Kreisen der (Zahnmedizin-)Studierenden. Doch: Ohne sie scheint es auch nicht zu gehen. Wie also schaut es aus in Sachen Versicherung? Für einige Risiken, wie z. B. das Autofahren oder den finanziellen Schutz bei Krankheiten schreibt der Gesetzgeber eine Versicherung pflichtmäßig vor. In anderen Bereichen, wie z. B. der Unfallversicherung, ist man zumindest in der Uni, beim Job und auf dem Hin- und Rückweg automatisch über die Berufsgenossenschaft in die staatliche Fürsorge eingeschlossen. Für wieder andere Belange hätte man vielleicht gerne eine Versicherung, z. B. für seinen Laptop oder sein Mountainbike. Und: Gerade Zahnmedizinstudenten sollten in Sachen Versicherungen die Ohren spitzen – schließlich ist ihr Betätigungsfeld der Kopf der Patienten! Was passiert denn im hoffentlich nicht eintretenden, aber denkbaren Fall, dass ein Patient durch studentisches Versagen Schaden erleidet und dadurch z. B. ein Zahn verloren geht?

Also: Was sind die wichtigsten Versicherungen für Zahnmedizinstudenten und angehende Zahnärzte? Worauf ist bei Abschluss einer Versicherung zu achten? Wo steckt der Teufel im Detail der Versicherungsbedingungen? Auf welche Leistungen kann man getrost verzichten, welche sind unabdingbar? Zur Beantwortung dieser Fragen haben wir mit Karl-Heinz Silbernagel von unserem Kooperationspartner Deutsche Ärzteversicherung einen sachkundigen Autor gewinnen können. Doch dieses Kapitel kann nur einen kurzen Einblick in die wichtige Thematik geben. Wir stellen dir an dieser Stelle wichtige Versicherungen ausführlich vor. In einem gesonderten PDF, das gratis zum Download unter www.medi-learn.de/az128 auf dich wartet, findest du weitere Tipps auch zu anderen Versicherungen (z. B. Rechtsschutz-Versicherung, Berufsunfähigkeits-Versicherung), auf die wir aus Platzgründen an dieser Stelle verzichten mussten. Jeder Zahnmedizinstudent und spätere Zahnarzt sollte sich im Eigeninteresse intensiv mit dem Thema beschäftigen.

Ein absolutes „Muss": Die Haftpflichtversicherung

Haftung kann weltweit und zu jeder Zeit eingefordert werden, wenn ein Schaden – bei der Ausübung des Berufs oder als Privatperson – durch eigenes Verschulden entstanden ist. Dabei ergibt sich lediglich die Unterscheidung nach Berufs- und Privathaftpflicht, die allerdings für Zahnärzte von enormer Bedeutung ist, da die beruflichen in der Regel die privaten Risiken deutlich übersteigen. Oftmals sind Zahnmedizinstudenten für die Dauer ihrer Ausbildung noch über die Privathaftpflicht der Eltern versichert. Diese gilt in der Regel bis zum Abschluss des Studiums. Aber Achtung: In Einzelfällen wie zum Beispiel bei Heirat und je nach Vertrag der Eltern muss man eventuell selbst für die Privathaftpflicht sorgen. Noch einmal anders stellt sich die Situation in Sachen Berufshaftpflicht dar, die wir im nachfolgenden Abschnitt ausführlich vorstellen und ihren wichtigen Stellenwert für Zahnmediziner erläutern möchten.

In der Fürsorgepflicht der Uni

Als Zahni bewegt man sich zumeist unter der Obhut des Staates, genauer des Bundeslandes, als Träger der jeweiligen Uni bzw. Uniklinik. Das bedeutet, dass die Uni mit Aufsichts- und Fürsorgepflichten für ihre Studenten betraut ist. Diese Verantwortung wird in der Praxis durch die Uni an die zuständigen Dozenten und Zahnärzte delegiert. Kommt es also unter der Aufsicht des ausbildenden Zahnarztes zu einem Schaden durch einen Zahnmedizinstudenten in der Uniklinik, so ist dafür regelmäßig auch die Klinik selbst im Rahmen ihrer eigenen Krankenhaushaftpflicht oder ihrer „Eigenversicherung" verantwortlich. Aber Achtung: Zwar greift im „Außenverhältnis" gegenüber dem Patienten bzw. Anspruchsteller der Schutz durch die Uni, im „Innenverhältnis" kann dies jedoch ganz anders aussehen. Hier hält die Uni ihre Haftung häufig auf „leichte oder mittlere Fahrlässigkeit" begrenzt, wohingegen sie bei so genannter „grober Fahrlässigkeit" ihrem ärztlichen Personal letztlich keinen Schutz bietet. In der Praxis bedeutet dies, dass nicht auszuschließen ist, dass sich die Klinik an dem Aufsicht führenden Zahnarzt schadlos halten will. Es kann sogar passieren, dass sich die Klinik direkt (oder der Aufsicht führende Zahnarzt) an den Studenten, der den Schaden „grob fahrlässig" verursacht hat, wendet – oder in der Sprache der Juristen, ihn in „Regress" nimmt. Die Berufshaftpflicht muss deshalb die „grobe Fahrlässigkeit" einschließen! Die Berufshaftpflichtversicherung ist die wichtigste Versicherung für Zahnmediziner. Sie übernimmt die Überprüfung der von den Patienten, ihren Angehörigen oder den Anwälten vorgetragenen Forderungen. Am Ende einer solchen Prüfung, für deren Kosten die Versicherung aufkommt, steht entweder die Abwehr unberechtigter Forderungen oder die Befriedigung berechtigter Forderungen. Die Kosten eines Strafverfahrens werden allerdings von der Berufshaftpflicht in der Regel nicht abgedeckt. Für diese Fälle empfiehlt sich der Einschluss des so genannten Straf-Rechtsschutzes in die Berufshaftpflicht oder der Abschluss einer eigenen Rechtsschutzversicherung.

Was muss ich versichern?

Eine Berufshaftpflicht sollte Schäden an Personen, Sachgegenständen und Vermögen abdecken. Wichtig für den beruflichen Bereich ist, dass die Berufshaftpflicht dabei alle Tätigkeiten umfasst, also neben der Tätigkeit im Krankenhaus auch alle Zusatzrisiken (z. B. Tätigkeit als Notarztpraktikant) und auch die so genannten außerdienstlichen Tätigkeiten wie Erste Hilfe oder Freundschaftsdienste. Besonderheiten wie Auslandsaufenthalte müssen stets mitversichert werden. Dies gilt natürlich auch bei einer Famulatur im Ausland! Wichtig: Tätigkeitsänderungen unbedingt dem Versicherer melden! Der Versicherungsschutz wird in der Berufshaftpflicht nach Deckungssummen bemessen und sollte mindestens betragen für:

– Personenschäden und Sachschäden: 5.000.000 Euro pauschal
– Vermögensschäden: 1.000.000 Euro

Für Zahnmedizinstudenten dürften diese Summen ausreichend sein. Höhere Deckungssummen können von Fall zu Fall insbesondere bei gefahrgeneigten Tätigkeiten aber durchaus angebracht sein. Wer schon einmal eine Famulatur in Übersee absolviert hat, der weiß, dass US-Kliniken wesentlich höhere Deckungssummen verlangen.

PRODUKT-TIPP

Berufshaftpflicht

Für seine studentischen Mitglieder ab dem 1. Semester hat der FVDZ mit der Deutschen Ärzteversicherung ein günstiges Angebot entwickelt. Sie ist für Mitglieder im MEDI-LEARN Club Zahnmedizin kostenlos.

• Infos hier: www.medi-learn.de/az114

Per Gesetz verordnet: Die Kfz-Versicherung

Die Kraftfahrzeug-Haftpflichtversicherung ist vom Gesetzgeber zwingend vorgeschrieben. Damit ist der durch eigenes Verschulden verursachte Schaden an einem anderen Fahrzeug oder einer Person abgedeckt. Wer schon ein eigenes Auto fährt, genauer gesagt, auf wen bereits ein eigenes Fahrzeug zugelassen ist, der weiß: ohne Versicherungsschutz für die Haftpflicht keine Zulassung.

Teilkasko und Vollkasko sind demgegenüber eine Sache der eigenen Risikoeinschätzung bzw. des Geldbeutels. Werden bei Teilkasko nur Schäden am eigenen Fahrzeug durch bestimmte Ereignisse, wie z. B. Feuer, Blitzschlag oder Diebstahl, übernommen, kommt die Vollkasko sogar für selbst verschuldete Unfallschäden am eigenen Fahrzeug auf. Auch mutwillige Beschädigungen durch Dritte übernimmt die Vollkasko.

Teil- und Vollkasko

Alles eine Frage des Preises! Wirklich alles? Die Preisfrage

„Welche Kfz-Versicherung ist am günstigsten?" – diese Frage ist bei Studenten nahe liegend. Über Versicherungsvergleiche im Internet wird der vermeintlich günstigste Anbieter herausgesucht. Der Preis als Entscheidungskriterium mag eine wichtige Komponente bei Abschluss einer Versicherung sein – doch welche Überlegungen können noch von Bedeutung sein? Einige Fragen mögen verdeutlichen, dass bei der Kfz-Versicherung neben dem Preis die Leistungsstärke und der Service im Fokus stehen sollten: Wie sind die Schäden bei eige-

UNSER TIPP

Teil- und Vollkasko

Durch die Vereinbarung von Selbstbehalten lassen sich die Beiträge für Teil- oder Vollkasko verringern.

nen Auslandsreisen versichert, wenn ein im Ausland versichertes Fahrzeug den Unfall verursacht hat oder wenn ich mit einem Mietfahrzeug im Ausland einen Unfall verursache? Besteht für den Versicherer bei der Kaskoversicherung die Möglichkeit, bei einem Schaden unter Verweis auf „grob fahrlässiges Verhalten" die Leistung zu verweigern? Ist eine längere Neupreisentschädigung in der Kaskoversicherung Bestandteil des Versicherungsschutzes und sind auch Zulassungs- und Überführungskosten für das neue Fahrzeug abgedeckt?

Sind alle fest eingebauten Fahrzeug- und Zubehörteile kostenfrei mitversichert?

Also, nicht nur der Preis, sondern vor allem die Leistungen sind entscheidend. Denn schließlich möchten gerade Studenten, die auf ihr Geld achten, sich im Schadenfall auch darauf verlassen können, dass die Versicherung auch wirklich leistet. Dann lieber intelligent sparen, in dem man das Fahrzeug in den qualitätsgeprüften Werkstätten der Versicherung reparieren lässt – und dabei gleichzeitig noch Zusatzleistungen wie ein kostenloses Ersatzfahrzeug für die Dauer der Reparatur bekommt. Dafür gewähren einige Versicherungen nämlich bis zu 15 Prozent Nachlass auf den Kaskobeitrag.

Zahnmedizinertarife?

Spezielle Angebote für Zahnmediziner gibt es im Markt kaum. Die Tarifierung erfolgt nach allgemein gängigen Merkmalen bezogen auf das Fahrzeug und den Ort der Zulassung sowie persönlichen Kriterien, vor allem schadenfreie Jahre, Alter oder der jährlichen Fahrleistung. Speziell diese persönlichen Angaben muss man natürlich wahrheitsgemäß beantworten, um den Versicherungsschutz nicht zu gefährden.

Fast alle Versicherer geben einen Nachlass, wenn der Kunde im öffentlichen Dienst tätig ist – was bei einigen angestellten Zahnärzten der Fall ist. Manche Versicherer bieten einen speziellen (Zahn-)Medizinertarif, allerdings erst ab der Approbation.

Versicherungen für „Hab und Gut": Hausrat, Laptop und Fahrrad

Die Hausratversicherung sichert den gesamten Hausstand (alle Ge- und Verbrauchsgegenstände), wenn dieser durch Feuer, Einbruchdiebstahl, Vandalismus nach Einbruchdiebstahl, Leitungswasser, Sturm und Hagel beschädigt bzw. zerstört wird oder abhanden kommt. Viele Studenten werden nach dieser Definition nun vielleicht müde lächeln und abwinkend sagen: „Das lohnt sich doch bei meiner Bude nicht" oder „Ich wohne in einer WG, da funktioniert das nicht". Das ist natürlich eine Abwägungsfrage. Doch es sind auch Computer, Handys und selbst Fahrräder über die Hausratversicherung geschützt. Und hier merkt mancher Student doch auf, denn das Diebstahlrisiko bei Drahteseln ist bekanntlich besonders hoch.

Fahrradversicherung

In Deutschland werden jedes Jahr rund 500.000 Fahrräder als gestohlen gemeldet. Die Bundesregierung spricht in ihrem Fahrradverkehrsbericht von einem jährlichen Schaden von 150 Millionen Euro. Die Aufklärungsquote liegt jedoch unter 10 %. Daher ist die Nachfrage nach Versicherungsschutz verständlich. Generell zählen Fahrräder als Hausrat und sind somit über die Hausratversicherung unter anderem gegen Einbruchdiebstahl mitversichert. Die meisten Versicherungen ersetzen den Schaden allerdings nur, wenn sich der Diebstahl zwischen 6 Uhr und 22 Uhr ereignet hat oder das Fahrrad in Gebrauch war – also noch benutzt werden sollte, etwa um aus der Kneipe nach Hause zu radeln. Einige wenige Anbieter, wie zum Beispiel AXA, ersetzen den Verlust – egal zu welcher Tageszeit das Rad geklaut wurde. Abgeschlossen werden muss es aber natürlich immer.

Laptop, Aquarium und Wasserbett

Die Versicherung eines stationären Computers im Rahmen der Hausrat-versicherung ist unproblematisch. Gegen einen Mehrbeitrag sind oft sogar Überspannungsschäden mitversichert, die dem PC schnell zusetzen können. Aber auch Laptops können heute versichert werden, je nach Vertrag sogar gegen einfachen Diebstahl. Beaufsichtigen muss man das Gerät allerdings immer. Wer also in der Bibliothek arbeitet und gerade mal ein Buch aus einem Regal holen möchte, bittet lieber einen vertrauensvollen Kommilitonen, das Gerät kurz zu beaufsichtigen.

Ein Hinweis für alle stolzen Zierfischbesitzer: Was haben Wasserbetten und Aquarien gemeinsam? Beide sind entspannend – und beide können hohe Wasserschäden verursachen. Dem finanziellen Schaden kann man im Rahmen der Hausrat-versicherung vorbeugen! Zum Schluss noch zwei Tipps. Erstens: Wenn die Eltern eine Hausratversicherung besitzen, dann gilt diese in der Regel auch, wenn sich Sohn oder Tochter zum Studium an einem anderen Ort aufhalten. Allerdings nur für Hausratgegenstände, die für diesen Zweck aus der versicherten elterlichen Wohnung entnommen werden (Außenver-sicherung). Die Entschädigung für die Außenversicherung ist meist begrenzt. Diese Grenze kann allerdings nach Absprache mit dem Versicherer auch angehoben werden. Und zweitens: Den Vermieter fragen, ob die Bude nebst Inhalt vielleicht in seiner Hausratversicherung mitversichert ist – bei „Unter-vermietung" ist das durchaus üblich.

> **UNSER TIPP**
>
> Berechnung
>
> Ermittlung der individuellen Hausrat-versicherungssumme gibt es unter:
> - www.medi-learn.de/az038

Versicherungsschutz auf Auslandsreisen

In den Semesterferien gehören Reisen in das Ausland zum studentischen Alltag (sei es als normaler Urlaub oder z. B. beim Entschluss eine Famula-tur zu machen). An Versicherungen wird dabei selten gedacht, höchstens noch an die Krankenversicherung. Das hat sich nämlich schon herum ge-sprochen: Der Abschluss einer Auslandsreisekrankenversicherung ist un-erlässlich. Denn für Krankheitskosten kommt die studentische bzw. gesetz-liche Krankenversicherung nur selten auf.

Unbedingt empfehlenswert:
Auslandskrankenversicherungsschutz

Jeder Student besitzt zwar eine eigene Krankenversicherung. Diese gilt jedoch, wenn sie über eine gesetzliche Krankenkasse besteht, nur für Deutschland. Auch die Sozialversicherungsabkommen, die von der Bundesrepublik mit einigen EU-Staaten getroffen wurden, sichern dem Studenten nicht zwingend die Übernahme aller entstandenen Kosten zu. Viele Ärzte stellen zum Beispiel Leistungen in Rechnung, die von der deutschen Kasse später nicht oder nur teilweise übernommen werden. Mit vielen Ländern, die von Zahnmedizinstudenten für Urlaubsreisen oder eine Famulatur ausgewählt werden, fehlen aber auch diese Sozialversicherungsabkommen. Das bedeutet im Klartext, dass das Kostenrisiko alleine beim Studenten liegt! Achtung: Versicherungsschutz, d. h. Kostenerstattung gibt es nur für ärztliche Behandlung bei akuten Erkrankungen, Unfällen und stationärer Behandlung sowie schmerzstillender Zahnbehandlung (kommt bei Zahnis glücklicherweise eher selten vor! ;-)). Leistungen zu Vorerkrankungen oder für absehbare Behandlungen sind vom Versicherungsschutz also ausgeschlossen. Unbedingt auf angemessene Regelungen für den Fall eines Rücktransportes aus medizinischen Gründen achten. Denn hier gibt es große Unterschiede, insbesondere bei der Höhe der Kosten, die das Unternehmen übernimmt. Und bei einem Rückflug mit einem Ambulanzflugzeug kommen schnell 100.000 EUR zusammen!

Die Haftpflichtversicherung – ein absolutes „Muss" im Ausland

Der Reiz einer Famulatur im Ausland liegt vielfach darin begründet, dass man im Gastland entweder hohe medizinisch-wissenschaftliche Standards kennen lernen kann, wie zum Beispiel in den USA, oder dass man in hohem Ausmaß praktische Erfahrungen in der Arbeit am und mit dem Patienten machen kann – oft durch sehr niedrige Standards und Mangel an Fachkräften. Letzteres ergibt sich häufig, wenn man sich für ein Dritte-Welt-Land entscheidet. Wer das tut, muss sich im Klaren darüber sein, dass er für sein Handeln im Zweifel auch zur Rechenschaft gezogen werden kann. Im Regelfall wird ein Student sicher nicht in Schadenersatzpflicht genommen werden, weil er in der Obhut einer Klinik oder eines Aufsicht führenden (Zahn-)Arztes steht. Dennoch sind direkte Ansprüche aufgrund einer fehlerhaften Behandlung nicht gänzlich auszuschließen. Für diesen Fall ist es wichtig, eine adäquate Haftpflichtversicherung im Rücken zu haben, die im schlimmsten Fall entweder zahlt oder die Ansprüche der Kläger nach Prüfung abweist. Eine wichtige Frage dabei ist, wie hoch die Deckungssummen der Haftpflichtversicherung sein sollten. In der Regel dürften fünf Mio. Euro für Personenschäden ausreichend sein. Wenn jedoch, z. B. in den USA oder Kanada, durch die einstellende Klinik eine höhere Deckungssumme verlangt werden sollte, so ist hierüber mit dem Versicherer eine entsprechende Vereinbarung zu treffen. In jedem Fall sollte die Privathaftpflicht eingeschlossen sein und eine englische sowie französische Versicherungsbestätigung zur Verfügung stehen, die dann auch im Vorfeld bei der Bewerbung um die Auslandsstelle eingesetzt werden kann.

PRODUKT-TIPP

Famulatur im Ausland

Für eine Famulatur im Ausland hat die Bundesvertretung der Medizinstudierenden in Deutschland (bvmd) zusammen mit der Deutschen Ärzteversicherung tolle Angebote entwickelt. Infos dazu sind zu finden unter:

- Deutsche Ärzteversicherung
  www.medi-learn.de/az159

Krankenversicherung: Pflicht und Kür

Im Regelfall sind Studenten Pflichtmitglied in der gesetzlichen Krankenversicherung. Eine Befreiung ist nur bei Aufnahme des Studiums oder bei Wegfall der Familienversicherung möglich. Der Befreiungsantrag ist innerhalb von drei Monaten nach Eintritt der Versicherungspflicht zu stellen. Sie gilt nur für die Dauer des Studiums. Die Befreiung wird rückwirkend zu dem Zeitpunkt ausgesprochen, zu dem die Versicherungspflicht eingetreten ist, sofern noch keine Leistungen der gesetzlichen Krankenversicherung in Anspruch genommen wurden. Der Befreiungsantrag ist bei der gesetzlichen Krankenkasse zu stellen, bei der zuletzt eine Mitgliedschaft bestanden hat. Die studentische Krankenversicherung endet einen Monat nach dem letzten Studiensemester, spätestens nach Ablauf des 14. Semesters oder des 30. Lebensjahres. Danach haben die Studenten die Wahl, ob sie sich privat oder freiwillig gesetzlich versichern. Nicht versicherungspflichtige Studenten zahlen einen freiwilligen Beitrag.

Studentenjob

Immer versicherungsfrei sind Studenten, die eine Beschäftigung ausschließlich während der Semesterferien ausüben. Dabei kommt es weder auf die Höhe des Arbeitsentgelts noch auf die Dauer der Beschäftigung oder die Zahl der wöchentlichen Arbeitsstunden an. In der Regel sind Beschäftigungen des Studenten während des Semesters unabhängig von der Höhe des Arbeitsentgelts ebenfalls nicht versicherungspflichtig, wenn die wöchentliche Arbeitszeit dabei nicht mehr als 20 Stunden beträgt. Arbeitet der Student während des Semesters mehr als 20 Stunden pro Woche, so ist er dann versicherungsfrei, wenn die Beschäftigung vorwiegend in den Abend- oder Nachtstunden oder am Wochenende ausgeübt wird und die Arbeitskraft des Studenten überwiegend durch das Studium in Anspruch genommen wird.

Lohnt sich eine private Zusatzversicherung?

Die meisten Studenten sind wie geschildert gesetzlich krankenversichert. Wer bessere Leistungen und/oder mehr Komfort wünscht, der kann seinen Versicherungsschutz durch private Zusatzversicherungen ergänzen. Da gibt es zunächst die unterschiedlichsten Angebote für die stationäre Behandlung, z. B. die Unterbringung im Ein-, Zwei- oder Mehrbettzimmer mit oder ohne privatärztlicher Behandlung sowie die Ergänzungstarife zur ambulanten Heilbehandlung. Wesensmerkmal dieser Angebote ist jeweils, dass die Kosten übernommen werden, für die die Gesetzliche Krankenversicherung nicht oder nur anteilig aufkommt. Art und Umfang des gewünschten Versicherungsschutzes kann man individuell nach Bedarf und Geldbeutel zusammenstellen. Immer jedoch sind bei Antragstellung Gesundheitsfragen zu beantworten, von deren Prüfung der Versicherer letztendlich den zu zahlenden Beitrag abhängig macht. Denn anders als die gesetzlichen Kassen, die jeden ohne Unterschied von Alter, Geschlecht oder Gesundheitszustand versichern (Solidarprinzip), ermitteln die privaten Krankenversicherungen für ihre Kunden einen individuellen Beitrag. Dieser ist von drei Faktoren abhängig:
Eintrittsalter: je jünger, desto günstiger der Beitrag

– Eintrittsalter: je jünger, desto günstiger der Beitrag
– Gesundheitszustand: Vorerkrankungen können zu einem Angebot mit Beitragszuschlägen, vielleicht sogar Leistungseinschränkungen (sog. Erschwernisangebot) oder zu einer Ablehnung des Antrages führen.

Erschwernisangebote genau prüfen

Kommt es tatsächlich – was bei jungen Versicherten selten der Fall ist – zu einer Annahme mit erhöhtem Beitrag oder Leistungseinschränkung, sollte man gut überlegen, ein solches „Erschwernisangebot" auf Grund der Risikoprüfung abzulehnen. Denn lehnt man ab, kommt der Versicherungsvertrag nicht zustande. Möglicher Nachteil neben dem fehlenden Versicherungsschutz: Bei einer Antragstellung zu einem späteren Zeitpunkt, z. B. als Zahnarzt während der Assistenzzeit ist anzugeben, dass bereits einmal ein Antrag abgelehnt oder nicht zustande gekommen ist. Außerdem kann sich die Erkrankung bis dahin verschlimmert haben. Da jedoch Zahnmediziner zu einer Berufsgruppe gehören, die auf Grund ihres Einkommens die Möglichkeit haben, sich – nach der durch die Gesundheitsreform geschaffenen dreijährigen „Wartezeit" – von der gesetzlichen zu Gunsten der privaten Krankenversicherung befreien zu lassen, ist grundsätzlich anzuraten, möglichst frühzeitig (solange man fit und gesund ist) in die private Krankenversicherung einzusteigen. Gibt es ein Erschwernisangebot, sollte man mit dem Versicherer in Verhandlungen treten, ob z. B. zusätzliche Untersuchungen möglich sind, die die Schwere der Erkrankung abklären könnten, und/oder ob eine erneute Überprüfung des Beitragszuschlags nach zwei oder drei Jahren möglich ist.

Sinnvoll: Option auf spätere Versicherung

Wer sich eine private Zusatzversicherung während des Studiums nicht leisten kann oder will, der kann für einen überschaubaren Monatsbeitrag eine Option auf eine spätere private Krankenversicherung abschließen. Diese Option kann dann später ohne erneute Gesundheitsprüfung ausgeübt werden. Zwischenzeitlich aufgetretene Erkrankungen oder eine generelle Verschlechterung des Gesundheitszustands bleiben dann unberücksichtigt!

„Muss – Soll – Kann"
Der Versicherungs-Check-Up für junge Zahnmediziner

Mancher Leser wird sich nun fragen: Welche Versicherung muss ich denn nun wirklich abschließen, worauf könnte ich verzichten bzw. erst zu einem späteren Zeitpunkt meiner Ausbildung und Karriere abschließen? Eine Antwort hierauf gibt „Muss – Soll – Kann" – Der Versicherungs-Check-Up für junge Zahnmediziner, der nun vorgestellt wird. Die Empfehlungen sollen eine erste Orientierung geben und bei der Entscheidungsfindung helfen. Zur Erläuterung: Die Wertung „Muss" kann sich z. B. aus einer gesetzlichen Vorgabe oder aus einer berufsrechtlichen Bestimmung heraus ergeben. Sie kann auch durch die Uni oder den späteren Arbeitgeber vorgegeben sein. Mit der Wertung „Soll" ist eine Empfehlung verbunden, ein bestimmtes Produkt abzuschließen. Und mit „Kann" ist die „Kür" beschrieben – da zählt neben der persönlichen Risikoeinschätzung natürlich auch das Budget, das für Versicherungen zur Verfügung steht. Viel Glück mit den Versicherungen wünscht Karl-Heinz Silbernagel (Deutsche Ärzteversicherung) Zum Versicherungs-Checkup bitte umblättern!

Versicherung	Vorklinik	Klinik	Weiterbildung
Privathaftpflicht	Kann	Kann	**Muss**
Berufshaftpflicht	Kann	Soll	**Muss**
• Ausland	**Muss**		**Muss**
Rechtsschutz			
• Beruf	Kann	Kann	**Muss**
• Verkehr	Soll	Soll	Soll
• Freizeit	Kann	Kann	Soll
• Wohnen	Kann	Kann	Soll
Kfz-Versicherung			
• Haftpflicht	**Muss**	**Muss**	**Muss**
• Teilkasko	Soll	Soll	Soll
• Vollkasko	Kann	Kann	Kann
Hausrat	Kann	Kann	Soll
• Fahrrad	Kann	Kann	Kann
• Laptop	Kann	Kann	Kann
Krankenversicherung	**Muss**	**Muss**	**Muss**
• Ausland	**Muss**	**Muss**	**Muss**
• Option auf Vollversicherung	Kann	Soll	Soll
Berufsunfähigkeit	Kann	Soll	**Muss**
Unfallversicherung	Kann	Soll	Soll

Versicherung	Check it
Privathaftpflicht	Versicherungsschutz über Eltern klären
Berufshaftpflicht	Ggf. Versicherung durch Uni vorgeschrieben
Rechtsschutz	Versicherungsschutz über Eltern klären, Verkehrs-Rechtsschutz ggf. über Automobilclub vorhanden?
Kfz-Versicherung	Gesetzliche Vorgabe Selbstbehalt wählen. Nur bei Neuwagen oder bei Finanzierung
Hausrat	Versicherungsschutz über Eltern oder Vermieter klären
Krankenversicherung	Befreiung von GKV bei Studienbeginn prüfen, Famulatur ist keine Auslandsreise
Berufsunfähigkeit	Die Deutsche Ärzteversicherung wurde bei dieser Produktpalette von der Stiftung Warentest mehrfach mit „Sehr gut" bewertet
Unfallversicherung	Spezialtarife für Mediziner abfragen

PRODUKTINFO

Versicherungen

Weitere Informationen zu unserem Partner Deutsche Ärzteversicherung
findest du unter:

*   www.medi-learn.de/az117

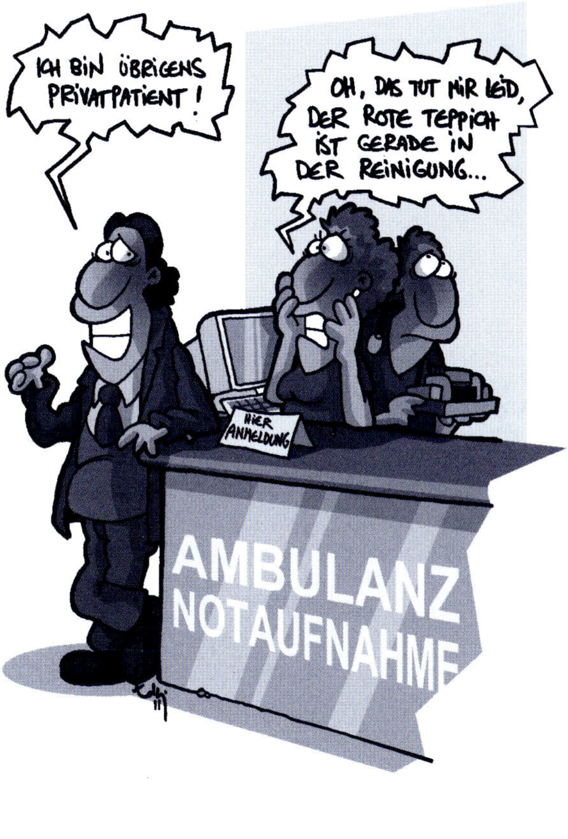

Mehr Cartoons unter www.medi-learn.de/cartoons

ZUSAMMENFASSUNG
Wichtiges zum Versicherungsschutz

Absolutes Muss: Haftpflichtversicherung
Eine Berufs- und Privathaftpflichtversicherung kommt für z. B. aus Unachtsamkeit oder Fahrlässigkeit im Berufs- oder Privatleben verursachte Schäden an Personen, Sachen oder Vermögen auf (siehe Seite 158).

Fürsorgepflicht der Uni ist begrenzt
Zahnmedizinstudenten sind in der Regel über die Krankenhaushaftpflicht abgesichert. Bei grober Fahrlässigkeit kann es allerdings vorkommen, dass die Uni dich als Schadensverursacher in Regress nimmt. Eine zum Schutz abgeschlossene Berufshaftpflichtversicherung muss deshalb grobe Fahrlässigkeit mit einschließen. Die Berufshaftpflichtversicherung kommt für Schäden an Personen, Sachen und Vermögen auf und sollte Haupt- und Nebentätigkeiten des beruflichen Alltags umfassen. Empfehlenswerte Deckungssummen: Personenschäden / Sachschäden (5.000.000 Euro) und Vermögensschäden (1.000.000 Euro) (siehe Seite 159).

Hausrat und Fahrrad, Laptop, Aquarium und Wasserbett
Eine Hausratversicherung schützt den Hausstand vor Schäden durch z. B. Feuer oder Einbruch. Auch PC´s und Fahrräder sind – allerdings unter z.T. besonderen Bedingungen – mitversichert. Die Aufnahme einer gesonderten Fahrrad-Klausel in die Hausratversicherung oder der Abschluss einer separaten Fahrrad-Versicherung kann daher sinnvoll sein. Auch bei Laptop, Aquarium und Wasserbett gibt es den Versicherungsschutz (siehe Seite 162).

Versicherung bei Auslandsaufenthalt: Kranken und Haftpflicht
Der Abschluss einer Auslandsreisekrankenversicherung ist unbedingt empfehlenswert, um das Kostenrisiko im Falle einer medizinischen Behandlung außerhalb Deutschlands zu minimieren. Der Abschluss einer Haftpflichtversicherung ist ebenfalls ein absolutes Muss im Rahmen eines Auslandsaufenthaltes (siehe Seite 163).

Pflicht und Kür bei der Krankenversicherung
Studenten sind Pflichtmitglied in der gesetzlichen Krankenversicherung (bis 25. Lebensjahr mitversichert über die Familienversicherung). Sie können sich u.U. befreien lassen und in die private Krankenversicherung wechseln. Spätestens nach 14 Semestern endet die studentische Krankenversicherung. Sie kann dann wahlweise durch eine private oder freiwillig-gesetzliche Krankenversicherung fortgeführt werden (siehe Seite 165).

Muss-Soll-Kann – der Versicherungs-Check-Up für junge Zahnmediziner
Unser Versicherungs-Check-Up bietet jungen Zahnmedizinern genaue Antworten, welche Versicherungen unverzichtbar, welche sinnvoll oder aber nur ergänzend nötig sind (siehe Seite 167).

Über den Tellerrand schauen

Institutionen und Verbände
Die Bundeszahnärztekammer (BZÄK)

Die Bundeszahnärztekammer (BZÄK), Arbeitsgemeinschaft der deutschen Zahnärztekammern e. V., ist die Berufsvertretung aller deutschen Zahnärzte auf Bundesebene. Mitglieder der BZÄK sind die Zahnärztekammern der Bundesländer, die Delegierte in die Bundesversammlung, das höchste Entscheidungsgremium der Bundeszahnärztekammer, entsenden. Die Präsidenten der Landeszahnärztekammern bilden gemeinsam mit dem Präsidenten und den Vizepräsidenten der Bundeszahnärztekammer deren Vorstand. Die Bundeszahnärztekammer vertritt die gesundheits- und professionspolitischen Interessen des zahnärztlichen Berufsstandes. Ihr oberstes Ziel ist der Einsatz für ein freiheitliches, zukunftsorientiertes Gesundheitswesen, das den Patienten in den Mittelpunkt der zahnärztlichen Bemühungen stellt, und in dem sich das Verhältnis zwischen Zahnarzt und Patienten frei von Fremdeinflüssen entwickeln kann. Im Einzelnen gehören zu den Aufgabengebieten der Bundeszahnärztekammer:

- Die Vertretung des zahnärztlichen Berufsstandes gegenüber Politik, Medien und breiter Öffentlichkeit auf der Ebene des Bundes,
- das Hinwirken auf die Schaffung von Rahmenbedingungen zur Erbringung und Anerkennung zahnmedizinischer Leistungen, die sich an den Grundsätzen der Freiberuflichkeit und einer weitgehenden Autonomie des Patienten orientieren,
- die Koordinierung und Durchführung länderübergreifender Aufgaben der Verbandsmitglieder,
- die Koordinierung und Weiterentwicklung der zahnärztlichen Aus-, Fort- und Weiterbildung in Zusammenarbeit mit zahnärztlich-wissenschaftlichen Organisationen,
- die Förderung der öffentlichen Gesundheitspflege,
- die Vertretung der Interessen der Zahnärzteschaft auf europäischer und internationaler Ebene und
- eine gezielte Öffentlichkeitsarbeit im Interesse der Zahnärzte und Patienten.

Kontaktdaten:
Bundeszahnärztekammer
Arbeitsgemeinschaft der Deutschen Zahnärztekammern e. V.
Chausseestraße 13, D-10115 Berlin

Tel.:   030 40005-0;
Fax: 030 40005-200
E-Mail: info@bzaek.de
Internet: www.bzaek.de

Die Kassenzahnärztliche Bundesvereinigung (KZBV)

Die Kassenzahnärztliche Bundesvereinigung (KZBV) ist eine Körperschaft des öffentlichen Rechts. Sie vertritt die Interessen der Vertragszahnärzte („Kassenzahnärzte") Deutschlands.

Die Aufgaben der KZBV, wie auch deren Mitgliedsorganisationen, die Kassenzahnärztlichen Vereinigungen der Länder, resultieren aus den gesetzlichen Aufträgen im Vierten Kapitel des Sozialgesetzbuches V (SGB). Die wichtigste Aufgabe der KZBV wie auch der Kassenzahnärztlichen Vereinigungen der Länder ist die Sicherstellung der vertragszahnärztlichen Versorgung. Das heißt: In verbindlichen Verträgen mit den gesetzlichen Krankenkassen werden die Rechte und Pflichten der Vertragszahnärzte festgelegt, aufgrund derer die zahnärztliche Behandlung einschließlich der Versorgung mit Zahnersatz und kieferorthopädischer Maßnahmen der gesetzlich Versicherten und ihrer Angehörigen durchzuführen ist.

Zu den Aufgaben der KZBV gehören insbesondere:
– Die Wahrung der Rechte der Zahnärzte gegenüber den Krankenkassen,
– die Wahrung der Interessen gegenüber der Aufsichtsbehörde und dem Gesetzgeber,
– die Sicherstellung (Gewährleistung) der vertragszahnärztlichen Versorgung entsprechend den gesetzlichen und vertraglichen Bestimmungen,
– die Sicherung angemessener Vergütungen für die Vertragszahnärzte,
– die Vereinbarung von Bundesmantelverträgen,
– die Regelung der länderübergreifenden Durchführung der zahnärztlichen Versorgung und des Zahlungsausgleiches zwischen den Kassenzahnärztlichen Vereinigungen der Länder,
– Aufstellung von Richtlinien zur Betriebs-, Wirtschafts- und Rechnungsführung der Kassenzahnärztlichen Vereinigungen und
– die Bestellung der Vertreter der Vertragszahnärzte im Bundesschiedsamt und im gemeinsamen Bundesausschuss für die vertragszahnärztliche Versorgung.

Die Kassenzahnärztliche Bundesvereinigung untersteht der Aufsicht des Bundesgesundheitsministeriums. Näheres bestimmt die Satzung der KZBV.

Kontaktdaten:

Kassenzahnärztliche Bundesvereinigung

Universitätsstr. 73, 50931 Köln

Postfach 41 01 69, 50861 Köln

Tel.:   0221 4001-0

Fax: 0221 404035

E-Mail: post@kzbv.de

Internet: www.kzbv.de

Freier Verband Deutscher Zahnärzte e. V. (FVDZ)

Der Freie Verband Deutscher Zahnärzte ist der größte unabhängige zahnärztliche Berufsverband in Deutschland. Neben seinem Engagement auf
berufspolitischer Ebene steht der Verband seinen Mitgliedern mit Rat und
Tat in allen Angelegenheiten rund um die Praxis zur Seite.

Ziele des Freien Verbandes

In der Satzung heißt es zu den Zielen des FVDZ: „Das Ziel des Freien Verbandes Deutscher Zahnärzte ist die Sicherstellung der freien Ausübung des
zahnärztlichen Berufes zum Wohle der Patienten. Nur ein unabhängiger und
von Bevormundung freier Zahnarzt kann seinen beruflichen und ethischen
Verpflichtungen voll gerecht werden".

Seit seiner Gründung im Jahre 1955 vertritt der Freie Verband auf Bundes-
und Landesebene gegenüber Politikern und Parlament konsequent eine frei-
heitliche Gesundheitspolitik. Der Freie Verband hat hierfür praxistaugliche
und finanzierbare Konzepte erarbeitet.

Der FVDZ plädiert für ein System der Kostenerstattung statt Sachleistung.
Dies führt zu mehr Eigenverantwortung, Transparenz und Wettbewerb und
stellt eine adäquate Versorgung der Bevölkerung auf hohem Niveau sicher.
Der Freie Verband setzt sich für eine transparente Prämienfinanzierung einer Grundversorgung in der Zahnmedizin ein. Die Inanspruchnahme von
hochwertigen, das Maß der Grundversorgung übersteigenden Leistungen
soll in die Eigenverantwortung des Patienten übergeben werden.

Berufspolitische Interessenvertretung

Der Freie Verband sieht seine Aufgabe darin, alternative Handlungsopti-
onen für Zahnärzte für ein zukunftsfähiges Gesundheitswesen zu entwickeln. Er engagiert sich für zahnärztliche Therapiefreiheit, Offenheit mo-

derner zahnärztlicher Methoden für alle Patienten, Prophylaxeförderung, mehr Eigenverantwortung für Patienten und Zahnärzte sowie eine solide Finanzierung der Zahnheilkunde.

Wissenschaftlich-fachliche Interessenvertretung

Der Freie Verband fördert die wissenschaftlich-fachliche Kompetenz seiner Mitglieder, indem er umfangreiche zahnmedizinische Fortbildungsangebote zur Verfügung stellt, die den neuesten wissenschaftlichen Stand widerspiegeln.

Stärkung der wirtschaftlichen Kompetenz

Freiberuflich tätige Zahnärzte müssen zur langfristigen Sicherung ihrer Existenz zunehmend unternehmerisch-wirtschaftlichen Anforderungen gerecht werden. Aus diesem Grund möchte der Freie Verband die unternehmerisch-wirtschaftliche Kompetenz seiner Mitglieder stärken. Das auf dieses Ziel gerichtete Angebot des Freien Verbandes umfasst sowohl vielseitige Angebote der "praxis management – akademie" als auch vielfältige kostenlose Beratungsleistungen für Verbandsmitglieder.

Vorteile für Studenten

Für Studenten bietet der FVDZ ein umfassendes Förderprogramm an, das sie während des Studiums unterstützt und auf den Berufsalltag vorbereitet. Studentische Mitglieder haben beitragsfrei dieselben Rechte wie ein voll zahlendes Mitglied und erhalten kostenlose Beratung und Kongresstickets.

Kontaktdaten:
Freier Verband Deutscher Zahnärzte e. V.
Mallwitzstraße 16, 53177 Bonn
Tel: 0228 8557-0
E-Mail: info@fvdz.de
Web: www.fvdz.de
Facebook: www.facebook.com/fvdzev
Studentenbeauftragter Thomas Walber
E-Mail: tw@fvdz.de
Kostenlose Hotline für Studenten: 0800 8557000

Zahnmedizinischer Austauschdienst (ZAD)

Der Zahnmedizinische Austauschdienst vermittelt deutsche Zahnmedizinstudenten und Jungapprobierte an ausländische Universitäten zwecks Famulatur. Er unterstützt umgekehrt auch ausländische Studenten und Jungapprobierte an deutschen Universitäten. Der ZAD arbeitet dabei eng mit dem Deutschen Akademischen Austauschdienst (DAAD) zusammen, der mit Verwaltungszuschüssen hilft und in bestimmten Fällen Reisekostenzuschüsse gewährt.

Kontaktdaten:
Zahnmedizinischer Austauschdienst
Doris Bungartz
Mallwitzstraße 16, 53177 Bonn
Tel: 0228 8557-44
E-Mail: db@fvdz.de
Web: www.zad-online.com

young-dentists (yd²)

yd² young dentists ist eine Kooperation der Akademie Praxis und Wissenschaft (APW) und des Freien Verbandes Deutscher Zahnärzte (FVDZ) für junge Zahnärztinnen und Zahnärzte. In einer gemeinsamen Initiative wird dem zahnärztlichen Nachwuchs Orientierungshilfe und Beistand in den ersten Jahren des jungen Berufswegs geboten.
Die APW stellt ihr Know-how in der fachlich-wissenschaftlichen Fortbildung zur Verfügung. Und der Freie Verband bringt seine langjährigen Erfahrungen in der betriebswirtschaftlich-ökonomischen Fortbildung ein.
Dabei geht es rund um die Themenschwerpunkte Bewerbung, Arbeitsrecht, Praxisgründung, Niederlassung und Praxisführung. Perfekt auf die Bedürfnisse der jungen Zahnärzte zugeschnitten. Und was die wollen, hat eine Umfrage unter mehr als 8.000 yd² young dentists ergeben. Deshalb legen die fachlich-wissenschaftlichen Seminare den Schwerpunkt auf die Verbesserung der praktischen Fähigkeiten, da die Theorie noch frisch in den Köpfen ist. Die Schiene Praxismanagement greift Themen und Probleme auf, die einem "young dentist" Sorge bereiten können und zeigt dabei praktikable Lösungen auf. Dazu gehören Gesetzesänderungen, neue Formen der Berufsausübung, Steuern und Finanzen, Rechtsfragen usw.

Kontaktdaten:
young dentists GbR
Mallwitzstraße 16, 53177 Bonn
Gabriele Brandenburg
Tel.:   0228 8557-61

E-Mail: info@young-dentists.de
Web: www.young-dentists.de

Bundesfachschaftstagung (BuFaTa)

Jedes Jahr findet eine BuFaTa Zahnmedizin statt. Die Abkürzung steht für Bundesfachschaftstagung und meint ein bundesweites Treffen der zahnmedizinischen Fachschaften. Als studentische Vertretung kümmern sich Fachschaften um die Belange der Studierenden und der Vernetzung von Studierenden und Lehrenden. Ausgerichtet wird die BuFaTa im Wechsel von Fachschaften verschiedener Unis. Wer sich dort engagiert, wird also ziemlich sicher einmal an einer BuFaTa teilnehmen.

Das Engagement lohnt sich aus verschiedenen Gründen. Einmal ist es eine interessante Arbeit, zumal du in vielen studentischen Belangen direkt an der Quelle sitzt und gut informiert bist. Darüber hinaus machst du vor Professoren und Dozenten einen guten Eindruck, weil du über das Studium hinaus freiwillig aktiv mitarbeitest. Auch deine Kommilitonen werden dir deinen Einsatz danken.

Jedes Semester wird die Bundesfachschaftstagung von einer anderen zahnmedizinischen Fakultät ausgerichtet. Sie findet immer an einem Wochenende statt und hat in der Regel zwischen 200 und 250 Teilnehmer aus ganz Deutschland. Neben spannenden Vorträgen und „Hands-on"-Kursen werden aktuelle Belange der zahnmedizinischen Fachschaften diskutiert und besprochen. Dabei kommen Dinge, die gut laufen, ebenso zur Sprache wie Probleme und Schwierigkeiten. Bei der traditionellen Fachschaftsaussprache werden Neuerungen, Verbesserungen, Aktionen und Kritik geäußert und diskutiert. Damit ist die BuFaTa eine einzigartige Möglichkeit zum Austausch unter Zahnmedizinstudenten. Im Vordergrund stehen die „klassischen" Probleme wie überfüllte Kurse, Patientenmangel und die Überlegung, was sich dagegen tun lässt.

Angelegt ist die Tagung so, dass neben diesem notwendigen Informationsaustausch ein vielfältiges Rahmenprogramm stattfindet. Es werden Workshops, Vorträge und Arbeitsgruppen angeboten, die eine fachliche Weiterbildung fördern. Bei den Vorträgen hat sich eine Art „Duales System" etabliert: Ein Teil wird von ortsansässigen Referenten, ein Teil von Vertretern der Dentalindustrie übernommen. Dadurch erhalten die Fachschaftsmitglieder die Gelegenheit, sich über Neuheiten am Dentalmarkt und in der Forschung zu informieren. Die wissenschaftlichen Vorträge dagegen stammen von national und international anerkannten Referenten, die über ihre aktuellen Forschungsergebnisse berichten.

Eine Besonderheit der Zahnmediziner-BuFaTa dürfte sein, dass dort gleichzeitig auch die ordentliche Sitzung des Zahnärztlichen Austauschdienstes (ZAD) sowie des Bundes Deutscher Zahnmedizinstudenten (BDZM) stattfinden. Für Entspannung nach den gefüllten Seminartagen sorgen gemeinsame Abende, an denen die Tagungsmitglieder zusammen essen und feiern. Auf diese Weise wird nicht nur ein Ausgleich geschaffen, sondern die BuFaTa wird damit zu einer Veranstaltung, bei der man alte Bekannte treffen und neue Freunde finden kann. Es lohnt sich.

Da war noch was ...

Ob Kinderwunsch oder Tattoos bzw. Bundeswehr: folgende Themen könnten dich vielleicht auch interessieren. Wir stellen sie dir nun gerne vor.

Zahnmedizinstudium bei der Bundeswehr

Die Wehrpflicht ist abgeschafft. Die Möglichkeit, dich freiwillig als Soldat auf Zeit zu verpflichten und ein Studium bei der Bundeswehr zu absolvieren, gibt es immer noch. Eine etwas andere Alternative. Zwar wird der Studiengang Zahnmedizin nicht an den Bundeswehrunis in Hamburg und München angeboten, aber du darfst als Bundeswehrangehöriger diesen Studiengang an einer zivilen Uni belegen. Deswegen unterscheidet sich das Studium im Verlauf in keiner Weise vom regulären Zahnmedizinstudium, nur die äußeren Rahmenbedingungen sind etwas anders. Eine der wohl bekanntesten Besonderheiten ist, dass du als Bundeswehrangehöriger während des Studiums ein Gehalt erhältst. Finanzielle Sorgen gehören damit der Vergangenheit an. Dafür kannst du nicht selber über deine Fachrichtung und deinen Einsatzort entscheiden. Und das 17 Jahre lang. Die Entscheidung für ein Studium bei der Bundeswehr will also gut überlegt sein.

GELAUSCHT

Studium bei der Bundeswehr

Auch in unseren Foren ist ein Studium über die Bundeswehr Thema, z. B. in folgenden Beiträgen:

- www.medi-learn.de/az082
- www.medi-learn.de/az083
- www.medi-learn.de/az084

Hast du dich dafür entschieden, bewirbst du dich bei der Bundeswehr als „Sanitätsoffizieranwärter" (das ist die offizielle Bezeichnung). Dafür musst du deutsch im Sinne des Grundgesetzes und zwischen 17 und 26 Jahre alt sein. Für ein Studium brauchst du natürlich auch hier das Abitur. Zusätzlich solltest du die Bereitschaft mitbringen, dich für 17 Jahre zu verpflichten. In dieser Zeit ist das Studium eingerechnet. Vorsicht, trödeln gilt nicht: Es wird von dir erwartet, dass du das Studium in der Regelstudienzeit absolvierst. Verzögerungen verlängern die Dienstzeit. Brichst du ab, musst du die bisherigen Ausbildungskosten zurückerstatten.

Über deine Eignung und Einstellung entscheidet die Offizierbewerberprüfzentrale in Köln. Jedes Jahr wird ein mehr als zweitägiges Auswahlverfahren in Form eines Assessmentcenters durchgeführt. An verschiedenen Stationen musst du dort alleine oder in einer Gruppe dein Können demonstrieren. Zudem erfolgt eine medizinische Untersuchung und du musst in einem Sporttest deine körperliche Fitness unter Beweis stellen. Nur wenn du dies alles erfolgreich bestehst, wird deine Bewerbung angenommen und du kannst dich als Soldat auf Zeit verpflichten.

Noch vor Beginn des Studiums steht die dreimonatige, allgemeinmilitärische Grundausbildung. Es ist ebenfalls möglich, dass du als Offiziersanwärter eine längere und speziellere Ausbildung erhältst. Weitere Offizierslehrgänge begleiten dich während deines gesamten Studiums in den Semesterferien. Aber keine Sorge, wie ein normaler Arbeitnehmer hast du Anspruch auf Urlaubstage, die du in einem gewissen Rahmen frei wählen kannst. Und wie ein normaler Arbeitnehmer erhältst du ein Gehalt. Dieses Gehalt ist gestaffelt und entspricht den Bezügen deines erreichten Dienstgrades. Zu Beginn liegt es bei ungefähr 1600 Euro. Der Dienstgrad, den du in der Regel mit Approbation erreichst, lautet Stabsarzt.

Wenn du dein Studium abgeschlossen hast, beginnt dein Arbeitsleben. Die Aufgaben eines Stabszahnarztes unterscheiden sich nicht wesentlich von denen eines zivilen Zahnarztes. Du versorgst die Soldaten im Bereich der konservierenden, chirurgischen und prothetischen Zahnheilkunde, Oralchirurgie und Parodontologie. Über den Bereich deiner Facharztausbildung entscheidet die Bundeswehr. Normalerweise wirst du in einem Bereich ausgebildet, in dem gerade Bedarf herrscht. Gleiches gilt für deinen Einsatzort. Die Bundeswehr entscheidet, ob du deine Tätigkeiten in Deutschland oder bei einem Auslandseinsatz ausübst. Eine freie Wahl hast du in diesen Angelegenheiten also nicht. Übrigens erfolgen auch Praktika, Famulaturen und Weiterbildungen meistens in bundeswehreigenen Einrichtungen, sodass die Auswahl hier ebenfalls eingeschränkt ist.

Dennoch gibt es einige Argumente, die für ein Engagement bei der Bundeswehr sprechen: Der NC ist deutlich niedriger als bei einer ZVS-Bewerbung und für die Dauer deines Studiums erhältst du Ausbildungsgeld. Dadurch kannst du dich komplett auf dein Studium konzentrieren. Die Karriereleiter kann zügig erklommen werden. Als Nachteile sind zu nennen, dass du deine Facharztrichtung nicht selber bestimmen kannst und einen Auslandseinsatz nicht ablehnen darfst. Wenn du ein alleinstehender Mann bist, ist ein solcher Einsatz sogar relativ wahrscheinlich. Auch die z. Zt. 17-jährige Dienstverpflichtung will bedacht sein. Selbst wenn du das Studium reinrechnest, bleiben dir etwa elf Jahre, in denen du an die Bundeswehr gebunden bist. Du wärst also Mitte 30, ehe du dich in einer eigenen Praxis niederlassen könntest. Eine Entscheidung mit derart weit reichenden Konsequenzen will wohlüberlegt sein. Du solltest Vor- und Nachteile für dich ganz persönlich abwägen, um zu einer Entscheidung zu gelangen.

Kinderwunsch im Zahnmedizinstudium

Wie du weißt, ist das Zahnmedizinstudium sehr anstrengend, kostspielig und zeitintensiv. Da ist wenig Spielraum für andere Dinge und das in jeglicher Hinsicht. Nicht nur der strikte und wenig variable Stundenplan, sondern auch die Zeiten zum Lernen wollen eingehalten werden. Teilweise ist die Reihenfolge der Kurse vorgegeben und du verlierst Zeit, wenn du einen davon nicht zum vorgesehenen Zeitpunkt absolvierst. Unter diesem Gesichtspunkt ist ein Kind während des Studiums eine große Herausforderung. Dennoch finden sich zunehmend häufiger (werdende) Eltern zwischen deinen Kommilitonen und dies in nahezu allen Semestern. Die Belastungen sind nicht zu unterschätzen. Mit einem Kind ist dein Organisationstalent deutlich mehr gefragt. Es scheint daher einfacher, erst das Studium zu absolvieren und ein Kind nach der Approbation einzuplanen. Denn in der Assistenzarztzeit kannst du halbtags arbeiten und deiner Beschäftigung regelmäßig nachgehen. Wechselnde Stundenpläne wie an der Uni gibt es dann nicht mehr.

GELAUSCHT

Familie und Beruf

Mehr zu diesem Thema im Forum unter:
- www.medi-learn.de/az085

Hilfreich kann es sein, sich bei Kommilitonen, die bereits Eltern sind, nach ihren Erfahrungen zu erkundigen: Ob und wie sie die nötige Disziplin und Nervenstärke aufgebracht haben und wie es mit der Organisation aus ihrer Sicht am besten funktioniert hat. Sie können dir eine realistische Vorstellung von der Belastung vermitteln. Im MEDI-LEARN Forum berichten studierende Mütter und Väter davon, dass die Vorstellungen und die Gegebenheiten doch öfter mal weit auseinander lagen. Erkundige dich auch danach, welche Hilfestellungen die Uni bietet. Gibt es einen Uni-Kindergarten, erkundige dich dort, ab welchem Alter Kinder aufgenommen werden, ob es freie Plätze gibt, zu welchen Zeiten die Betreuung erfolgt und so weiter. Die Bundeszahnärztekammer hat übrigens ein Memorandum zur Vereinbarkeit von Familie und Beruf herausgebracht, da immer mehr Frauen Zahnmedizin studieren. Du findest es unter www.medi-learn.de/az086

Deutscher Zahnärztetag

Der Höhepunkt des zahnmedizinischen Jahres findet im Herbst statt: der Deutsche Zahnärztetag trifft sich. Die bundesweite gemeinsame Veranstaltung der Bundeszahnärztekammer (BZÄK), der Kassenzahnärztlichen Bundesvereinigung (KZBV) und der Deutschen Gesellschaft für Zahn-, Mund- und Kieferheilkunde (DGZMK) findet einmal jährlich in wechselnden Städten statt. Neben den Zahnärztetagen der einzelnen Länder handelt es sich beim Deutschen Zahnärztetag also um die größte Zusammenkunft der Zunft.

Für die mehrere tausend Teilnehmer, bei denen es sich neben Zahnmedizinern und zahnmedizinischem Personal auch um Studierende handelt, gibt es ein breit gefächertes und anspruchsvolles Programm. Die Mitgliederversammlungen der verschiedenen Ständevertretungen stehen an, ein großes Angebot an Vorträgen bietet interessante Themen, Arbeitskreise halten ihre Symposien ab, Workshops stellen Weiterbildungsmöglichkeiten vor und die Partner der Veranstaltung informieren in einer Ausstellung über ihre Arbeit. Für Studenten gibt es ein eigenes Vortragsprogramm, denn der Bundesverband der Zahnmedizinstudenten in Deutschland und die Kooperation yd2 young dentists sind ebenfalls vertreten.

Somit zeigt der Deutsche Zahnärztetag das komplette Spektrum der Zahnmedizin in Deutschland mit ihrem Zusammenspiel aus Standespolitik, Praxis und Wissenschaft. Er dokumentiert nach innen und außen die Bedeutung der Zahn-, Mund- und Kieferheilkunde im Gesundheitswesen und ihr Verständnis als medizinische Querschnittsdisziplin. Dies gelingt vor allem durch die gemeinsame Teilnahme von Zahnärzten, Standespolitikern, Vertretern der Wissenschaft und der Studentenschaft an der Veranstaltung, sodass die gesamte Bandbreite des Berufsstandes präsentiert wird.

Das Treffen dient den beteiligten Personengruppen zum Interessen- und Informationsaustausch. Fragen können diskutiert und Kritik geäußert werden, Probleme werden erörtert und Lösungsansätze untersucht. Damit bietet das Programm auch für die Praxis wertvolle und erkenntnisreiche Orientierungshilfen. Zudem stellt es den Höhepunkt im zahnmedizinischen Fortbildungsjahr dar, denn durch die Teilnahme lassen sich bis zu 16 Fortbildungspunkte anrechnen.

Eine Teilnahme zahlt sich also auf jeden Fall aus. Unter www.dtzt.de findest du das komplette Programm sowie Infos zu vergangenen Zahnärztetagen. Die Teilnahme kostet derzeit (Januar 2013) für Studierende zehn Euro Registrierungsgebühr pro Tag; Workshops werden separat bezahlt.

Exkurs: Tattoos bei Zahnärzten

Die Zeiten ändern sich. Waren es in früheren Jahren überwiegend Matrosen und Sträflinge, die tätowiert waren, so erfreut sich diese Form des Körperschmucks spätestens seit den 1990er Jahren zunehmender Beliebtheit in allen Bevölkerungsschichten. Damit hat sich auch die Akzeptanz vergrößert, zumal viele Prominente in den Medien mit ihren Tattoos abgebildet wurden. Doch trotz der allgemein größeren Akzeptanz stellt sich für einige Berufsgruppen die Frage, ob eine Tätowierung am Arbeitsplatz wirklich unproblematisch ist. Zu diesen Berufsgruppen gehören (Zahn-)Ärzte. Prinzipiell ist das Tragen von Tattoos für Angehörige medizinischer Berufsgruppen nicht verboten. Bei Krankenschwestern und –pflegern sieht man sie sogar recht häufig. Nicht weiter verwunderlich, wenn man bedenkt, dass der Anteil der Tätowierten immer weiter zunimmt. Waren 2003 noch 22,4 Prozent der Männer und 13,7 Prozent der Frauen zwischen 25 und 34 Jahren mit einem Tattoo geschmückt, so waren es 2009 bereits 26 bzw. 25,5 Prozent. Hinter diesen Zahlen stecken auch Medizinstudierende und Ärzte. Die Stellen, an denen eine Tätowierung am Körper platziert werden kann, sind zahlreich. Am beliebtesten sind die Arme und der Rücken. Um Probleme am Arbeitsplatz zu vermeiden, bietet es sich an, einen beim Tragen von Arbeitskleidung nicht sichtbaren Bereich zu wählen. Denn gerade ältere Patienten oder Vorgesetzte könnten Einwände haben und dem Körperschmuck weniger Akzeptanz entgegen bringen. Möglicherweise gibt es die Sorge, dass Patienten wegbleiben könnten, wenn eine Tätowierung als unhygienisch oder gar schmutzig empfunden wird.

Wenn du dir selber sicher bist und weißt, dass der Arbeitgeber keine Probleme damit hat, spricht nichts gegen ein Tattoo in einem sichtbaren Bereich wie beispielsweise den Unterarmen oder dem Nacken. Allerdings solltest du im Zweifel in der Lage sein, mit „dummen Sprüchen" klarzukommen und darauf sachlich zu reagieren. Trittst du selbstbewusst auf, verfügst über sehr gutes Fachwissen und eine adäquate Arbeitsmoral, sollte mit dieser Kombination kaum etwas schiefgehen können.

Letztendlich ist entscheidend, wo du arbeiten möchtest – in einer Klinik verhält es sich damit anders als in einer Privatpraxis, auf dem Dorf wird das Thema anders gesehen als in der Großstadt. Berücksichtige auch wie dein Arbeitgeber gegenüber Tätowierungen und Tätowierten eingestellt ist. Solltest du bereits tätowiert sein und feststellen, dass potenzielle Arbeitgeber dies nicht gerne sehen, bleibt dir zur Not immer noch die Möglichkeit, einen langärmligen Kittel überzuziehen. Der könnte höchstens an warmen Sommertagen Probleme machen.

Die zahnmedizinische Doktorarbeit

Promotion zum Dr. med. dent.
Keine Pflicht, aber großartige Chance

50 bis 60 Prozent der Zahnmediziner schreiben früher oder später eine Doktorarbeit (Promotion). Zahnmedizin gehört zu den wenigen Studiengängen, in dem Studenten schon während des Studiums mit der Doktorarbeit beginnen oder diese sogar abschließen können. In fast allen Fachrichtungen kann erst nach dem Studium damit begonnen werden. Es ist keine Pflicht, eine Doktorarbeit (auch Dissertation oder „Diss" genannt) zu schreiben. Du kannst auch so das Abschlussexamen machen, dein Studium abschließen und Zahnarzt werden. Die Dissertation ist mit reichlich, zudem meist unbezahlter Arbeit verbunden und viele angefangene Arbeiten scheitern im Verlauf.

Patienten ist der Unterschied zwischen Doktor und Arzt nicht immer klar

Wenn du deine Promotionsstelle jedoch sorgfältig auswählst und den zusätzlichen Aufwand auf dich nimmst, bringt dir der Titel „Dr. med. dent." (= Doctor medicinae dentariae) einige Vorteile. Beachte: Auch wenn du die Promotion (Promotion = Doktorarbeit + Rigorosum) schon im Studium abschließen solltest, kannst du den Titel erst nach dem Studium führen. Obwohl dich die zusätzlichen Buchstaben keinesfalls zu einem besseren Arzt machen, gucken noch immer einige Patienten komisch, wenn man kein Doktor ist. Außerdem bringt der Titel Vorteile bei der Stellensuche und du kannst durch die Arbeit selbst Kontakte knüpfen. Auch beim Bewerbungsgespräch kann der Titel dir Vorteile bringen, gelegentlich ist er sogar Pflicht, z. B. wenn du eine wissenschaftliche Karriere anstrebst.

Betreuer und Doktorvater

Es kommt nur sehr selten vor, dass ein Student für seine Dissertation eine großartige Idee hat, diese einem Professor vorstellt und daraus eine Dissertation erwächst. In der Mehrzahl der Fälle ist es eher so, dass Chefärzte oder Professoren an bestimmten Themen arbeiten und entweder Doktorarbeitsstellen ausschreiben oder je nach Bedarf auf Anfrage Doktoranden annehmen. Der Beginn deiner Doktorandenkarriere besteht also aus der Suche nach einem Doktorvater. Wer als Doktorvater agieren darf, ist von Uni zu Uni unterschiedlich geregelt. Hochschullehrer und die meisten Professoren sowie habilitierte Privatdozenten gehören dazu. Lies in der aktuellen Promotionsordnung deiner Fakultät nach. Beachte bei der Suche, dass du meist nicht von deinem offiziellen Doktorvater betreut wirst und diesen nur selten sehen wirst. Häufiger wirst du mit deinem Betreuer zu tun haben, der oft „nur" Dr. und Mitarbeiter in der Abteilung des Privatdizenten bzw. Professors ist.

Früh anfangen

Theoretisch kannst du schon in der Vorklinik mit der Doktorarbeit beginnen. Das benötigte Fachwissen ist meist so speziell, dass du auch in höheren Semestern nicht mehr darüber weißt. Einarbeiten musst du dich immer. Ein Beginn in der Vorklinik ist allerdings sehr selten und auch nicht nötig. Der „klassische" Ablauf ist etwa so: Nach dem „Physikum" beginnen die meisten. Wichtig: Egal wie spät du anfängst, solltest du dir eine Arbeit aussuchen, die du im Studium fertigstellen kannst. Stehst du ersteinmal im Berufsleben, wirst du nicht mehr viel für die „Diss" tun können, in der Uni hast du zumindest die Semesterferien. Häufig werden aber die Monate direkt nach dem Abschlussexamen noch dafür genutzt, die Dissertation fertigzustellen. Einige Studenten nehmen extra ein Urlaubssemester für ihre Doktorarbeit, z. T. wird das sogar vom Doktorvater verlangt. Erkundige dich in diesem Fall nach Stipendien für Doktoranden.

Labor, Station, OP oder Computer?

Die Dauer der gesamten Promotion ist recht unterschiedlich, sie reicht von Gerüchten wie „in vier Monaten durchgezogen" bis hin zu Arbeiten, die im 6. Semester begonnen werden, zwei Urlaubssemester erfordern und drei Jahre nach Approbation immer noch nicht abgeschlossen sind. Die Unterschiede beruhen nicht nur auf Art, Stelle und Umfang der Doktorarbeit, der persönlichen Zielstrebigkeit und Glück, sondern auch auf der Art der Arbeit. Um die Richtige zu finden, solltest du über folgende Fragen nachdenken: Möchte ich lieber mit Patienten, im Labor oder am Computer arbeiten? Wie viel Zeit möchte ich aufwenden? Will ich nur den Titel haben oder die Grundlage für eine wissenschaftliche Karriere legen? Je nachdem kannst du dich nach verschiedenen Doktorarbeiten umsehen:

– **Prospektiv**: Die erforderlichen Daten müssen erst noch (von dir) erhoben werden, bevor du sie auswerten und darüber schreiben kannst. Das kann, z. B. bei geringer Inzidenz der Krankheit, eine Weile dauern und ist nicht immer berechenbar. Dafür kannst du aber tendenziell eine gute Note erwarten. Ein Muss, wenn du eine Forschungs- oder Unikarriere anstrebst!
  • **Klinisch**: Klassische Studie, du erhebst die Daten direkt am Patienten, z. B. mittels Fragebogen, EKG, im OP ...

- **Experimentell**: langwierige, aber hoch angesehene Arbeit im Labor. Du führst Experimente durch, evtl. auch Tierversuche.
– **Retrospektiv**: auch „statistisch", häufig in operativen Fächern. Du wertest bereits vorhandene, meist klinische Daten aus und vergleichst sie mit der aktuellen Literatur zum Thema. Diese Arbeiten sind tendenziell schneller zu beenden und besser planbar. Du bist unabhängig von Inzidenzen und Patients – sehr wohl aber abhängig von der Qualität der Akten und den Leuten, die die Akten verwalten.

Es gibt auch **theoretische** Doktorarbeiten, z. B. in Geschichte der Medizin. Dabei kannst du einen Blick über den Tellerrand werfen, wirst aber viel für dich alleine arbeiten; z. T. dauern diese Arbeiten auch sehr lange.

Folgende Noten werden vergeben:

– **summa cum laude:** „mit höchstem Lob" – sehr selten!
– **magna cum laude:** „mit großem Lob"
– **cum laude:** „mit Lob"
– **satis bene:** „befriedigend"
– **rite:** „ausreichend"
– (non probatum/non sufficit: "ungenügend")

Egal, für welche Art der Doktorarbeit du dich entscheidest: Wende dich gleich zu Beginn an einen Statistiker und kläre die benötigten Fallzahlen ab. Hast du am Ende zu wenig Patients/Akten/Versuche, ist die Arbeit nicht wissenschaftlich und kann nicht anerkannt werden.

Breit bewerben, gut wählen

Wenn du weißt, was für eine Arbeit für dich infrage kommt, kann die Suche beginnen. Verbringe dabei lieber etwas mehr Zeit, denn viele, gerade unbedacht gewählte Dissertationen, werden abgebrochen. Informationsquellen sind u. a. der Forschungsbericht deiner Uni, Klinik-Webseiten, andere Doktoranden und Internetbörsen. Nach der Recherche wendest du dich einfach an die jeweiligen Kliniken und Institute und stellst freundlich und direkt die Frage nach einer medizinischen Doktorarbeit. Höre dich in der Uni um, wo vielleicht gerade Doktorarbeiten vergeben werden und halte die Augen offen.

Nimm die Doktorarbeit wirklich nur an, wenn sie deinen Vorstellungen entspricht und du ein „gutes" Gefühl hast. Der Doktorvater sollte möglichst konkrete Vorstellungen zum Ablauf und zum Ziel der Dissertation haben. Befrage andere Doktoranden deines potenziellen Doktorvaters nach ihren Erfahrungen. Erkundige dich, ob er gut zu erreichen ist oder die Gefahr besteht, dass er bald die Uni verlässt – dann könntest du die

Arbeit nicht fortführen. Doktorarbeiten an einer anderen Uni oder im Ausland sind grundsätzlich möglich, aber mit sehr viel bürokratischem Aufwand verbunden.

UNSER TIPP
Doktorarbeit

Das spart unnötige Arbeit: Strukturiere dein Dokument, z. B. Word, von Anfang an und benutze ein Literaturverwaltungsprogramm wie Citavi, Endnote, JabRef, RefMan, Zotero (online) oder Papers (für Mac) …
Es kann von Vorteil sein, die Arbeit auch ins Englische zu übersetzen (übersetzen zu lassen), da sie dann von vielen Personen gelesen werden kann und mehr Beachtung findet.

Die goldene Regel

Sichern, sichern, sichern. Alle paar Minuten zwischenspeichern; täglich auf USB-Stick, externer Festplatte oder online sichern. Ab und zu mal eine Kopie bei Freunden auf dem Computer speichern oder irgendwo einen Ausdruck oder eine CD deponieren. Du wärest wirklich nicht die erste Person, deren komplette Arbeit durch Laptop-Diebstahl, Festplatten-Absturz oder reine Schussligkeit verschwindet.

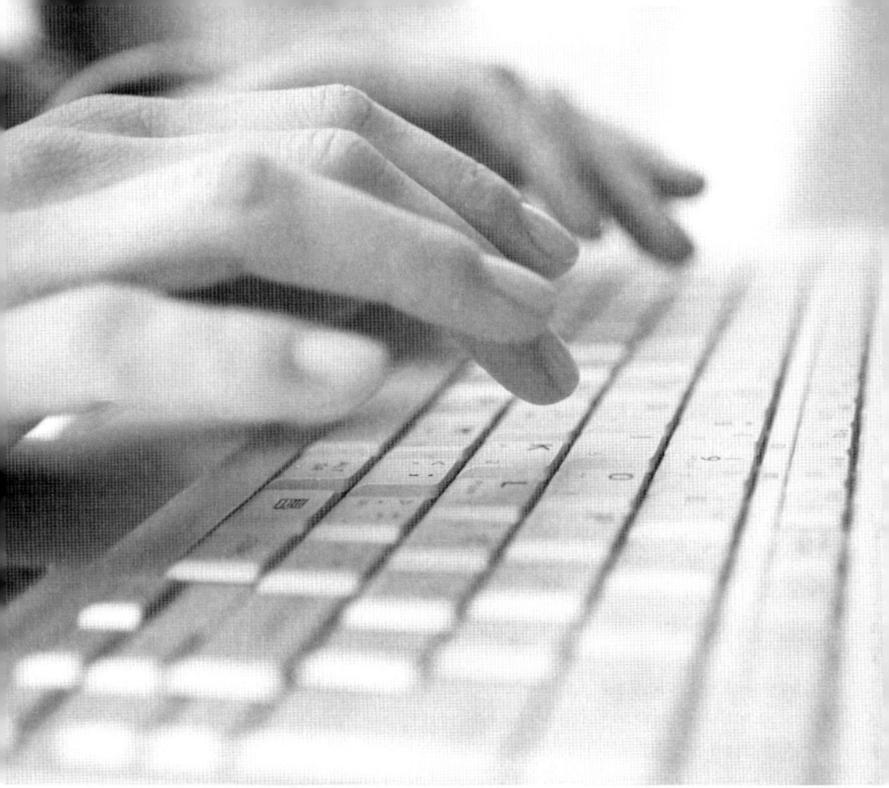

„Tausch dich aus"

In den MEDI-LEARN Foren kannst du dich informieren oder aber mit anderen Studenten austauschen. Neben den Studienabschnitten Studienbeginn, Vorklinik und Klinik im Zahnmedizinstudium gibt es weitere interessante Themen rund um das Studentenleben.

Interessiert?
www.medi-learn.de/foren

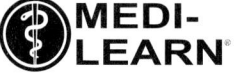

Nach dem Studium: Zahnarzt

Berufsstart

Nichts überstürzen

Die Semester ziehen sich von Woche zu Woche und von Prüfung zu Prüfung. Trotzdem kann das Studienende ziemlich plötzlich kommen. Das Studentenleben ist vorbei und auf einmal stehen wichtige Entscheidungen an: Wo möchte ich leben und arbeiten? Brauche ich eine Weiterbildung? Was muss ich an Formalitäten beachten, welche Fristen einhalten? Wichtig ist, hier nichts zu überstürzen, dich aber trotzdem gut zu informieren und fundierte Entscheidungen zu treffen.

Das gilt ganz besonders für die Zahnmedizin, denn vor allem durch den technischen Fortschritt ändert sich das Berufsbild ständig. Informationen sind nicht immer objektiv und veralten schnell. Fast jeder Zahnmediziner steht nach dem Studium erst einmal vor einem großen Fragezeichen und muss für sich klären, wie es weiter gehen soll. Also, ganz in Ruhe:

Was will ich eigentlich?

Während des Studiums hast du einfach das zu lernen, was für die Prüfungen von dir verlangt wird. Nach dem Studium ist es vor allem wichtig, was du willst, denn die Auswahl ist groß. Gerade in Ballungszentren gibt es immer mehr Möglichkeiten zur Spezialisierung. Neben den Weiterbildungen, (z. B. zum Kieferorthopäden oder Oralchirurgen) gibt es die Facharztspezialisierung zum Mund-, Kiefer- und Gesichtschirurgen und mittlerweile eine Reihe an Masterstudiengängen sowie viele andere Weiterbildungsmöglichkeiten. (siehe Kapitel Weiterbildung, Seite 197)

Bilde dich in wirtschaftlichen Dingen

Das Zahnmedizinstudium bereitet dich auf sehr viele Dinge vor, aber nur mäßig auf den Berufsstart und betriebswirtschaftliche Entscheidungen. Außerdem lässt dir der straffe Stundenplan im Studium nur wenig Zeit, dich ausreichend mit diesen Themen zu beschäftigen. Das Fach „Berufskunde" wird zwar gelehrt, es gibt dabei aber keine Prüfung und keine Anwesenheitspflicht. Nicht viele Studenten besuchen die fakultativen Vorlesungen und selbst denen, die es tun, können nicht alle Fragen beantwortet werden. Darüber hinaus gibt es BWL-Vorlesungen speziell für Zahnmediziner, die aber fast ausschließlich von externen Unternehmen angeboten werden. Diese verfolgen dabei auch ihre eigenen Interessen bei euch als potentiell gut verdienenden Zahnärzten, sodass ihre Informationen nicht immer ausgewogen sind.

SURFTIPP

Berufsstart

- Folgende Seite wird von Bundeszahnärztekammer, Zahnmedizinstudenten und Alumni mit Informationen zum Start in die Selbstständigkeit gefüllt:
  www.medi-learn.de/az164

- Ein Ratgeber zur Niederlassung:
  www.medi-learn.de/az165

Exmatrikulation, Approbation, Dissertation

Zum Ende des Studiums werden auch einige Formalitäten fällig. Informiere dich z. B. beim Studentensekretariat, ob die Exmatrikulation automatisch erfolgt oder ob du dich persönlich darum kümmern musst. Wenn du erst noch deine Dissertation beenden möchtest, musst du eventuell noch an der Uni eingeschrieben bleiben. Die Arbeit an der Dissertation kann auch dabei helfen, die Übergangszeit zwischen Studium und Job sinnvoll zu überbrücken und dir dabei Gedanken über den Start ins Arbeitsleben zu machen. (siehe Kapitel Promotion, Seite 183) Der nächste Schritt ist die Beantragung der Approbation. (siehe Kapitel Approbation, Seite 155) Die zuständige Landeszahnärztekammer wird dir alle Unterlagen zur Anmeldung aushändigen und dir bei Fragen behilflich sein. In den meisten Fällen kümmert sich die Kammer auch um die Meldung beim Versorgungswerk, welches für die Altersversorgung für kammerfähige freie Berufe zuständig ist.

Ohne Studentenstatus verlierst du einige Vergünstigungen

Spätestens mit der Exmatrikulation solltest du deine Versicherungen prüfen. Nicht nur bei der gesetzlichen Krankenkasse musst du dich spätestens mit Ende des Studiums selbst versichern. Wenn du bisher spezielle Verträge für Zahnmediziner in der Ausbildung hattest, z. B. für die Haftpflichtversicherung, können diese enden, sobald du die Approbation erlangst. Wahrscheinlich werden zum Berufsstart auch zusätzliche Versicherungen nötig sein. Auch außerhalb von Versicherungen kann sich einiges ändern: Mitgliedschaften in verschiedenen Fachgesellschaften oder anderen Institutionen sind für Studenten häufig kostenlos oder stark vergünstigt – wenn du kein Student mehr bist, kann der Beitrag sprunghaft ansteigen. Beachte eventuell die Kündigungsfristen.

Stelle gut aussuchen

Ein zentraler Punkt im Leben nach dem Staatsexamen ist die Stellensuche. Zu diesem Thema gibt es einen ganzen Berg Literatur, sowohl allgemein, als auch speziell für Zahnmediziner. Zwei sehr zentrale Punkte solltest du aber auf jeden Fall beim Vorstellungsgespräch klären:

– Wie sieht es allgemein mit der Mitarbeiterfluktuation aus? Wie lange waren Assistenten vor dir auf der Stelle und warum sind sie gegangen?
– Frage nach der Telefonnummer des Vorgängers. Wird diese verweigert, ist dies sicherlich kein gutes Zeichen. Diesen kannst du anrufen und dich detailliert über den Praxisalltag informieren: Betriebsklima, wie viele Patienten bekommt man, mögliche Provisionen und Umsatzbeteiligung. Welche Arten von Arbeiten darf man machen – nur „Kons" oder auch Prothetik?

Bewerbungsgespräch

Das Bewerbungsgespräch selbst findet entweder tagsüber zwischen den Behandlungen oder nach Feierabend in den Praxisräumen des Praxisinhabers statt. Mit einem Anzug oder Kostüm bist du hier schon fast „overdressed". Ein gepflegtes Äußeres ist selbstverständlich, aber viel wichtiger als die Wahl der Kleidung sind die Gesprächsthemen. Überlege dir vorher, was du erwähnen und was du fragen möchtest. Erkundige dich nach den Arbeitszeiten, Scheinzahl (Abrechnung), Leistungsverteilung und der Probezeit. Scheue im weiteren Gesprächsverlauf auch nicht vor sensiblen Daten wie Gehalt, Urlaub, und Kündigungsfrist zurück. Über eine Umsatzbeteiligung solltest du allerdings noch nicht sprechen. Häufig haben diese Bewerbungsgespräche Prüfungscharakter, da Fallbeispiele abgefragt werden. Wenn du dich nach diesem Gespräch immer noch wohlfühlst, solltest du vereinbaren, vor Arbeitsbeginn für einige Tage Probe zu arbeiten. Erst dann wirst du die Atmosphäre und die Stimmung im Praxisteam kennenlernen und du solltest beim Zu- oder Absagen durchaus wählerisch sein, schließlich wirst du hier vermutlich für eine längere Zeit täglich arbeiten. Kommt es dazu, dass du einen Arbeitsvertrag unterschreibst, kannst du dir zum Überblick oder zur Verwendung ein Muster besorgen, z. B. von der Zahnärztekammer.

Assistenzzeit

Du kannst viel herausholen

Nach dem Studium der Zahnmedizin bist du Zahnarzt. Punkt.
Leider darfst du jetzt erst einmal nur Privatpatienten behandeln, denn du bekommst von
den Gesetzlichen Krankenkas-

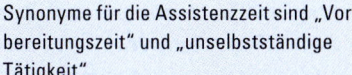

UNSER TIPP

Synonyme

Synonyme für die Assistenzzeit sind „Vorbereitungszeit" und „unselbstständige
Tätigkeit".

sen (GKV) nichts erstattet (siehe Kapitel Kassenzulassung, Seite 194). Um
auch gesetzlich versicherte Patienten – das sind 85 Prozent der Deutschen –
behandeln zu können, musst du zunächst nach dem Studium zwei Jahre als
Assistent arbeiten. Das ist keine Pflicht. Trotzdem durchläuft so gut wie jeder Zahnarzt diese Ausbildungsphase eigenverantwortlich.

Ziel der Assistenzzeit ist es also, am Ende eine Prüfung vor der Kassenzahnärztlichen Vereinigung (KZV) zu machen und sog. Kassenzahnarzt zu werden. Die beiden Jahre der Assistenzzeit kannst du dir gleichzeitig als Weiterbildungszeit in Richtung Fachzahnarzt anrechnen lassen. Diese dauert
meist drei Jahre und führt zu Titeln wie „Fachzahnarzt für Kieferorthopädie" oder „... für Oralchirurgie". (siehe Kapitel Weiterbildung, Seite 197)
Außerdem kannst du die Assistenzzeit je nach eigenem Bestreben für eine
Auslandtätigkeit nutzen und machst dich fit für die spätere, eigene Praxis.

Uniklinik oder Zahnarztpraxis

Die Assistenzzeit dauert laut Gesetz „zwei bis vier" Jahre. Mehr als zwei
Jahre sind aber die Ausnahme. Mindestens drei Monate davon musst du
bei einem niedergelassenen Zahnarzt verbringen. Es ist nicht erlaubt, die
gesamte Assistenzzeit in einer Uniklinik zu verbringen – auch wenn es dort
deutlich mehr Geld gibt und du am Studentenunterricht beteiligt bist.

Für die restliche Zeit hast du eine große Auswahl: Wieder Kassenzahnarzt
oder Uniklinik; aber auch die
Bundeswehr, der öffentliche
Gesundheitsdienst, die Zahnstation eines Krankenhauses
oder andere Zahnkliniken stehen zur Auswahl. Du kannst
die Stelle während deiner Assistenzzeit mehrmals wechseln. Die einzelnen Abschnitte

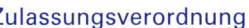

SURFTIPP

Zulassungsverordnung

Die „Zulassungsverordnung für Vertragszahnärzte" regelt die Assistenzzeit:
• www.medi-learn.de/az087

müssen dabei mindestens drei Wochen lang sein. Es kommt oft vor, dass Assistenten die gesamten zwei Jahre in einer einzigen Praxis verbringen.

Praxis sorgfältig auswählen

Den Zahnarzt, bei dem du deine Assistenzzeit absolvieren möchtest, solltest du gewissenhaft auswählen. Ihm als Praxisinhaber und „Mentor" kommt eine wichtige Rolle für deine fachliche Entwicklung zu: Du kannst dir von ihm die Art der Behandlung, den Umgang mit Patienten und Personal, Praxismanagement und Praxiskonzept abgucken. Nach dem Studium ist die Assistenzzeit deine Chance, alles zu lernen, damit du später selber erfolgreich als Kassenzahnarzt arbeiten kannst. Dein Arbeitgeber muss selber bereits Kassenzahnarzt sein – Tätigkeiten bei einem Privatzahnarzt kannst du dir nicht anrechnen lassen.

Die KZV muss genehmigen!

In der Humanmedizin heißen die Ärzte nach dem Studium auch erst einmal „Assistenzärzte". Sie durchlaufen allerdings eine Facharzt-Weiterbildung, die absolut nicht mit der Assistenzzeit in der Zahnmedizin vergleichbar ist, von Laien aber gerne mal verwechselt wird. Im Gegensatz zur Humanmedizin ist die Assistenzzeit bei den Zahnärzten auch nicht einheitlich geregelt. Auf jeden Fall solltest du dir immer im Voraus von der Kassenzahnärztlichen Vereinigung (KZV) bestätigen lassen, dass sie deine Assistenzzeit anerkennen wird. Du brauchst die Genehmigung der KZV immer schwarz auf weiß. Insbesondere gilt das, bevor du einen Teil oder sogar die gesamte Assistenzzeit im Ausland verbringen möchtest. Auch der Arbeitgeber selber braucht eine Genehmigung der KZV.

SURFTIPP

Kassenzahnärztlichen Bundesvereinigung

- Links zu den KZVen aller Bundesländer auf der Webseite der Kassenzahnärztlichen Bundesvereinigung (KZBV):
  www.medi-learn.de/az088

- Die Bundeszahnärztekammer (BZÄK) ist die Berufsvertretung aller deutschen Zahnärzte:
  www.medi-learn.de/az089

- Weitere Hinweise zur Assistenzzeit: www.medi-learn.de/az090

Verdienst sehr unterschiedlich

Während deiner Assistenzzeit wirst du bezahlt. Der Verdienst ist sehr unterschiedlich, aber in einer Praxis kannst du mit 1.500 bis 2.500 Euro brutto rechnen. Netto bleiben dann rund 1.100 bis 1.700 Euro übrig. Es kann aber auch mehr oder weniger sein. Wenn du Glück hast, gibt es eine Gewinnbeteiligung. Wo es viele Bewerber gibt, können die Praxen es sich leisten, ihren Assistenten zum Teil nur knapp über 1.000 Euro netto zu bezahlen. Anders sieht das in einer Klinik aus: 3.200 Euro brutto sind dort keine Seltenheit. Dafür wirst du in einer Klinik natürlich kaum darauf vorbereitet, selber in die freie Wirtschaft einzusteigen und eventuell später deine eigene Praxis zu führen.

Selber kümmern

Um deine Assistenten-Stelle musst du dich selber kümmern. Es gibt keine zentrale Vergabestelle oder Ähnliches dafür. Einerseits solltest du rechtzeitig die Bewerbungsunterlagen zusammenstellen, andererseits musst du dir auch klar machen, was du eigentlich willst: In der Großstadt arbeiten oder die Dorfpraxis übernehmen? Willst du eine Weiterbildung machen – wenn ja, welche? (siehe Kapitel Weiterbildung, Seite 197) Kommt auch eine Klinik infrage? Lass dir dabei auch Tipps von anderen Studenten und jungen Zahnärzten geben.

Examensnote hat kaum Einfluss

Bei der Bewerbung kommt es vor allem auf das Vorstellungsgespräch an. Die Examensnote hat wenig Einfluss bei der Stellensuche – obwohl sie schon die einzige wichtige Note des gesamten Studiums ist. Die Chancen, überhaupt eine Assistentenstelle zu bekommen, sind sehr gut. Eigentlich bekommt jeder eine Stelle. Die Frage ist nur, wo und wie hoch das Gehalt ist. Der Andrang auf Stellen ist regional sehr unterschiedlich. Besonders hoch ist er in Städten, in denen Zahnmedizin studiert wird. Viele „Zahnis" wollen nach dem Studium nicht sofort umziehen, haben viele Kontakte in der Stadt oder müssen vielleicht noch ihre Doktorarbeit fertigstellen. Diese Städte sind dann recht überlaufen und du musst mit weniger Gehalt rechnen. Zum Teil haben Vorstellungsgespräche Prüfungscharakter. Es muss vor allem persönlich passen – schließlich wird dein Arbeitgeber eine längere Zeit täglich eng mit dir zusammenarbeiten!

Bewerbung erst zum Ende der Examenszeit sinnvoll

Neben persönlichen Kontakten kannst du natürlich auch online nach Stellenangeboten suchen. Auch „offline" findest du immer noch viele Stellen:

durch Aushänge in Kliniken. Du kannst auch direkt bei den Landeszahnärztekammern nachfragen – die haben häufig Listen mit offenen Stellen. Und kontaktiere den Dentalhandel und die Deutsche Ärzteversicherung. Diese können häufig Stellen vermitteln, da sie über ein dichtes Netz an Kontakten verfügen.

SURFTIPP

Stellenangebote

Hier findest du offene Stellen:
- www.medi-learn.de/az091

In der Regel reicht es aus, die Bewerbungen zum Ende der Examenszeit zu verschicken. Die meisten Stellenausschreibungen werden erst kurz vor Freiwerden der Stelle veröffentlicht. Außerdem ist Zahnmedizin ein Studium, bei dem es durchaus vorkommt, dass du einen Kurs wiederholen musst und dadurch länger studierst. Das ist nicht immer absehbar, darum ergibt eine Bewerbung deutlich vor dem Examen keinen Sinn.

Die Kassenzulassung

Damit du alle Patients behandeln darfst

Das Studium der Zahnmedizin dauert fünf Jahre. Nach dem abschließenden Staatsexamen kannst du die Approbation beantragen und dich „Zahnarzt" oder „Zahnärztin" nennen. Du kannst dich sogar niederlassen. Leider darfst du in diesem Stadium noch nicht alle Patienten behandeln, denn du wirst von den Gesetzlichen Krankenkassen keinen Cent erstattet bekommen.

Direkt nach dem Studium nur Privatbehandlung möglich

Direkt nach dem Studium bist du „Privatzahnarzt ohne Kassenzulassung" und kannst lediglich Privatpatienten behandeln. Gesetzlich Versicherte müssten die Behandlung bei dir komplett aus eigener Tasche bezahlen. Dafür müsstest du ihnen ein Privatrezept auf Grundlage der „Gebührenordnung für Zahnärzte" (GOZ) ausstellen. Als Privatzahnarzt unterliegst du der Behandlungspflicht nur im Notfall, zum Beispiel bei starken Schmerzen. Es gibt eine Ausnahme: Wenn du als Nicht-Vertragszahnarzt im EU-Ausland praktizierst, so hat dein Patient Anspruch auf Erstattung der Rechnung durch die GKV in Höhe der Kosten, die im Inland angefallen wären.

Nach dem Studium zwei Jahre Assistenzzeit

Die wenigsten Zahnärzte begnügen sich mit dem Status des Privatzahnarztes. Immerhin sind etwa 85 Prozent der Deutschen gesetzlich versichert. Um auch die Behandlung dieser Patienten erstattet zu bekommen, brauchst du die sogenannte Kassenzulassung. Sich diese zu besorgen, ist eigentlich Standard für alle Zahnärzte. Mit der Kassenzulassung – genauer „sozialrechtliche Zulassung" – darfst du Leistungen über die Kassenzahnärztliche Vereinigung (KZV) zulasten der gesetzlichen Krankenversicherungen (GKV) abrechnen. Dazu musst du nach deinem Studium eine mindestens zweijährige und maximal vierjährige Assistenzzeit absolvieren. Sie wird auch als „Vorbereitungszeit" bezeichnet und du kannst dafür in eine zugelassene Praxis oder in eine Zahnklinik gehen.

SURFTIPP

Zulassung

Details finden sich in der „Zulassungsverordnung für Vertragszahnärzte".
Diese wird von der KZBV (Kassenzahnärztliche Bundesvereinigung) herausgegeben:

- www.medi-learn.de/az092

---

1. Antrag auf Eintragung in das Zahnarztregister

Du hast die Assistenzzeit bereits hinter dir und möchtest endlich als Vertragszahnarzt arbeiten? Zuerst musst du dich jetzt in das Zahnarztregister eintragen lassen. Dort sind, wie der Name schon sagt, alle Zahnärzte registriert. Den Antrag musst du an die für deinen Wohnort tätige KZV stellen. Dazu brauchst du neben einem Formular deine Geburtsurkunde, die Approbationsurkunde und einen Nachweis über deine zahnärztlichen Tätigkeiten seit der Approbation.

2. Antrag auf Zulassung als Vertragszahnarzt

Der nächste Schritt zur Niederlassung ist der „Antrag auf Zulassung als Vertragszahnarzt". Diesen kannst du stellen, sobald du konkrete Nachweise wie Mietvertrag, Praxisübernahmevertrag oder Sozietätsvertrag in der Hand hast; spätestens aber sechs Monate vor der geplanten Praxiseröffnung. Diesen Antrag musst du an die für den Niederlassungsort zuständige KZV senden und wieder einige Unterlagen beifügen: Auszug aus dem

Zahnarztregister, Lebenslauf, Führungszeugnis, eine Bescheinigung über die seit der Approbation ausgeübten zahnärztlichen Tätigkeiten und eine Erklärung, ob du während der letzten fünf Jahre einen Entzug wegen Rauschgift- oder Alkoholsucht gemacht hast. Auf dem Antrag musst du auch angeben, unter welcher Gebietsbezeichnung du die Zulassung beantragst.

Der Zulassungsausschuss tagt regelmäßig und 14 Tage vor der nächsten Tagung bekommst du eine Ladung. Du musst zur Tagung persönlich erscheinen und wirst zu Gesetzen, Vertragsrichtlinien und Ähnlichem befragt.

Patient muss sich an den Kosten beteiligen

Hast du das alles erfolgreich geregelt, bist du offiziell einer von circa 55.000 in Deutschland praktizierenden Vertragszahnärzten, auch „Kassenzahnärzte" genannt. Weiterhin bist du automatisch Zwangsmitglied in der KZBV beziehungsweise deren Landesverband. Für dich als Vertragszahnarzt gilt jetzt: Der Patient bekommt keine Rechnung, sondern du rechnest die Leistungen über die KZV mit der Gesetzlichen Krankenkasse (GK) ab. Die Kassen übernehmen aber nicht alle Kosten – gerade im Bereich Zahnersatz werden die Kosten nicht von den Krankenkassen-Festzuschüssen abgedeckt. In diesem Fall erhält der Patient eine Eigenanteilsrechnung. Im Bereich der Kieferorthopädie muss der Patient oder seine Erziehungsberechtigten zunächst quartalsweise einen Eigenanteil bezahlen, der nach erfolgreichem Abschluss der Behandlung von der Krankenkasse zurückerstattet wird.

Die gesetzlich versicherten Patienten können sich ihren Zahnarzt aussuchen. Als Kassenzahnarzt bist du dann verpflichtet, Patienten zu behandeln – nicht nur bei Notfällen.

UNSER TIPP

Weiterbildung

Weiterbildungen sind nicht zu verwechseln mit FORTbildung. Fortbildungen sind z. B. Kongresse, Tagungen oder Seminare. Weiterbildungen dagegen dauern deutlich länger und sind intensiver.

Weiterbildungen

Großes Chaos nach dem Studium

Zahnarzt bist du nach dem Studium auf jeden Fall. Nach der zweijährigen Assistenzzeit darfst du dann auch endlich alle Patienten behandeln und deine eigene Praxis eröffnen, wenn du möchtest. Dann gibt es da aber noch das weite Feld der Weiterbildungen. Keine Sorge, wenn du da überhaupt nicht durchblickst – das können viele ältere Zahnärzte nämlich auch nicht. Bei den Weiterbildungen in der Zahnmedizin gibt es ständig Reformen, Neuschöpfungen und Unterschiede zwischen den einzelnen Bundesländern. Einen Anhaltspunkt bieten die Weiterbildungsordnungen (WBO) der Landeszahnärztekammern und das Wissen, dass alle Weiterbildungen freiwillig sind – du musst also keine absolvieren. Sie spielen jedoch eine immer größere Rolle aufgrund stärkerer Konkurrenz. Deshalb möchten wir hier das Chaos aus „Fachzahnarzt", „Kieferchirurg", „Master" und vielen weiteren ein wenig entwirren.

Fachzahnarzt

Die häufigste Form der Weiterbildung bei Zahnärzten ist die zum Fachzahnarzt. Aktuell gibt es die Weiterbildungen zum Fachzahnarzt für ...

Kieferorthopädie: wahrscheinlich der bekannteste Fachzahnarzt; zuständig für Verhütung, Erkennung und Behandlung von Fehlstellungen der Kiefer und der Zähne.
Infos: www.medi-learn.de/az129

Oralchirurgie: veranlasst Lokal- oder Vollnarkosen, versorgt Wunden, zieht in der Nachsorge Fäden, zieht Zähne, entfernt Wurzelspitzen und Zysten.
Infos: www.medi-learn.de/az130

Öffentliches Gesundheitswesen: Überwacht den Gesundheitszustand der Bevölkerung auf dem Gebiet der Zahn-, Mund- und Kieferkrankheiten; zuständig für Prophylaxe.
Infos: www.medi-learn.de/az131

Parodontologie: Fachmann für den Zahnhalteapparat, u. a. Zahnreinigung. Gibt es nur im Bereich der Zahnärztekammer Westfalen-Lippe.
Infos: www.medi-learn.de/az132

Mit der Weiterbildung kannst du direkt nach dem Studium beginnen. Fertig ausgebildete Fachzahnärzte sind verpflichtet, sich in ihrem Gebiet regelmäßig fortzubilden.

Assistenzzeit anrechnen lassen

Die Weiterbildung dauert meistens drei oder vier Jahre, und das hauptbe-
ruflich. In der Regel ist sie in zwei Abschnitte gegliedert: ein allgemein-
zahnärztliches Jahr und die anschließende Fach-Weiterbildung. Es gibt in
einigen Bundesländern die Möglichkeit, dir deine Assistenzzeit auf die
Weiterbildungszeit anrechnen zu lassen. Es empfiehlt sich einen Blick in
die Weiterbildungsordnung zu werfen.(www.bzaek.de)

GELAUSCHT

Weiterbildung – Forendiskussion zum Thema

- Kieferorthopädie
  www.medi-learn.de/az093
- Oralchirurgie
  www.medi-learn.de/az094

Genau wie alle anderen Weiter-, Fort- und Zusatzausbildungen sind sie nicht
ganz einfach zu durchschauen. Selbst die Abgrenzung des Fachzahnarztes
zum Nicht-Fachzahnarzt ist kompliziert, denn an sich darf ein Zahnarzt auch
alles machen, für das ein Fachzahnarzt zuständig ist. Trotzdem hat der Fachzahnarzt in der Regel mehr Ahnung von seinem Fachgebiet, da er in Vollzeit
eine lang andauernde Ausbildung in diesem Gebiet genossen hat. Anschließend bringt ihm der „Fachzahnarzt" Pluspunkte bei der Bewerbung, auf der
Visitenkarte und als Angestellter, z. B. bei den Kommunen, auch mehr Gehalt.

SURFTIPP

Weiterbildungsordnung

Die Weiterbildungsordnungen (WBO) der Länder unterscheiden sich voneinan-
der. Grundlage ist die Muster-WBO des Bundes:

- www.medi-learn.de/az095

Der Kieferchirurg – Arzt und Zahnarzt in einem

Diese Ausbildung dauert mindestens sieben Jahre. Die zum Kieferchirurgen dauert auf jeden Fall länger, denn bis zur Facharztprüfung in „Mund-,
Kiefer- und Gesichtschirurgie" musst du Zahnmedizin UND Humanmedizin
studieren sowie mindestens fünf Jahre Facharztweiterbildung durchlaufen.

Sowohl der Weg zum Kieferchirurgen als auch der Job an sich sind äußerst zeitintensiv. Dafür darf der Kieferchirurg deutlich mehr als der Zahnarzt und auch als der Oralchirurg. Es gibt nur rund 1.500 Ärzte in Deutschland, die diesen Facharzttitel führen dürfen und Nachwuchs ist immer gefragt, da nicht viele junge Ärzte sich an diese aufwendige Weiterbildung heranwagen. Je nachdem, ob du zuerst Zahn- oder Humanmedizin studierst, kannst du das zweite Studium um wenige Semester verkürzen. Frage dazu direkt an deiner Uni nach. Du kannst dich auch noch zwei weitere Jahre weiterbilden lassen und dadurch die Gebietsbezeichnung „Plastische Operationen" erhalten.

SURFTIPP

Ausbildungsinfos der DGMKG

- Ausbildungsinfos der DGMKG (Deutsche Gesellschaft für Mund-, Kiefer- und Gesichtschirurgie):
  www.medi-learn.de/az096

- Entsprechender Abschnitt der Muster-Weiterbildungsordnung:
  www.medi-learn.de/az097

Master of Science
Auch ohne Master problemlos im Ausland arbeiten

Auch wenn das Zahnmedizinstudium mit dem Staatsexamen abgeschlossen wird, kannst du dich anschließend in einen Master-Studiengang einschreiben. Der „Master of Science" (MSc) ist ein akademischer Grad. Der „Master of Science Zahnmedizin" zum Beispiel ist speziell für Zahnärzte konzipiert. Er dauert etwa zwei Jahre und kostet mehrere 10.000 Euro. Das Studium findet berufsbegleitend statt, meist am Wochenende und die Ausbildung ist eher theoretisch – Dauer, Intensität und Praxis unterscheiden sich also sehr stark von der Weiterbildung zum Fachzahnarzt. Natürlich sieht ein „Master" auf dem Praxisschild gut aus und im Studium hast du die Chance, Kontakte zu Gleichge-

---

SURFTIPP

Weitere Studiengänge

Postgraduale Studiengänge für Zahnärzte:
- www.medi-learn.de/az134

Infos zu Masterstudiengängen:
- www.medi-learn.de/az098
- www.medi-learn.de/az099

---

sinnten zu knüpfen, doch du kannst auch ohne Master überall in der EU und in fast allen anderen Ländern prinzipiell als Zahnarzt arbeiten.

Neben dem „MSc Zahnmedizin" gibt es u. a. den „MSc Public Health", der auch für andere postgraduale Studenten, nicht nur für Zahnärzte offen ist. Auch der „Master of Business Administration" (MBA) ist für verschiedene Fachrichtungen offen und macht die Studenten fit in Sachen Management. Er läuft meist ein bis zwei Jahre berufsbegleitend, hat hohe Studiengebühren und als Voraussetzung ist eine gewisse Berufserfahrung nötig.

GELAUSCHT

Zahnarzt und Heilpraktiker

„Sanfte" Zahnmedizin:
- www.medi-learn.de/az133

Zusatzausbildungen

Doch das war noch lange nicht alles, was du nach deinem Zahnmedizinstudium machen kannst. Zum Beispiel gibt es noch Zusatzausbildungen. Diese sind häufig verkürzt und nicht allzu teuer. Du kannst dich zum Heilpraktiker ausbilden und dann amtsärztlich prüfen lassen und die neuen Erkenntnisse in deinem Arbeitsalltag anwenden – sowie „Heilpraktiker" auf dem Praxisschild ergänzen.

Kritisch sehen

In Anzeigen, Telefonbüchern und auf Praxisschildern wetteifern Zahnärzte um die Gunst des Patienten. Aufgrund eingebildeter und z. T. wirklich vorhandener Konkurrenz versuchen sie, durch Bezeichnungen wie „Master", „Fachzahnarzt" oder „Zahnarzt mit Tätigkeitsschwerpunkt" auf sich aufmerksam zu machen. Das sollte man sowohl als Patient als auch als Kollege durchaus kritisch betrachten. Der „Fachzahnarzt" hat eine hochwertige praktische Weiterbildung genossen und seine Qualifikation von einer unabhängigen Kommission prüfen lassen. „Tätigkeitsschwerpunkte" kann jeder Zahnarzt bei seiner Zahnärztekammer anzeigen – meist ohne spezielle Nachweise oder Prüfungen, d. h., die Bezeichnung „Tätigkeitsschwerpunkt" beruht auf einer Selbsteinschätzung des Arztes. Überlege dir als Zahnarzt, was dich wirklich weiter bringt.

UNSER TIPP

Unterscheidungshilfe

Kieferchirurg: Facharzt, der beide Approbationen besitzt, d. h., er ist gleichzeitig Arzt und Zahnarzt.

Oralchirurg: Fachzahnarzt für Oralchirurgie.

Tätigkeitsschwerpunkt Implantologie: Zahnarzt, der mindestens 200 Implantate eingesetzt hat. Weitere Infos: www.medi-learn.de/az156

Interessenschwerpunkt Implantologie: keine Aussage über eine besondere Qualifikation. Jeder Zahnarzt kann durch Anmeldung und Beitragszahlung Mitglied in einem der implantologischen Vereine (DGI, DGZI, DGOI, BDIZ etc.) werden. Das erklärt, warum nominell mehr als die Hälfte der deutschen Zahnärzte "Implantologen" sind ...

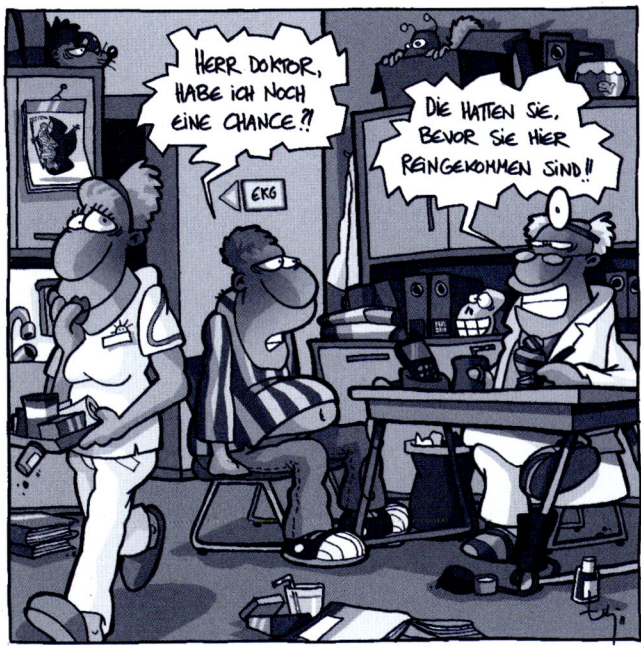

Mehr Cartoons unter www.medi-learn.de/cartoons

Uni-Städte

Aachen

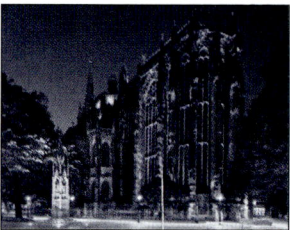

>> Universität
RWTH Aachen Universitätsklinikum

>> Adresse
Universitätsklinikum Aachen, AÖR
Medizinische Fakultät der RWTH
Pauwelsstraße 30, 52074 Aachen
Telefon: 0241 80-0 oder 80-84444
E-Mail: info@ukaachen.de
Internet: www.ukaachen.de

Einwohnerzahl: 250.000
Gesamtzahl Studenten: ca. 28.500
Zulassungszahl je Semester: 58 Studienplätze
Semesterticket: ja

Zahnmedizinstudenten: ca. 355
Studienbeginn: WiSe
Studiengebühren: nein

>> Dekanat
Pauwelsstraße 30, 52074 Aachen
Telefon: 0241 8089165
E-Mail: dekanat@ukaachen.de

>> Studienberatung
Zentrale Studienberatung
Templergraben 83, 52062 Aachen
Telefon: 0241 8094050

>> Fachschaft
Fachschaft Zahnmedizin: Neues Klinikum
Pauwelstraße 30, 52074 Aachen
Telefon und Fax: 0241 8089184
E-Mail: fs@zahnmed-aachen.com
Internet: www.zahnmed-aachen.com

>> BAföG-Amt

Amt für Ausbildungsförderung
Peterstraße 44–46, 52062 Aachen
E-Mail: bafoeg@stw.rwth-aachen.de

STUDENTENMEINUNG

>> Aachen

Was gefällt den Studenten an Aachen?

*„die Nähe zu Belgien und den Niederlanden", „viele gemütliche Kneipen",
„alles mit dem Fahrrad erreichbar", „echte Studentenstadt"*

Was gefällt den Studenten nicht?

*„zu viel Regen", „wenig Diskotheken", „Busse fahren nicht mehr nach 0:30
Uhr", „etwas klein"*

Was gefällt den Studenten am Studium?

*„alles unter einem Dach", „Entgegenkommen der Professoren", „Seminare in
kleinen Gruppen", „trotz Lehrplanvorgaben Spielraum für eigene Studienin-
teressen"*

Was gefällt den Studenten nicht?

*„mangelnde Information und Organisation", „überteuerte Preise in der
Mensa", „das Klinikumsgebäude", „beschränkter Zugang zu Computern und
Internet"*

Freizeittipps:

*„Joggen, Biken und Inlineskaten im Dreiländereck", „die Aachener Parks",
„Carolus-Thermen", „Kneipen und Restaurants in der Pontstrasse", „Hochschulsport"*

Berlin

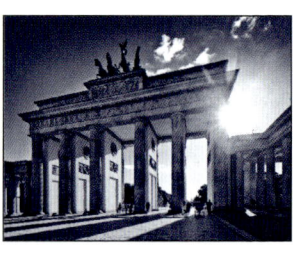

>> Universität
Charité-Universitätsmedizin Berlin

>> Adresse
Institut für Zahn-, Mund- und Kieferheilkunde
der Charité-Universitätsmedizin Berlin
am Aussenstandort des Campus Benjamin Franklin
Aßmannshauser Straße 4–6, 14197 Berlin
Telefon: 030 45050
Internet: www.charite.de

Einwohnerzahl: 3.450.000   Zahnmedizinstudenten: ca. 776
Gesamtzahl Studenten: ca. 110.000   Studienbeginn: WiSe und SoSe
Zulassungszahl je Semester: 45 Studienplätze   Studiengebühren: nein

Dekanat:
Charitéplatz 1, 10117 Berlin
Telefon: 030 450 570 251
Fax: 030 450 570 952
E-Mail: dekan@charite.de

Studienberatung:
Leitung: Dipl. Phil. Burkhard Danz
Telefon: 030 450576042
E-Mail: stud-hotline@charite.de
Mo – Fr, 9 – 12 Uhr
Mo – Do, 13 – 16 Uhr
Geländeanschrift:
Charité Campus Mitte, Virchowweg 24, 10117 Berlin
Postanschrift:
Charité Campus Mitte, Charitéplatz 1, 10117 Berlin

>> Fachschaft

Charité Institut für Zahn-, Mund- und Kieferheilkunde
Fachschaft Zahnmedizin,
Aßmannshauser Str. 4–6, 14197 Berlin
Telefon: 030 84456203
E-Mail: info@svzm.de
Internet: www.svzm.de

>> BAföG-Amt

Studentenwerk Berlin
Behrenstraße 40/41, 10117 Berlin
Telefon: 030 93939-70
Fax: 030 93939-887279

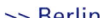

STUDENTENMEINUNG

>> Berlin

Was gefällt den Studenten an Berlin?

„Hauptstadt: Hier gibt es einfach alles!", „multikulturelle Vielfalt", „gute Wohnungssituation", „großes kulturelles Angebot", „super Nachtleben"

Was gefällt den Studenten nicht?

„Verkehr, Lärm, Luftverschmutzung", „wirtschaftlicher und sozialer Abwärtstrend", „zufällig jemanden treffen passiert so gut wie nie", „manchmal zu viel Ablenkung"

Freizeittipps:

„Berliner Clubs sind super!", „für jeden Geschmack ist etwas dabei!", „die Stadt mit dem Fahrrad erobern", „im Sommer an einem der vielen Seen faulenzen", „Boot leihen und durch die Stadt schippern"

Bonn

>> Universität
Rheinische Friedrich-Wilhelms-
Universität Bonn

>> Adresse
Zentrum für Zahn, Mund und Kieferheilkunde
Welschnonnenstr. 17, 53111 Bonn
Internet: www.zmk.uni-bonn.de

Einwohnerzahl: 300.000   Zahnmedizinstudenten: ca. 504
Gesamtzahl Studenten: ca. 30.000   Studienbeginn: WiSe
Zulassungszahl je Semster: 70 Studienplätze   Studiengebühren: nein

>> Dekanat
Dekanat der Medizinischen Fakultät
Rheinische Friedrich-Wilhelms-Universität Bonn
Sigmund-Freud-Str. 25, Haus 372, 1.OG, 53127 Bonn

>> Studienberatung
Meinhard Heinze-Haus
Poppelsdorfer Allee 49, 53115 Bonn
E-Mail: zsb@uni-bonn.de

>> Fachschaft
Fachschaft Zahnmedizin
Welschnonnenstr. 17, 53111 Bonn
Telefon: 0228 2872487
Fax: 0228 696525
E-Mail: fszmed@uni-bonn.de

>> BAföG-Amt

Amt für Ausbildungsförderung
Nassestraße 11, 53113 Bonn
Telefon: 0228 737171
Fax: 0228 737180
E-Mail: bafoeg@stw-bonn.de

STUDENTENMEINUNG

>> Bonn

Was gefällt den Studenten an Bonn?

„schöne Stadt, alte Gebäude, viele Parks", „Spazieren am Rhein", „tolle Museumsmeile und viele Kulturveranstaltungen", „man trifft überall Bekannte", „gemütlich und nah an Köln"

Was gefällt den Studenten nicht?

„Unikliniken liegen ab vom Schuss auf dem Venusberg", „hoher Mietspiegel, alles sehr teuer", „man kennt fast jeden", „teilweise schlechte Verkehrsanbindungen""

Freizeittipps:

„im Sommer im Hofgarten an der Uni oder an der Rheinaue sitzen", „eines der vielen Museen besuchen", „viele Konzerte", „zum Feiern rüber nach Köln fahren"

Dresden

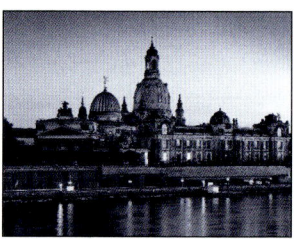

>> Universität
Technische Universität Dresden

>> Adresse
Mommsenstraße 9
01062 Dresden
Telefon: 0351 463-0
E-Mail: infostelle@tu-dresden.de
Internet: www.tu-dresden.de

Einwohnerzahl: 480.000
Gesamtzahl Studenten ca. 22.000
Zulassungszahl je Semester: 50 Studienplätze

Zahnmedizinstudenten ca. 313
Studienbeginn: WiSe
Studiengebühren: nein

>> Studienberatung
Zentrale Studienberatung
Mommsenstraße 7, 01062 Dresden
Telefon: 0351 46336063
E-Mail: studienberatung@tu-dresden.de

>> Fachschaft
Universitätsklinikum Carl Gustav Carus an der
Technischen Universität Dresden
Fachschaft Zahnmedizin Sektion Stomatologie
Fetscherstraße 74, 01307 Dresden
E-Mail: fsrmedizin@mailbox.tu-dresden.de
Internet: www.fsmed-dresden.de

>> BAföG-Amt
Studentenwerk Dresden
Amt für Ausbildungsförderung
Fritz-Löffler-Straße 18, 01069 Dresden
Internet: www.studentenwerk-dresden.de

STUDENTENMEINUNG

>> Dresden

Was gefällt den Studenten an Dresden?

„Kulturangebot in der Altstadt, viele Sehenswürdigkeiten", „die vielen Bars und Clubs in der Neustadt", „total schöne Wohngegenden", „unglaublich schöne Umgebung"

Was gefällt den Studenten nicht?

„zu viel Regen", „wenig Diskotheken", „Busse fahren nicht mehr nach 0:30 Uhr", „etwas klein"

Freizeittipps:

„Abhängen an den Elbwiesen oder im Großen Garten", „Ausflug ins Elbsandsteingebirge", „viele selbstorganisierte Partys", „Kneipentour durch die Neustadt machen", „Filmnächte am Elbufer"

Düsseldorf

>> Universität
Heinrich Heine Universität Düsseldorf

>> Adresse
Postanschrift:
Heinrich-Heine-Universität Düsseldorf, 40204 Düsseldorf
Hausanschrift:
Heinrich-Heine-Universität Düsseldorf, Universitätsstr. 1, 40225 Düsseldorf
Zentrale Telefonnummer: 0211 8100

Einwohnerzahl: 570.000	Zahnmedizinstudenten: ca. 333
Gesamtzahl Studenten: ca. 30.000	Studienbeginn: WiSe
Zulassungszahl je Semester: 54 Studienplätze	Studiengebühren: nein

>> Dekanat
Sprechstunde nach telefonischer Anmeldung (0211 8114392-3)

>> Studienberatung
Studierenden Service Center / SSC
Rektorats-Gebäude 16.11, Ebene 0 – Erdgeschoss
Universitätsstr. 1, 40225 Düsseldorf
Telefon: 0211 81-12345

>> Fachschaft
Fachschaft Zahnmedizin
Moorenstraße 5, 40225 Düsseldorf
Telefon: 0211 81-17066
E-Mail: fachschaft.zahnmedizin@uni-duesseldorf.de
Internet: www.zahnmedizin-duesseldorf.de.vu

>> BAföG-Amt:

Studentenwerk Düsseldorf

Amt für Ausbildungsförderung

Gebäude 21.12, Ebene 01

Universitätsstraße 1, 40225 Düsseldorf

Telefon: 0211 81-13381

Fax: 0211 81-12383

E-Mail: bafoegamt@studentenwerk-duesseldorf.de

Internet: www.studentenwerk-duesseldorf.de

STUDENTENMEINUNG

>> Düsseldorf

Was gefällt den Studenten an Dresden?

„die Altstadt direkt am Rhein", „super zum Shoppen", „Großstadt-Feeling, keine reine Uni-Stadt", „sehr gute Anbindung an umliegende Städte", „Nachtleben und man bekommt jederzeit was zu essen"

Was gefällt den Studenten nicht?

„teilweise sehr versnobbte Leute", „man kommt nach 23 Uhr schlecht von der Uni in die Stadt", „Uni relativ weit draußen", „teuer"

Freizeittipps:

„durch die Altstadt-Kneipen ziehen", „Beach Clubs im Sommer", „tolle Ausstellungen im K20 und anderen Museen", „Relaxen am Unterbacher See oder am Rhein",

Erlangen-Nürnberg

>> Universität
Friedrich-Alexander-Universität

>> Adresse
Friedrich-Alexander-Universität Erlangen-Nürnberg
Schlossplatz 4, 91054 Erlangen
Telefon: 09131 85-0
Fax: 9131 85-22131
Internet: www.uni-erlangen.de

Einwohnerzahl: 100.000

Gesamtzahl Studenten: ca. 26.000

Zulassungszahl je Semester: 49 Studienplätze

Zahnmedizinstudenten: ca. 561

Studienbeginn: WiSe und SoSe

Studiengebühren: ja

>> Dekanat
Medizinische Fakultät
Dekanat-Fachbereichsverwaltung
Östliche Stadtmauerstr. 30a, 2. Obergeschoss, 91054 Erlangen
Telefon: 09131 85-22262

>> Studienberatung
IBZ Erlangen,
Schlossplatz 3/Halbmondstraße 6, Zi. 0.021,
Mo – Fr, 8 – 18 Uhr
Fachschaft Zahnmedizin
Glückstraße 11, 91054 Erlangen,
E-Mail: vorstand@stu-dent.com
Internet: www.stu-dent.com

>> BAföG-Amt
Amt für Ausbildungsförderung
Hofmannstraße 27, 91052 Erlangen
Telefon: 09131 8917-0
Internet: www.studentenwerk.uni-erlangen.de/bafoeg/de/index.html

STUDENTENMEINUNG

>> Erlangen

Was gefällt den Studenten an Erlangen?

„direkte Nähe zu Nürnberg", „viele Bars und Kneipen, in die man gehen kann" „der Schlosspark", „kurze Wege, überschaubar"

Was gefällt den Studenten nicht?

„kein Semesterticket", „sehr hohe Mieten und Wohnungsmangel", „wenig kulturelles Angebot in Erlangen selbst", „Fahrraddiebstahl scheint Volkssport zu sein"

Freizeittipps:

„Traditions-Studentendisko Zirkel", „Faulenzen im Schlosspark", „verlängertes Wochenende in der Fränkischen Schweiz machen", „Freeclimbing, Wandern, Kajak, Höhlenforschung", „umliegende Badeseen"

Frankfurt am Main

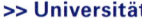

>> Universität

Johann Wolfgang v. Goethe-Universität
Frankfurt am Main

>> Adresse

Goethe-Universität Frankfurt am Main
Senckenberganlage 31, 60325 Frankfurt am Main
Telefon: 069 798-0
Internet: www.uni-frankfurt.de

Einwohnerzahl: 680.000   Zahnmedizinstudenten: ca. 598
Gesamtzahl Studenten: ca. 35.000   Studienbeginn: WiSe
Zulassungszahl je Semester: 96 Studienplätze   Studiengebühren: nein

>> Dekanat

Dekanat des Fachbereichs Medizin
Klinikum der Johann Wolfgang Goethe-Universität, Haus 1
Theodor-Stern-Kai 7, 60590 Frankfurt am Main
E-Mail: dekan@kgu.de
Telefon: 069 6301-6010 oder -5682
Fax: 069 6301-5922

>> Studienberatung

Universität Frankfurt
Zentrale Studienberatung
Postfach 11 19 32, 60054 Frankfurt
Telefon: 069 7987980
Internet: www.uni-frankfurt.de/studium/ssc/zsb/

>> Fachschaft

Zentrum für Zahn-, Mund- und Kieferheilkunde des Klinikums der
J.W. Goethe-Universität
Fachschaft Zahnmedizin
Theodor-Stern-Kai 7, 60596 Frankfurt a. M.
Telefon: 069 6301-6704

E-Mail: info@stud-dents.de
Internet: www.stud-dents.de

>> BAföG-Amt

Studentenwerk Frankfurt am Main
Amt für Ausbildungsförderung
Bockenheimer Landstraße 133, 60325 Frankfurt am Main
E-Mail: info@studentenwerkfrankfurt.de
Internet: www.studentenwerkfrankfurt.de

STUDENTENMEINUNG

>> Frankfurt

Was gefällt den Studenten an Frankfurt?

„Hochhäuser, mondänes Flair", „gut ausgebautes Verkehrsnetz", „man findet sehr schnell einen Nebenjob", „romantisches Mainufer", „gute Studenten-partys", „kulturelle Vielfalt"

Was gefällt den Studenten nicht?

„alles ist teuer und auf schick gemacht", „wenig Studentenleben, viele Anzugträger", „Smog, hohe Mietkosten und in manchen Stadtteilen alleine nachts nicht ganz sicher"

Freizeittipps:

„Partys im KOMM", „günstige Uni-Sport-Kurse", „Abhängen im Palmengar-ten", „einfach an den Main legen und faulenzen", „in die Alte Oper oder eines der Museen gehen"

Freiburg im Breisgau

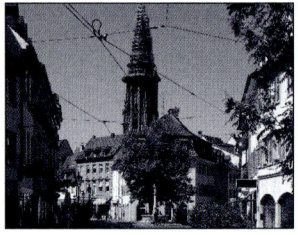

>> Universität
Albert-Ludwigs-Universität Freiburg

>> Adresse
Albert-Ludwigs-Universität Freiburg
Fahnenbergplatz, 79085 Freiburg
Telefon: 0761 203-0
Fax: 0761 203-4369
E-Mail: info@pr.uni-freiburg.de
Internet: www.uni-freiburg.de

Einwohnerzahl: 224.000   Zahnmedizinstudenten: ca. 437
Gesamtzahl Studenten: ca. 21.000   Studienbeginn: WiSe und SoSe
Zulassungszahl je Semester: 42 Studienplätze   Studiengebühren: nein

>> Dekanat
Universitätszahnklinik für Zahn-, Mund- und Kieferheilkunde
Hugstetter Str. 55, 79106 Freiburg
Sprechzeiten: Donnerstag vormittags bzw. nach Absprache
Telefon: 0761 270-49060

>> Studienberatung
Service Center Studium - Zentrale Studienberatung der Universität Freiburg
Sedanstr. 6, 79098 Freiburg
Telefon: 0761 2034246
Fax: 0761 2038835
E-Mail: studienberatung@service.uni-freiburg.de

>> Fachschaft
Klinik für Zahn-, Mund- und Kieferheilkunde Freiburg
Fachschaft Zahnmedizin,
Hugstetter Straße 55, 79106 Freiburg
Telefon: 0761 270-4835
Internet: www.zm-freiburg.de

>> BAföG-Amt

Studentenwerk Freiburg

- Förderungsabteilung -

Schreiberstraße 12–16, 79098 Freiburg

Telefon: 0761 2101-200

Fax: 0761 2101-201

Internet: www.swfr.de/gedl/bafoeg

STUDENTENMEINUNG

>> Freiburg im Breisgau

Was gefällt den Studenten an Freiburg?

*„schöne Stadt, gutes Wetter, hoher Freizeitwert", „tolle Outdoor- Möglich-
keiten", „man kann gut und recht günstig ausgehen", „viele Angebote für
Studenten", „familiäre Atmosphäre"*

Was gefällt den Studenten nicht?

*„hohe Mietpreise und wenig Wohnungen", „andere Großstädte sind weit
weg", „auf Dauer etwas provinziell"*

Freizeittipps:

*„Skifahren auf dem Feldberg", „Ausflugsziele Dreisam und Schauinsland",
„Mountainbiken, Wandern, in die Schweiz fahren", „Vergünstigungen für
Kino, Kneipen, Theater etc. nutzen"*

Gießen

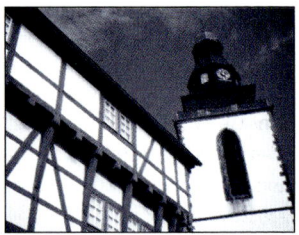

>> Universität
Justus-Liebig-Universität Gießen

>> Adresse
Zentrale Verwaltung
Ludwigstraße 23
35390 Gießen
Telefon: 0641 99-0
Internet: www.uni-giessen.de

Einwohnerzahl: 75.000
Gesamtzahl Studenten: ca. 26.500
Zulassungszahl je Semester: 32 Studienplätze

Zahnmedizinstudenten: ca. 348
Studienbeginn: WiSe und SoSe
Studiengebühren: nein

>> Dekanat
Dekanat des Fachbereichs Medizin
der Justus-Liebig-Universität Gießen
Rudolf-Buchheim-Str. 6, 35392 Gießen
Telefon: 0641 9948000
Fax: 0641 9948009
E-Mail: dekan@fb11.uni-giessen.de

>> Studienberatung
Zentrale Studienberatung
Erwin-Stein-Gebäude, Goethestraße 58, 1. Stock (Raumnummern: 107-122)
Internet: www.uni-giessen.de/cms/studium/beratung/zsb

>> Fachschaft
Zentrum für Zahn-, Mund- und Kieferheilkunde
Schlangenzahl 14, 35392 Gießen
Internet: www.med.uni-giessen.de/fs-zmk/

>> BAföG-Amt

Studentenwerk Gießen
Amt für Ausbildungsförderung
Otto-Behaghel-Straße 23, D-35394 Gießen
Telefon: 0641 40008-0
Fax: 0641 40008-409
E-Mail: ausbildungsfoerderung@studwerk.uni-giessen.de
Internet: www.studentenwerk-giessen.de
Öffnungszeiten: Mo, Do 9 – 15 Uhr, Fr 9 – 14:30 Uhr

STUDENTENMEINUNG

>> Gießen

Was gefällt den Studenten an Gießen?

„alle Einrichtungen liegen dicht beieinander", „familiäre Strukturen, man kennt fast jeden", „Angebote in der Stadt sind auf Studenten zugeschnitten", „viele Bars und Kneipen"

Was gefällt den Studenten nicht?

„keine schöne Stadt", „zu übersichtlich", „die Bahnschranke an der Frank- furter Straße, an der alle Studenten ständig warten müssen"

Freizeittipps:

„Radfahren entlang der Lahn und in der Umgebung", „Open Air-Konzerte im Sommer", „viele Studenten- und WG-Partys", „gutes Hochschulsportpro- gramm"

Göttingen

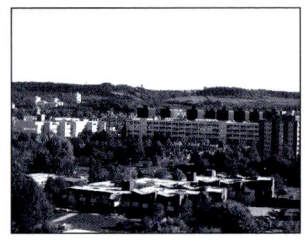

>> Universität
Georg-August-Universität Göttingen

>> Adresse
Georg-August-Universität Göttingen
Wilhelmsplatz 1
37073 Göttingen
Telefon: 0551 39-0
Fax: 0551 39-9612
E-Mail: poststelle@uni-goettingen.de
Internet: www.uni-goettingen.de

Einwohnerzahl: 121.000   Zahnmedizinstudenten: ca. 503
Gesamtzahl Studenten: ca. 24.000   Studienbeginn: WiSe und SoSe
Zulassungszahl je Semester: 44 Studienplätze   Studiengebühren: ja

>> Dekanat
Robert-Koch-Str. 42, 37075 Göttingen
Telefon: 0551 396995
E-Mail: dekanat@med.uni-goettingen.de

>> Studienberatung
Studienzentrale
Team Zentrale Studienberatung
Wilhelmsplatz 2, 37073 Göttingen
Telefon: 0551 39-113
E-Mail: zentrale.studienberatung@uni-goettingen.de

>> Fachschaft
Fachschaft Zahnmedizin
Robert-Koch-Str. 40, 37075 Göttingen
Telefon: 0551 398347
E-Mail: info@zahni-goettingen.de
Internet: www.zm-goettingen.de

>> BAföG-Amt

Studentenwerk Göttingen
Platz der Göttinger Sieben 4
37073 Göttingen
Telefon: 0551 395134
E-Mail: bafoeg@studentenwerk-goettingen.de
Internet: www.studentenwerk-goettingen.de/bafoeg.html

STUDENTENMEINUNG

>> Göttingen

Was gefällt den Studenten an Göttingen?

„sehr schöne Studentenstadt", „alles dreht sich um die Uni, tolle Atmosphä-re", „viele nette Kneipen, clubtechnisch ist für jeden was dabei", „günstiger Wohnraum", „man kennt sich"

Was gefällt den Studenten nicht?

„manchmal zu beschaulich", „häufig schlechtes Wetter", „kaum sinnvolle öffentliche Verkehrsmittel", „wenig los in den Semesterferien

Freizeittipps:

„Kiessee", „Badeparadies Eiswiese", „Grillen auf den Schillerwiesen", „gu-ter Unisport", „Kneipen und Studentenclubs in der Innenstadt"

Greifswald

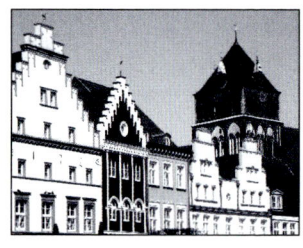

>> Universität
Ernst-Moritz-Arndt Universität Greifwald

>> Adresse
Domstraße 11, 17487 Greifswald
Telefon: 03834 86-0
E-Mail: pressestelle@uni-greifswald.de
Web: www.uni-greifswald.de

Einwohnerzahl: 54.000
Gesamtzahl Studenten: ca. 10.000
Zulassungszahl je Semester: 49 Studienplätze

Zahnmedizinstudenten: ca. 261
Studienbeginn: WiSe
Studiengebühren: nein

>> Dekanat
Chirurgische Klinik
Loefflerstr. 23 b, 17475 Greifswald
Telefon: 03834 86-6001
E-Mail: heidecke@uni-greifswald.de

>> Studienberatung
Ernst-Moritz-Arndt-Universität Greifswald
Friedrich-Loeffler-Straße 28, 17487 Greifswald
Telefon: 03834 86-1293
Fax: 03834 86-1255
E-Mail: zsb@uni-greifswald.de

>> Fachschaft
Fachschaft Zahnmedizin
Rotgerberstr. 8, 17489 Greifswald
Telefon: 03834 867198
E-Mail: fachschaft.zahnmedizin@uni-greifswald.de
Internet: www.dental.uni-greifswald.de/fachschaft/

>> BAföG-Amt

Studentenwerk Greifswald
Amt für Ausbildungsförderung
Am Schießwall 1-4
17489 Greifswald
Telefon: 03834 861740
E-Mail: bafoeg@studentenwerk-greifswald.de
Internet: www.studentenwerk-greifswald.de

STUDENTENMEINUNG

>> Greifswald

Was gefällt den Studenten an Greifswald?

„Uni steht im städtischen Mittelpunkt", „Stadt liegt nah am Meer", „man kennt sich, auch Studenten aus anderen Fachrichtungen", „im Sommer genial, man kann am Strand lernen"

Was gefällt den Studenten nicht?

„abgelegen, Großstädte zu weit entfernt", „mäßige Anbindung", „zu kleine Mensa bei steigenden Studentenzahlen"

Freizeittipps:

„schöne Strandausflüge nach Rügen oder Usedom, billiger Segelschein", „nette Bars, Kneipen und Cocktailbars", „der Strand in Lubmin", „Sonnenuntergang am Hafen"

Halle (Saale)

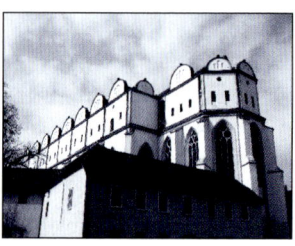

>> Universität
Martin-Luther-Universität Halle-Wittenberg

>> Adresse
Universitätsplatz 10
06108 Halle (Saale)
Telefon: 0345 5520
Internet: www.uni-halle.de

Einwohnerzahl: 232.000
Gesamtzahl Studenten: ca. 19.000
Zulassungszahl je Semester: 40 Studienplätze

Zahnmedizinstudenten: ca. 235
Studienbeginn: WiSe
Studiengebühren: nein

>> Studienberatung
Universitätsplatz 11, Löwengebäude, Räume 4 und 5, 06108 Halle/ Saale
Telefon: 0345 55213-06/ -08/ -12/ -22/ -27
Fax: 0345 5527052
E-Mail: studienberatung@uni-halle.de

>> Fachschaft
Fachschaft Zahnmedizin
Große Steinstraße 19, 06112 Halle (Saale)
Telefon: 0345 5571203
E-Mail: interessenvertretung@zahnmedizin-halle.de
Internet: www.zahnmedizin-halle.de

>> BAföG-Amt

Amt für Ausbildungsförderung
Postfach 110541
06019 Halle (Saale)
Telefon: 0345 6847113
Fax: 0345 6847202
E-Mail: bafoeg@studentenwerk-halle.de
Internet: www.studentenwerk-halle.de

STUDENTENMEINUNG

>> Haale (Saale)

Was gefällt den Studenten an Halle?

*„sehr enge Beziehungen unter den Studenten", „bezahlbares Wohnen",
„alles zu Fuß erreichbar", „ausgeprägte Kneipenkultur"*

Was gefällt den Studenten nicht?

*„Bausubstanz der Häuser", „viele junge Leute gehen weg, da es kaum Arbeit
gibt", „die unschönen Neubaugebiete", „Fakultäten sind sehr verstreut"*

Freizeittipps:

*„Peißnitz-Insel: grillen, sonnen, Konzerte", „Tretbootfahren auf der Saale",
„Seen in der Umgebung", „Sonnenuntergang vom Turbinefelsen ansehen",
„Bergzoo, Stadtpark"*

Hamburg

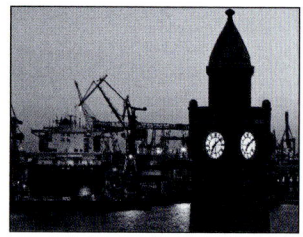

>> Universität
Universität Hamburg

>> Adresse
Universität Hamburg
Edmund-Siemers-Allee 1, 20146 Hamburg
Deutschland
Telefon: 040 42838-0
Fax: 040 42838-6594
E-Mail: online-dienste@uni-hamburg.de
Internet: www.uni-hamburg.de

Einwohnerzahl: 1.786.448
Gesamtzahl Studenten: ca. 40.000
Zulassungszahl je Semester: 80 Studienplätze

Zahnmedizinstudenten: ca. 603
Studienbeginn WiSe
Studiengebühren: nein

>> Dekanat
Telefon: 040 52003
Fax: 040 56752
E-Mail: dekan@uke.uni-hamburg.de

>> Studienberatung
Alsterterasse 1, 20354 Hamburg
Telefon: 040 42838-2510
Fax: 040 42838-2318
Studienberatung: 040 42838-7181

>> Fachschaft
Fachschaftsrat Zahnmedizin
Martinistraße 52, 20251 Hamburg
E-Mail: fachschaft-zahnmedizin@uke.de

>> BAföG-Amt

Grindelallee 9, 20146 Hamburg
Telefon: 040 41902-0
E-Mail: bafoeg@Studierendenwerk.hamburg.de
Internet: www.Studierendenwerk.hamburg.de

STUDENTENMEINUNG

>> Hamburg

Was gefällt den Studenten an Hamburg?

„Großstadt-Feeling, hier ist immer was los", „das kulturelle Angebot ist riesig", „viele Facetten", „ideal zum Shoppen"

Was gefällt den Studenten nicht?

„im Vergleich zu anderen Unistädten zu anonym", „Mieten sind teilweise unverschämt", „das Hamburger Schmuddelwetter", „die weiten Strecken und die überfüllten Busse"

Freizeittipps:

„Elbstrand im Sommer", „Ausgehen auf der Reeperbahn oder im Schanzenviertel", „Joggen um die Alster", „sich in den Planten&Bloomen-Park setzen", „abends an den Hafen setzen"

Hannover

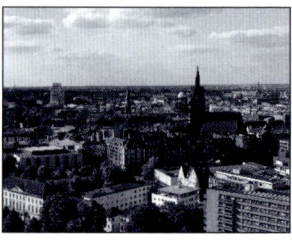

>> Universität
MHH Medizinische Hochschule Hannover

>> Adresse
Medizinische Hochschule Hannover (MHH)
Carl-Neuberg-Str. 1, 30625 Hannover
Telefon: 0511 532-0
Fax: 0511 532-5550
E-Mail: pressestelle@mh-hannover.de
Internet: www.mh-hannover.de

Einwohnerzahl: 522.000

Zahnmedizinstudenten: ca. 460

Gesamtzahl Studenten: ca. 32.000

Studienbeginn: WiSe

Zulassungszahl je Semester: 78 Studienplätze

Studiengebühren: ja

>> Dekanat
Studiendekan Zahnmedizin
Medizinische Hochschule Hannover
Carl-Neuberg-Straße 1, 30625 Hannover
Telefon: 0511 5324804
E-Mail: Tschernitschek.Harald@MH-Hannover.de

>> Fachschaft
Fachgruppe Zahnmedizin Hannover
Zahnklinik der MHH, OE 9545
Carl-Neuberg Str. 1, 30625 Hannover
Gebäude K20, Ebene S0, Raum 1230
Telefon: 0511 532-5403
Fax: 0511 532-5403
Internet: www.zahnmedizin-mh-hannover.de

>> BAföG-Amt

Studentenwerk Hannover
Abt. Ausbildungsförderung
Callinstraße 30a, 30167 Hannover
Telefon: 0511 7688126
Fax: 0511 7688152
E-Mail: bafoeg.hannover@sw-h.niedersachsen.de
Internet: www.studentenwerk-hannover.de

STUDENTENMEINUNG

>> Hannover

Was gefällt den Studenten an Hannover?

„gute Infrastruktur und Verkehrsanbindung", „viele Grünflächen in der Stadt", „relativ günstige Mietpreise", „Nähe zu Berlin und Hamburg", „fahrradfreundlich"

Was gefällt den Studenten nicht?

„das langweilige Image der Stadt", „keine typische Studentenstadt, wenige studentische Einrichtungen", „Innenstadt ist nicht gerade hübsch", „viel Beton"

Freizeittipps:

„Laufen am Maschsee", „Kneipen und Bars im Steintor und in Linden", „Galerien und Museen", „in den Harz oder ans Steinhuder Meer fahren", „gute Konzerte"

Heidelberg

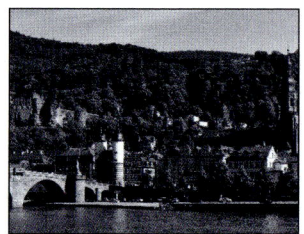

>> Universität
Ruprecht-Karls-Universität Heidelberg

>> Adresse
Grabengasse 1, 69117 Heidelberg
Telefon: 06221 54-0
Fax: 06221 54-2618
Postfachanschrift: Postfach 10 57 60, 69047 Heidelberg

Einwohnerzahl: 140.000

Gesamtzahl Studenten: ca. 24.000

Zulassungszahl je Semester: 81 Studienplätze

Zahnmedizinstudenten: ca. 446

Studienbeginn: WiSe

Studiengebühren: nein

>> Dekanat
Im Neuenheimer Feld 672, 69120 Heidelberg
E-Mail: Dekanat@med.uni-heidelberg.de

>> Studienberatung
Seminarstr. 2, 69117 Heidelberg
Telefon: 06221 54-5454
Telefonzeiten: Mo, Do 9 – 16 Uhr, Fr 9 – 13 Uhr
Fax: 06221 54-3850
E-Mail: studium@uni-heidelberg.de

>> Fachschaft
Studierende der Zahnheilkunde
an der Ruperto-Carola Heidelberg e. V.
Im Neuenheimer Feld 400, 69120 Heidelberg
E-Mail: fachschaft@zahnmedizin-heidelberg.de
Telefon: 06221 546304

>> BAföG-Amt

Studentenwerk Heidelberg
Abteilung Studienfinanzierung
Marstallhof 1, 69117 Heidelberg
Internet: www.stw.uni-heidelberg.de
E-Mail: foe@stw.uni-heidelberg.de
Telefon: 06221 545404
Fax: 06221 543524

STUDENTENMEINUNG

>> Heidelberg

Was gefällt den Studenten an Heidelberg?

„super viele junge Leute, viele Studis", „wunderschöne Stadt am Neckar mit altem Schloss", „typische Unistadt mit Charme", „idyllisch und international zugleich"

Was gefällt den Studenten nicht?

„die Touristenströme", „sehr hohe Mietpreise", „ab 3 Uhr nachts ist wegen Sperrstunde nichts mehr los", „wenig Ausgehmöglichkeiten"

Freizeittipps:

„Neckarwiesen", „der Schwimmbad-Musikclub", „die Kultkneipe Großer Mohr", „zum Königsstuhl mit der Bergbahn hochfahren oder wandern", „in umliegende Großstädte fahren"

Homburg

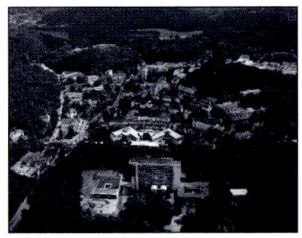

>> Universität
Universität des Saarlandes

>> Adresse
Universität des Saarlandes
Campus, D-66123 Saarbrücken
Telefon: 0681 302-0
Internet: www.uni-saarland.de

>> Medizinische Fakultät
Universitätsklinikum des Saarlandes
Kirrberger Straße, 66424 Homburg/Saar
Telefon: 06841 16-0
E-Mail: info@uniklinikum-saarland.de

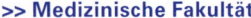

Einwohnerzahl: 43.808	Zahnmedizinstudenten: 161
Gesamtzahl Studenten: ca.15.000	Studienbeginn: WiSe
Zulassungszahl je Semester: 24 Studienplätze	Studiengebühren: nein

>> Dekanat
Medizinische Fakultät der Universität des Saarlandes
Dekanat, Gebäude 15, 66421 Homburg
Telefon: 06841 16-26000
Fax: 06841 16-26003
E-Mail: mfdekan@uniklinikum-saarland.de

>> Studienberatung
Studienzentrum, Zentrale Studienberatung
Campus Center, Geb. A4 4, EG, Postfach 15 11 50
66041 Saarbrücken
Telefon: 0681 302-3513
Fax: 0681 302-4526
E-Mail: studienberatung@uni-saarland.de

>> Fachschaft

Internet: www.zahnis.com

>> BAföG-Amt

Amt für Ausbildungsförderung
Im Auftrag Studentenwerk im Saarland e. V.
Universitätsgelände, Gebäude D 4.1
66123 Saarbrücken
Telefon: 0681 302-4992
Fax: 0681 302-4993
E-Mail: bafoeg-amt@studentenwerk-saarland.de
Internet: www.studentenwerk-saarland.de

STUDENTENMEINUNG

>> Homburg

Was gefällt den Studenten an Homburg?

*„sehr familiär, man kennt alle Leute", „schöne Lage und Nähe zu Frankreich",
„billiges Wohnen", „viel Grün, Wälder ringsum", „gute Lokale und Kneipen"*

Was gefällt den Studenten nicht?

*„nur Mediziner auf der Straße", „sehr klein und provinziell", „kaum Kultur",
„Wohnheimpartys wurden verboten"*

Freizeittipps:

*„Hochschulsport ist vielfältig und kostenlos", „nach Saarbrücken oder nach
Frankreich fahren", „Wandern in den Wäldern", „viele Radwanderwege im
Saarland", „Grillen auf dem Schlossberg"*

Jena

>> Universität
Friedrich-Schiller-Universität Jena

>> Adresse
Friedrich-Schiller-Universität Jena, 07737 Jena
Internet: www.uni-jena.de
Telefon: 03641 9300
Fax: 03641 931682

Einwohnerzahl: 105.000	Zahnmedizinstudenten: ca. 355
Gesamtzahl Studenten: ca. 19.000	Studienbeginn: WiSe
Zulassungszahl je Semester: 57 Studienplätze	Studiengebühren: nein

>> Dekanat
Dekanat der Medizinischen Fakultät
Bachstraße 18, 07743 Jena

>> Studienberatung
Universität Jena, Studierenden-Service-Zentrum
Fürstengraben 1, 07743 Jena
Telefon: 03641 931111
Fax: 03641 931112
E-Mail: studium@uni-jena.de

>> Fachschaft
Fachschaftsrat Zahnmedizin FSU Jena
Bachstrasse 2, 07743 Jena
Telefon: 03641 934072
E-Mail: Fachschaft.Zahnmedizin@med.uni-jena.de

>> BAföG-Amt

Am Planetarium 4, 07743 Jena
Telefon: 03641 930560-562
Fax: 03641 930589
Servicebüro
Telefon: 03641 930570-572
Mo – Do 9 – 16 Uhr
Fr 9 – 14 Uhr

STUDENTENMEINUNG

>> Jena

Was gefällt den Studenten an Jena?

*„man kennt jeden, viele Medizinerpartys", „viele junge Leute", „große
Auswahl an Biergärten und Kneipen", „kurze Wege, idyllische Lage", „überschaubare Größe"*

Was gefällt den Studenten nicht?

*„manchmal recht provinziell", „Wohnungen in guter Lage eher teuer", „in den
Semesterferien ausgestorben", „abends und nachts sehr eingeschränkter
Busverkehr"*

Freizeittipps:

*„die Kneipenmeile Wagnergasse", „Grillen und Faulenzen im Paradies- Park",
„Wanderung zu den sieben Wundern von Jena", „nach Weimar fahren",
„Tour entlang der Saale"*

Kiel

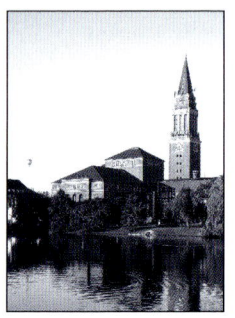

>> Universität
Christian-Albrechts-Universität zu Kiel

>> Adresse
Christian-Albrechts-Universität zu Kiel
Christian-Albrechts-Platz 4, 24118 Kiel
Telefon: 0431 880-00
Fax: 0431 880-2072
E-Mail: mail@uni-kiel.de

Einwohnerzahl: 240.000   Zahnmedizinstudenten: ca. 303
Gesamtzahl Studenten: ca. 21.000   Studienbeginn: WiSe
Zulassungszahl je Semester: 74 Studienplätze   Studiengebühren: keine

>> Dekanat
Christian-Albrechts-Platz 4, D-24118 Kiel, 8. OG, R. 807
Telefon: 0431 8802126
Fax: 0431 8802129
E-Mail: dekanat@med.uni-kiel.de

>> Studienberatung
Christian-Albrechts-Platz 5 (Anbau Uni-Hochhaus)
Mo - Mi 9 bis 11.30 Uhr sowie 14 bis 16 Uhr
Do 9 – 11.30 Uhr
Telefonische Sprechzeiten
Mo – Do 9 – 11.30 Uhr
Telefon: 0431 8807440

Postanschrift:
Zentrale Studienberatung der Christian-Albrechts-Universität zu Kiel
24098 Kiel
E-Mail: zsb@uv.uni-kiel.de
Internet: www.zsb.uni-kiel.de

>> Fachschaft

Fachschaft Zahnmedizin Kiel
Arnold-Heller-Straße 16, 24105 Kiel
E-Mail: fszm_kiel@googlegroups.com
Internet: www.fs-zahnmed.uni-kiel.de/zm/

>> BAföG-Amt

Studentenhaus
Westring 385, 24118 Kiel

STUDENTENMEINUNG

>> Kiel

Was gefällt den Studenten an Kiel?

„Stadt liegt direkt am Meer", „viele Sportmöglichkeiten", „Strand mit dem Fahrrad erreichbar", „viel Grün und gute Radwege"

Was gefällt den Studenten nicht?

„Stadt an sich ist nicht schön", „Nachtleben ist übersichtlich", „das Wetter", „am Wochenende wenig los, viele Studenten fahren heim"

Freizeittipps:

„an den Strand fahren und relaxen", „Segeln, Surfen, Schwimmen", „Sportkurse der Uni sind alle super", „in der Bergstraße feiern", „im Schrevenpark grillen" „nach Hamburg fahren"

Köln

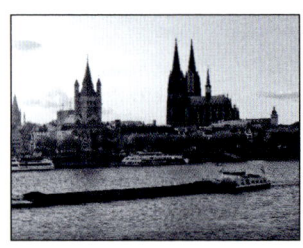

>> Universität
Universität zu Köln

>> Adresse
Universität zu Köln, Gebäude-Nr.: 100
Albertus-Magnus-Platz, D- 50923 Köln
Telefon: 0221 470-0

Einwohnerzahl: 1.017.155	Zahnmedizinstudenten: ca. 455
Gesamtzahl Studenten: 45.606	Studienbeginn: WiSe
Zulassungszahl je Semester: 66 Studienplätze	Studiengebühren: nein

>> Dekanat
Studiendekanat
Joseph-Stelzmann-Str. 20, Gebäude 42, UG, 50931 Köln
Telefon: 0221 4785820
E-Mail: studiendekanat@uk-koeln.de

>> Studienberatung
Zentrale Studienberatung (Abt. 21)
Gebäude-Nr.: 100
Hauptgebäude
Albertus-Magnus-Platz, Bauteil 2, Hochparterre, D- 50923 Köln
E-Mail: zsb@verw.uni-koeln.de
Telefon: 0221 470-3606, -3789
Fax: 0221 470-5095

>> Fachschaft
Kerpener Straße 32, 50931 Köln
Telefon: 0221 411216
E-Mail: fs-zmed@uni-koeln.de
Internet: www.fs-zahnmedizin-koeln.de

>> BAföG-Amt

Studienfinanzierung
Amt für Ausbildungsförderung
Abteilung Servicehaus
Universitätsstr. 16, 50937 Köln
Telefon: 0221 94265-0
Fax: 0221 94265-134
E-Mail: 0221 94265-0
Offene Sprechstunde
Di, Do 9 – 12:30 Uhr und nach Vereinbarung

STUDENTENMEINUNG

>> Köln

Was gefällt den Studenten an Köln?

„schönes und vielfältiges Nachtleben", „viele Nationalitäten, viele junge Leute", „Medienstadt", „viele Parks", „gute Shoppingstadt", „super Verkehrsanbindung"

Was gefällt den Studenten nicht?

„völlig überhöhter Mietspiegel", „zu wenige Wohnungen", „viel Verkehr, viel Lärm, schlechte Luft"

Freizeittipps:

„Ausgehen im Belgischen und Friesenviertel", „tolle Museen", „auf den Dom steigen", „am Rhein Inlineskates fahren oder rumliegen", „Clubs und Bars in der ganzen Stadt"

Leipzig

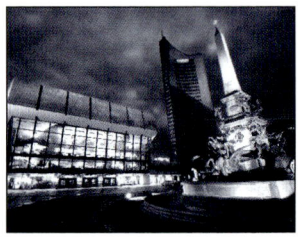

>> Universität
Universität Leipzig

>> Adresse
Universität Leipzig
Ritterstraße 26, 04109 Leipzig
Telefon: 0341 97-108
E-Mail: oeffentlichkeitsarbeit@uni-leipzig.de
Internet: www.uni-leipzig.de

Einwohnerzahl: 531.809   Zahnmedizinstudenten: ca. 394
Gesamtzahl Studenten: 28.125   Studienbeginn: WiSe
Zulassungszahl je Semester: 51 Studienplätze   Studiengebühren: nein

>> Dekanat
Studiendekan für Zahnmedizin
Poliklinik für Zahnärztliche Prothetik und Werkstoffkunde
Telefon: 0341 97-15920 oder 97-21302
Fax: 0341 97-15929

>> Studienberatung
Zentrale Studienberatung
Goethestraße 6, 04109 Leipzig
Telefon: 0341 97-32041
Fax: 0341 97-32089
E-Mail: ssz-studienberatung@uni-leipzig.de
Internet: www.zv.uni-leipzig.de/studium/angebot/studienberatung.html

>> Fachschaft
UniDens e. V.
Nürnberger Straße 57, 04103 Leipzig
E-Mail: fs@unidens.de
Internet: www.unidens.de

>> BAföG-Amt

Goethestraße 6
Telefon: 0341 96595
Sprechzeiten
Di 13 – 17 Uhr
Do 9 – 11 Uhr
Internet: www.studentenwerk-leipzig.de/bafoeg

STUDENTENMEINUNG

>> Leipzig

Was gefällt den Studenten an Leipzig?

*„die günstigen Mieten", „reges Nachtleben, viele Bars, Kneipen und Clubs",
„Häuser werden liebevoll restauriert", „einzigartige Kulturlandschaft",
„richtige Studentenstadt"*

Was gefällt den Studenten nicht?

*„die vielen Baustellen", „Umgebung ist nicht so interessant", „keine
schönen Außenbezirke"*

Freizeittipps:

*„viele Konzerte und Parties im Conne Island", Kultladen Ilses Erika",
„Kneipentour durchs Barfussgässchen", „Cospudener See", „super Zoo",
„Moritzbastei"*

Mainz

>> Universität
Johannes Gutenberg-Universität Mainz

>> Adresse
Johannes Gutenberg-Universität Mainz
Saarstr. 21, D 55122 Mainz
Postanschrift:
Johannes Gutenberg-Universität Mainz, 55099 Mainz
Telefon: 06131 39-0
Internet: www.uni-mainz.de

Einwohnerzahl: 199.237   Zahnmedizinstudenten: 672
Gesamtzahl Studenten: ca. 35.000   Studienbeginn: WiSe und SoSe
Zulassungszahl je Semester: 49 Studienplätze

>> Dekanat
Stv. Prodekan für das Studium der Zahnmedizin
Telefon: 06131 177257
Fax: 06131 176649
E-Mail: nbehneke@uni-mainz.de

>> Studienberatung
Studierenden Service Center
Forum Universitatis, Eingang 1, 1.OG, 55099 Mainz
Hotline: 06131 3922122
Öffnungszeiten: Mo – Do 9 – 16 Uhr, Fr 9 – 13 Uhr

>> Fachschaft
Fachschaft Zahnmedizin Vorklinik
Becherweg 13, 55128 Mainz
Telefon: 06131 3923390
Fachschaft Zahnmedizin Klinik
Augustusplatz 2, Keller, 55131 Mainz,
Telefon: 06131 172862

>> BAföG-Amt

Forum universitatis 6
55128 Mainz
Telefon: 06131 39972
Fax: 06131 3925452
E-Mail: bafoeg@verwaltung.uni-mainz.de

STUDENTENMEINUNG

>> Mainz

Was gefällt den Studenten an Mainz?

*„man kann jeden Abend ausgehen, viele Feste", „sehr schöne Innenstadt",
„super Bahnverbindungen", „gute Mischung aus städtisch und ländlich",
„Lage am Rhein"*

Was gefällt den Studenten nicht?

*„sehr teure Mieten", „lästiger Fluglärm", „Busanbindung der Uniklinik könnte
besser sein", „viele verschmutzte Straßen"*

Freizeittipps:

*„Grillen am Rheinufer", „Studipartys im Kuz", „an den Rheinstrand legen",
„nach Frankfurt fahren", „ins Museum gehen", „Weinberge und Ausflüge
nach Bacharach, Bingen oder auf Burgen"*

Marburg

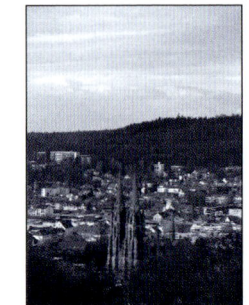

>> Universität
Philipps-Universität Marburg

>> Adresse
Philipps-Universität Marburg
Biegenstraße 10, D-35032 Marburg
Telefon: 06421 28-20
Fax: 06421 28-22500,
E-Mail: pressestelle@verwaltung.uni-marburg.de

Einwohnerzahl: 80.656   Zahnmedizinstudenten: 342
Gesamtzahl Studenten: ca. 19.000   Studienbeginn: WiSe und SoSe
Zulassungszahl je Semester: 30 Studienplätze   Studiengebühren: keine

>> Studienberatung
Biegenstr. 10, 35032 Marburg
Fax: 06421 2826037
E-Mail: ZAS@verwaltung.uni-marburg.de

>> Fachaft
Fachschaft Zahnmedizin Marburg
Georg-Voigt-Str. 3, 35039 Marburg
Internet: www.zahni-net.de

>> BAföG-Amt
Studentenwerk Marburg
Erlenring 5, 35037 Marburg
Telefon: 06421 296-0
Fax: 06421 296-223

STUDENTENMEINUNG

>> Marburg

Was gefällt den Studenten an Marburg?

„sehr überschaubare und studentisch geprägte Stadt", „schöne Innenstadt, alles gut erreichbar", „das Schloss und die vielen Kneipen", „tolles Flair", „viel Natur"

Was gefällt den Studenten nicht?

„hohe Mietpreise", „Verkehrsanbindung ist nicht gut", „in den Ferien ist nicht viel los", „die Stadt kriegt definitiv zu viel Regen ab", „Uni ist über die ganze Stadt verteilt"

Freizeittipps:

„an die Lahn zum Joggen, Grillen, Sonnen", „Wasserskifahren auf dem Niederweimarer See", „mit dem Aufzug in die Oberstadt", „die Kneipen ansteuern", „Shopping in der Altstadt"

München

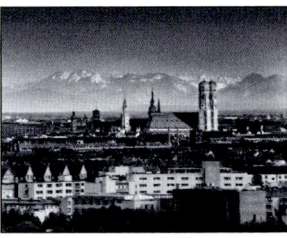

>> Universität
Ludwig-Maximilians-Universität München

>> Adresse
Ludwig-Maximilians-Universität München
Geschwister-Scholl-Platz 1
80539 München
Telefon: 089 2180-0
Internet: www.uni-muenchen.de

Einwohnerzahl: 1.364.000   Zahnmedizinstudenten: 706
Gesamtzahl Studenten: ca. 47.000   Studienbeginn: WiSe und SoSe
Zulassungszahl je Semester: 62 Studienplätze   Studiengebühren: nein

>> Dekanat
Bavariaring 19, 80336 München
Fax: 089 5160-8902

>> Studienberatung
Ludwig-Maximilians-Universität München
Zentrale Studienberatung
Ludwigstraße 27/I., Zi. G109, 80539 München
Telefon: 089 2180-6930

>> Fachschaft
Verein SdZ an der LMU
Goethestraße 70, D-80336 München
E-Mail: fachschaft@dent.med.uni-muenchen.de
Internet: www.fachschaft-zahnmedizin.de

>> BAföG-Amt

Helene-Mayer-Ring 9, Raum h4, U3 Olympiazentrum
Sprechzeiten
Mo, Di, Mi 9 – 13 Uhr und 14 – 16 Uhr
Do 9 – 13 Uhr und 15 – 18 Uhr
(nur allgemeine Fragen zum BAföG)
E-Mail: beratung-m@bafoeg-bayern.de
Telefon: 089 357135-30
Internet: www.studentenwerk-muenchen.de/finanzierung/bafoeg

STUDENTENMEINUNG

>> München

Was gefällt den Studenten an München?

„super zum Ausgehen, viele Clubs, Bars, Kneipen, Biergärten", „enorme Ermäßigungen für Studenten in Kultureinrichtungen", „hoher Freizeitwert", „riesiges Sportangebot, auch an der Uni"

Was gefällt den Studenten nicht?

„die unverschämt hohen Mieten", „öffentliche Verkehrsmittel sind teuer und nachts fährt kaum noch etwas", „das Verkehrschaos", „viele konservative Leute", „etwas chaotisch"

Freizeittipps:

„Faulenzen im Englischen Garten", „Kneipen im Glockenbachviertel", „Baden und Grillen an der Isar", „in die nahen Alpen fahren", „Oper und Theater zu Studentenpreisen"

Münster

>> Universität
Westfälische Wilhelms-Universität Münster

>> Adresse
Universität Münster
Schlossplatz 2, 48149 Münster
Telefon: 0251 83-0
Fax: 0251 83-32090
E-Mail: verwaltung@uni-muenster.de

Einwohnerzahl: ca. 279.803
Gesamtzahl Studenten: ca. 39.000
Zulassungszahl je Semester: 52 Studienplätze

Zahnmedizinstudenten: 653
Studienbeginn: WiSe und SoSe

>> Dekanat
Medizinische Fakultät Münster
Albert-Schweitzer-Campus 1, Gebäude D 3
Anfahrt: Domagkstraße 3
48149 Münster
Telefon: 0251 83-55010
Fax: 0251 83-55004
E-Mail: dekanmed@uni-muenster.de

>> Studienberatung
Zentrale Studienberatung
Schlossplatz 5, D-48149 Münster
Telefon: 0251 83-22357
Fax: 0251 83-22085
E-Mail: zsb@uni-muenster.de

>> Fachschaft
Zentrum für Zahn-, Mund- und Kieferheilkunde Münster
Waldeyerstraße 30, 48149 Münster
Ebene 05, Raum 124
E-Mail: zmkfs@uni-muenster.de

Telefon: 0251 83-47149
Fax: 0251 83-49890
Internet: www.campus.uni-muenster.de/zmkfs_fszm.html

>> BAföG-Amt
Studentenwerk Münster
Amt für Ausbildungsförderung
Postfach 7629, 48041 Münster
E-Mail: bafoeg@studentenwerk-muenster.de
Internet: www.studentenwerk-muenster.de

STUDENTENMEINUNG

>> Münster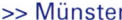

Was gefällt den Studenten an Münster?

„eine richtige Studentenstadt", „viele Grünflächen", „sehr fahrradfreund-lich", „zentrale Lage, gute Verkehrsanbindung", „viele Kneipen"

Was gefällt den Studenten nicht?

„teilweise zu kleinstädtisch", „viele Fahrraddiebe", „etwas konservativ", „es regnet eigentlich immer"

Freizeittipps:

„aalen am Aasee", „Shopping in der City", „Rad fahren", „die Bars und Knei-pen in der Stadt", „die Luna Bar"

Regensburg

>> Universität
Universität Regensburg

>> Adresse
Universität Regensburg
Universitätsstraße 31, 93053 Regensburg
Telefon: 0941 943-01
E-Mail: kontakt@uni-regensburg.de
Internet: www.uni-regensburg.de

Einwohnerzahl: 135.520   Zahnmedizinstudenten: 437
Gesamtzahl Studenten: ca. 18.000   Studienbeginn: WiSe und SoSe
Zulassungszahl je Semester: 42 Studienplätze   Studiengebühren: ja

>> Studienberatung
Sekretariat
Studentenhaus, Zi. 2.24
Telefon: 0941 943-2219
E-Mail: studienberatung@uni-regensburg.de

>> Fachschaft
Studentenvereinigung Zahnmedizin Regensburg e. V.
Franz-Josef-Strauß-Allee 11, 93053 Regensburg
Telefon: 0941 944-6147
Fax: 0941 944-6125
E-Mail: mail@fs-zahnmedizin.de
Internet: www.fs-zahnmedizin.de // www.zahnis.info // www.zahnifete.de

>> BAföG-Amt
Studentenwerk Niederbayern/Oberpfalz
Amt für Ausbildungsförderung
Albertus-Magnus-Str. 4, 93053 Regensburg
Telefon: 0941 943-2209
Fax: 0941 943-1938
E-Mail: uni-r@bafoeg-bayern.de

STUDENTENMEINUNG

>> Regensburg

Was gefällt den Studenten an Regensburg?

„vielleicht die schönste Altstadt Deutschlands", „viele Möglichkeiten, abends wegzugehen", „angeblich größte Kneipendichte des Landes", „gute Shoppingstadt",

Was gefällt den Studenten nicht?

„öffentliches Verkehrsnetz könnte besser sein", „zu wenig Parkplätze", „die Pflastersteine"

Freizeittipps:

„Donauradweg zur Walhalla", „Grillen auf der Jahn-Insel", „Kneitinger Biergarten", „das Karwendelhaus besuchen"

Rostock

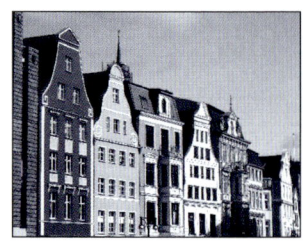

>> Universität
Universität Rostock

>> Adresse
Universität Rostock, 18051 Rostock
Sitz des Rektorats:
Ulmenstraße 69, Haus 3, 18057 Rostock
Telefon: 0381 498-0
Internet: www.uni-rostock.de

Einwohnerzahl: 202.735
Gesamtzahl Studenten: ca. 14.500
Zulassungszahl je Semester: 25 Studienplätze

Zahnmedizinstudenten: 164
Studienbeginn: WiSe
Studiengebühren: nein

>> Dekanat
Studiendekanat
Ernst-Heydemann-Str. 8, 18057 Rostock
Telefon: 0381 494-5021
Fax: 0381 494-5024
E-Mail: studiendekanat@med.uni-rostock.de

>> Studienberatung
Universität Rostock, Allgemeine Studienberatung
Parkstraße 6, 18057 Rostock
Telefon: 0381 498 1253
E-Mail: studienberatung@uni-rostock.de

>> Fachschaft
Fachschaft Zahnmedizin
Strempelstraße 13, 18057 Rostock
Telefon: 0381 4946559
E-Mail: fachschaft.zahnmedizin@uni-rostock.de

>> BAföG-Amt

Ausbildungsförderung, Aufgabe: Sekretariat
St.-Georg-Str. 104–107, 18055 Rostock
Telefon: 0381 4592 851
Fax: 0381 4592 9432
E-Mail: katrin.storm@studentenwerk-rostock.de

STUDENTENMEINUNG

>> Rostock

Was gefällt den Studenten an Rostock?

„schöne restaurierte Altstadt", „die Nähe zur Ostsee und den Stränden", „die Mieten sind bezahlbar", „Parks und Grünflächen"

Was gefällt den Studenten nicht?

„liegt etwas abgeschieden", „Plattenbauten zwischen Küste und Altstadt", „der Winter hier", „zu wenig kulturelles Angebot"

Was gefällt den Studenten am Studium?

„gutes Professoren-Studenten-Verhältnis", „Zusammenhalt der Studenten", „fundierte Ausbildung im ersten Studienabschnitt", „kurze Wege", „gemütlich und persönlich"

Was gefällt den Studenten nicht?

„teilweise etwas alte Ausstattung", „keine guten Nebenjobmöglichkeiten", „manche Praktikums- und Seminargruppen sind zu groß"

Freizeittipps:

„die Kneipen im Stadthafen", „Rudern auf der Warnow", „Warnemünde", „FKK an den Ostseestränden", „tolle Segelkurse an der Uni", „Kröpeliner Strasse"

Tübingen

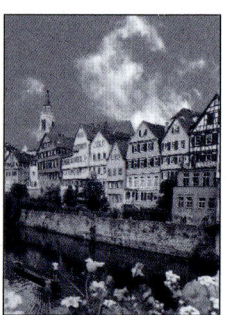

>> Universität
Eberhard Karls Universität Tübingen

>> Adresse
Eberhard Karls Universität Tübingen
Geschwister-Scholl-Platz, 72074 Tübingen
Telefon: 07071 29-0
Fax: 07071 29-5990
E-Mail: info@uni-tuebingen.de

Einwohnerzahl: 88.358
Gesamtzahl Studenten: ca. 24.000
Zulassungszahl je Semester: 31 Studienplätze

Zahnmedizinstudenten: 400
Studienbeginn: WiSe und SoSe
Studiengebühren: nein

>> Studienberatung
Zentrale Studienberatung
Wilhelmstr. 11, 2. OG., 72074 Tübingen
Telefon: 07071 29-72555

>> Fachschaft
Fachschaft Zahnmedizin e. V.
Osianderstrasse 2–8, 72076 Tübingen
Telefon: 07071 29 7 46 57
Fax: 07071 29 51 22
E-Mail: fachschaft@zahnmedizin.uni-tuebingen.de
Web: www.fachschaft-zahnmedizin-tuebingen.de

>> BAföG-Amt
Studentenwerk Tübingen-Hohenheim
Amt für Ausbildungsförderung
Wilhelmstraße 15, 72074 Tübingen
Karlstraße 11, 72072 Tübingen
Telefon: 07071 750110
Fax: 07071 7501159
E-Mail: bafoeg@sw-tuebingen-hohenheim.de

STUDENTENMEINUNG

>> Tübingen

Was gefällt den Studenten an Tübingen?

„idyllische Studentenstadt", „gemütlich, aber nicht lethargisch", „gute Ausgehmöglichkeiten", „gutes Busnetz", „tolle Altstadt"

Was gefällt den Studenten nicht?

„kein richtiges Kaufhaus", „sehr hohe Mietpreise", „in den Semesterferien so gut wie ausgestorben", „viele Einbahnstraßen"

Freizeittipps:

„Stocherkahnfahren – Mediziner haben einen eigenen Kahn", „guter Unisport", „gute Kinos", „nette Kneipen, abends auf dem Marktplatz sitzen", „schöne Fahrradtouren"

Ulm

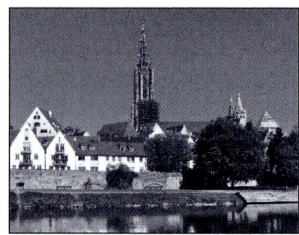

>> Universität
Universität Ulm

>> Adresse
Universität Ulm
89069 Ulm
Telefon: 0731 50-10
Fax: 0731 50-22038
Internet: www.uni-ulm.de

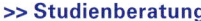

Einwohnerzahl: 122.801   Zahnmedizinstudenten: 227
Gesamtzahl Studenten: ca. 6000   Studienbeginn: WiSe und SoSe
Zulassungszahl je Semester: 27 Studienplätze   Studiengebühren: nein

>> Studienberatung
Zentrale Studienberatung
Universität Ulm, Albert-Einstein-Allee 5
89081 Ulm
Telefon: 0731 50-24444
Fax: 0731 50-22074

>> Fachschaft
Fachschaft Zahnmedizin Ulm
Albert-Einstein-Allee 11, 89081 Ulm
Internet: www.uni-ulm.de/med/med-fz.html

>> BAföG-Amt
Amt für Ausbildungsförderung
Besuchsadresse:
Karlstraße 36 (Eingang Syrlinstr.), 89073 Ulm
Postanschrift:
Postfach 4079, 89030 Ulm
Telefon: 0731 50-10
Fax: 0731 50-25251

STUDENTENMEINUNG

>> Ulm

Was gefällt den Studenten an Ulm?

*„viele Cafés und Bars in der Innenstadt", „schöne Altstadt mit Fachwerkhäu-
sern", „Studentenflair", „faire Mietpreise", „Busverbindungen
tagsüber sind top"*

Was gefällt den Studenten nicht?

*„keine Nachtbusse", „häufiger Nebel", „weiter Weg von der Stadt zur Uni auf
dem Berg", „ein bisschen provinziell"*

Freizeittipps:

*„an den Bodensee oder in die Alpen fahren", „schöne Radwege entlang der
Donau", „Klettern im Blautal", „Badeseen in der Umgebung", „nette Bars und
Lounges in der Stadt", „Fischerviertel"*

Witten-Herdecke

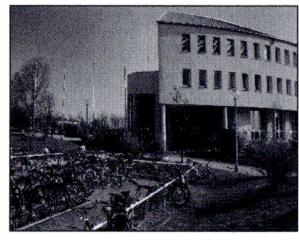

>> Universität
Universität Witten/Herdecke

>> Adresse
Alfred-Herrhausen-Straße 45, 58455 Witten
Telefon: 02302 926-600
Fax: 02302 926-681
E-Mail: zahnklinik@uni-wh.de
Internet: www.uni-wh.de

Einwohnerzahl: 98.233   Gesamtzahl Studenten: ca. 1.350
Studienbeginn: WiSe   Zulassungszahlen: 40

>> Dekanat
Fakultät für Gesundheit (Department für Zahn-, Mund- und Kieferheilkunde)
Universität Witten/Herdecke
Alfred-Herrhausen-Straße 45, 58455 Witten
Raum: 1.OG ZBZ
Telefon: 02302 926-600
Fax: 02302 926-681

>> Fachschaft
Department für ZMK
Fachschaft Zahnmedizin
Alfred-Herrhausen-Str. 50, 58452 Witten
E-Mail: Fachschaft-Zahnmedizin@uni-wh.de
Internet: www.fachschaft-zmk-witten.de

>> BAföG-Amt

Akademisches Förderungswerk Bochum

Anstalt des öffentlichen Rechts

Amt für Ausbildungsförderung

Universitätsstr. 150, 44801 Bochum

Telefon: 0234 3211010

Fax: 0234 3214010

E-Mail: Bafoeg@akafoe.de

Internet: www.akafoe.de

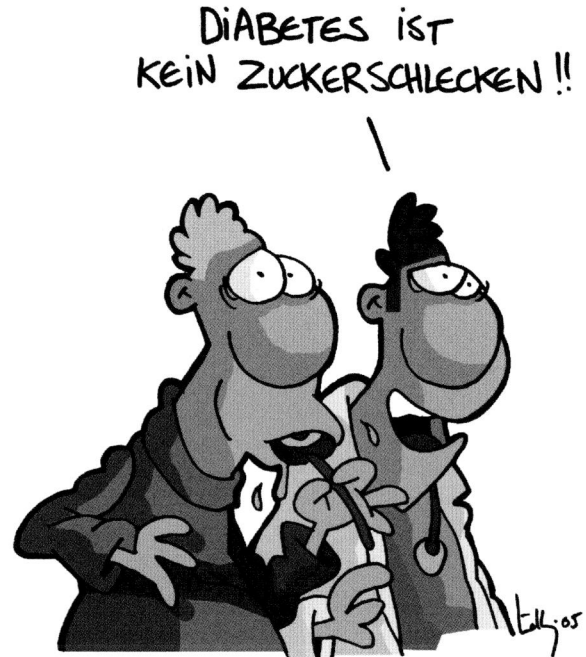

Mehr Cartoons unter www.medi-learn.de/cartoons

Würzburg

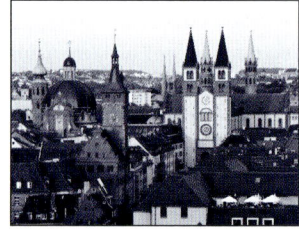

>> Universität
Julius-Maximilians-Universität

>> Adresse
Sanderring 2, 97070 Würzburg
Telefon: 0931 31-0
Fax: 0931 31-2600

Einwohnerzahl: 133.799   Zahnmedizinstudenten: 582
Gesamtzahl Studenten: ca. 22.036   Studienbeginn: WiSe und SoSe
Zulassungszahl je Semester: 59 Studienplätze   Studiengebühren: ja

>> Dekanat
Sprechzeiten: Mo - Fr von 09 - 12 Uhr
Telefon: 0931 20155201
Fax: 0931 20155205
Dekanat der Med. Fakultät - Haus D7
Josef-Schneider-Str. 2, 97080 Würzburg

>> Studienberatung
Kontakt zur Zentralen Studienberatung
Telefon: 0931 3183183, Mo – Fr 9 – 15 Uhr
Ottostraße 16 (Dachgeschoß), 97070 Würzburg,
offene Sprechstunde Mo – Fr 8 – 12 Uhr, Mi 14 – 16 Uhr
postalisch: Universität Würzburg, Zentrale Studienberatung,
Sanderring 2, 97070 Würzburg
E-Mail: studienberatung@zv.uni-wuerzburg.de

>> Fachschaft

Fachschaft Zahnmedizin Würzburg
Pleicherwall 2, 97070 Würzburg
Telefon: 0176 52482506
Fax: 0931 20173961
E-Mail: info@fszmwue.de
Internet: www.fszmwue.de

>> BAföG-Amt

Studentenwerk Würzburg
Amt für Ausbildungsförderung
Am Studentenhaus, 97072 Würzburg
Telefon: 0931 8005-0
Fax: 0931 8005-412
E-Mail: wuerzburg@bafoeg-bayern.de

STUDENTENMEINUNG

>> Würzburg

Was gefällt den Studenten an Würzburg?

„Schön in den Bergen gelegen", „tolle historische Altstadt", „romantisches Flair am Main", „überschaubar, aber nicht zu klein", „Mietpreise gehen noch"

Was gefällt den Studenten nicht?

„Uni ist zerstreut", „zum Radfahren recht bergig", „Parkplatzmangel", „etwas konservativ"

Freizeittipps:

„Faulenzen im Ringpark oder auf den Mainwiesen", „Bootsfahrt nach Veitshöchheim", „das Nautiland", „Weinberge in Grombühl", „durch die Bars der Stadt ziehen", „Wandern in der Mainschleife"

Wichtige Adressen im Überblick

>> Stiftung für Hochschulzulassung (SfH)
- Stiftung des öffentlichen Rechts -
Hausanschrift: Sonnenstraße 171, 44137 Dortmund
Postanschrift: Postfach, 44128 Dortmund
Telefon: 0180 3987111-000
Fax: 0180 3987111-227
E-Mail: poststelle@hochschulstart.de

>> Landesprüfungsämter:
Baden-Württemberg
Landesprüfungsamt für Medizin und Pharmazie
Regierungspräsidium Stuttgart
Referat 92
Nordbahnhofstr. 135
70191 Stuttgart
Internet: www.rp.baden-wuerttemberg.de
Telefon: 0711 9043970

Bayern
Bayern/ Oberbayern
Regierung von Oberbayern
Sachgebiet 55.2
Landesprüfungsamt für Humanmedizin und Pharmazie
Maximilianstr. 39
80538 München
Internet: www.regierung.oberbayern.bayern.de
Telefon: 089 2176–0

Berlin
Landesamt für Gesundheit und Soziales
Abteilung I 1a 211 – 1 a 213
Fehrbelliner Platz 1
10707 Berlin
Internet: www.berlin.de/lageso/
Telefon: 030 90229-0

Brandenburg
Landesamt für Umwelt, Gesundheit und Verbraucherschutz
Abteilung Gesundheit, Referat G1 – akademische Heilberufe und Gesund-
heitsfachberufe
Wünsdorfer Platz 3
15806 Zossen
Internet: www.lugv.brandenburg.de
Telefon: 033 702711-23 oder -24

Bremen
Die Senatorin für Arbeit, Frauen, Gesundheit, Jugend und Soziales
Abteilung Gesundheitswesen
Am Bahnhofsplatz 29
28195 Bremen
Internet: www.soziales.bremen.de/
Telefon: 0421 3619580

Hamburg
Behörde für Soziales, Familie, Gesundheit und Verbraucherschutz Landes-
prüfungsamt für Heilberufe
Billstraße 80
20539 Hamburg
Internet: www.hamburg.de/landespruefungsamt
Telefon: 040 42837-0

Hessen
Hessisches Landesprüfungs- und Untersuchungsamt im Gesundheitswesen
Abteilung 2
Walter-Möller-Platz 1
60439 Frankfurt am Main
Internet: www.hlpug.de
Telefon: 069 1567-712

Mecklenburg-Vorpommern

Landesprüfungsamt für Heilberufe beim Landesamt für Gesundheit und Soziales

Erich-Schlesinger-Str. 35

18059 Rostock

Internet: www.lagus.mv-regierung.de

Telefon: 0381 1222853

Nordrhein-Westfalen

Bezirksregierung Düsseldorf

Landesprüfungsamt für Medizin, Psychotherapie und Pharmazie

Am Bonneshof 35

40474 Düsseldorf

Internet: www.bezreg-duesseldorf.nrw.de

Telefon: 0211 475-0

Niedersachsen

Niedersächsischer Zweckverband zur Approbationserteilung (NiZza)

Landesprüfungsamt

Abteilung 2

Ärztehaus

Berliner Allee 20

30175 Hannover

Internet: www.ms.niedersachsen.de

Telefon: 0511 380-02

Rheinland-Pfalz

Landesamt für Soziales, Jugend und Versorgung

Referat 53

Baedeker Str. 2 – 10

56073 Koblenz

Internet: www.lsjv.rlp.de

Telefon: 0261 4041-0

Saarland

Landesamt für Soziales-, Gesundheits- und Verbraucherschutz

Zentralstelle für Gesundheitsberufe

Landesprüfungsamt

Hochstr. 67

66115 Saarbrücken
Internet: www.lsgv.saarland.de/landespruefungsamt.htm
Telefon: 0681 9978-4304

Sachsen
Sächsisches Landesprüfungsamt für akademische Heilberufe
Referat 26
Staffenbergallee 2
01099 Dresden
Internet: www.rp-dresden.de/lpa/
Telefon: 0351 825-0

Sachsen-Anhalt
Landesprüfungsamt für Gesundheitsberufe
Ernst-Kamieth-Str. 2
06112 Halle (Saale)
Internet: www.sachsen-anhalt.de/LPSA/index.php?id=16870
Telefon: 0345 514-0

Thüringen
Thüringer Landesverwaltungsamt
Landesprüfungsamt für akademische Heilberufe
Referat 560
Weimarplatz 4
99423 Weimar
Internet: www.thueringen.de/
Telefon: 0361 37700

>> Deutsche Universitäten für Zahnmedizin
Universität RWTH Aachen
Hochschule Aachen
Klinik für Zahn-, Mund-, Kiefer- und plastische Gesichtschirurgie
Pauwelstraße 30
52074 Aachen
Telefon: 0241 8088243
Fax: 0241 8082430

Universität Berlin Charité
Campus Benjamin Franklin
Charité Centrum für Zahn-,Mund-, und Kieferheilkunde
Aßmannhauser Str. 4–6
14197 Berlin-Wilmersdorf
Telefon: 030 450562015
Fax: 030 450562910

Universität Bonn
Zentrum für Zahn-, Mund-, und Kieferheilkunde
Welschnonnenstr. 17
53111 Bonn
Telefon: 0228 28722409
Fax: 0228 737421

Universität Dresden
Universitätsklinikum Carl Gustav Carusan an der Technischen Universität
Dresden
Zentrum für Zahn-, Mund-, und Kieferheilkunde
Fetscherstraße 74
01307 Dresden
Telefon: 0351 4582713
Fax: 0351 4584320

Universität Düsseldorf
Westdeutsche Kieferklinik
Zentrum für Zahn-, Mund-, und Kieferheilkunde
Moorenstraße 5
40225 Düsseldorf
Telefon: 0211 8118149
Fax: 0211 8116550

Universität Erlangen – Nürnberg
Polikliniken für Zahn-, Mund-, und Kieferheilkunde
Glückstraße 11
91054 Erlangen
Telefon: 09131 8533602
Fax: 09131 8525765

Universität Frankfurt am Main
Zentrum für Zahn-, Mund- und Kieferheilkunde des Klinikums der J.W. Goethe-Universität
Theodor-Stern-Kai 7
60590 Frankfurt am Main
Telefon: 069 63017883
Fax: 069 63013925

Universität Freiburg
Klinik für Zahn-, Mund- und Kieferheilkunde
Hugstetter Straße 55
79106 Freiburg im Breisgau
Telefon. 0761 2704921
Fax: 0761 2704795

Universität Gießen
Medizinisches Zentrum für Zahn-, Mund- und Kieferheilkunde
Schlangenzahl 14
35392 Gießen
Telefon: 0641 9916400
Fax: 0641 9946309

Universität Göttingen
Zentrum für Zahn-, Mund- und Kieferheilkunde
Robert-Koch Straße 40
37075 Göttingen
Telefon: 0551 39113

Universität Greifswald
Zentrum für Zahn-, Mund- und Kieferheilkunde
Walther-Rathenau Straße 42
17489 Greifswald
Telefon: 03834 861292
Fax: 03834 861282

Universität Halle-Wittenberg
Zentrum für Zahn-, Mund- und Kieferheilkunde
Große Steinstr. 19

06108 Halle/Saale
Telefon: 0345 5573712

Universität Hamburg
Zentrum für Zahn-, Mund- und Kieferheilkunde
Martinistraße 52
20246 Hamburg
Telefon: 040 741055941
Fax: 040 741054702

Medizinische Hochschule Hannover
Zentrum für Zahn-, Mund- und Kieferheilkunde
Carl-Neuberg-Str. 1
30625 Hannover
Telefon: 0511 5326019
Fax: 0511 5326020

Universität Heidelberg
Klinik für Zahn-, Mund- und Kieferheilkunde
Im Neuenheimer-Feld 400
69120 Heidelberg
Telefon: 06221 566807
Fax: 06221 564365

Universität Jena
Zentrum für Zahn-, Mund- und Kieferheilkunde
An der alten Post 4
07740 Jena
Telefon: 03641 931111
Fax: 03641 931112

Universität Kiel
Christian-Albrechts-Universität
Arnold-Heller Straße 16
24105 Kiel
Telefon: 0431 8807440
Fax: 0431 8803704

Universität Köln
Zentrum für Zahn-, Mund- und Kieferheilkunde
Kerpener Straße 32
50931 Köln
Telefon: 0221 411216
Fax: 0221 411216

Universität Leipzig
Zentrum für Zahn-, Mund- und Kieferheilkunde
Nürnberger Straße 57
04103 Leipzig
Telefon: 0341 9721000
Fax: 0341 9721009

Universität Mainz
Klinik und Polikliniken für Zahn-, Mund- und Kieferkrankheiten
Augustusplatz 2
55131 Mainz
Telefon: 06131 3922122
Fax: 06131 3925004

Universität Marburg
Medizinisches Zentrum für ZMK
Fachschaft Zahnmedizin
Georg-Voigt-Straße 3
35039 Marburg
Telefon: 06421 2822222
Fax: 06421 2822020

Universität München
Klinik und Poliklinik für Zahn-, Mund- und Kieferkrankheiten
Goethestraße 70
80336 München
Telefon: 089 21809000
Fax: 089 21802967

Universität Münster
Zentrum für Zahn-, Mund- und Kieferheilkunde
Waldeyerstraße 30
48149 Münster
Telefon: 0251 8322357
Fax: 0251 8322085

Universität Regensburg
Klinik und Poliklinik für Mund-, Kiefer- und Gesichtschirurgie
Franz-Josef-Strauß-Allee 11
93053 Regensburg
Telefon: 0941 9446313
Fax: 0941 9446347

Universität Rostock
Klinik und Poliklinik für Zahn-, Mund- und Kieferheilkunde
Strempelstraße 13
18057 Rostock
Telefon: 0381 4946551
Fax: 0381 4592999

Universität Saarland
Klinik und Poliklinik für Zahn-, Mund- und Kieferkrankheiten
Kirrberger Straße 56
66424 Homburg
Telefon: 0681 3025491
Fax: 0681 3024478

Universität Tübingen
Osianderstraße 2–8
72076 Tübingen
Telefon: 07071 2972555
Fax: 07071 295377

Universität Ulm
Department für Zahn-, Mund- und Kieferheilkunde
Albert-Einstein-Allee 11
89069 Ulm
Telefon: 0731 50023702
Fax: 0731 5022058

Universität Witten-Herdecke
Fakultät für Zahn-, Mund- und Kieferheilkunde
Alfred-Herrhausenstr. 50
58448 Witten
Telefon: 02302 926660
Fax: 02302 926661

Universität Würzburg
Zentrum für Zahn-, Mund- und Kieferheilkunde
Josef-Schneider-Str. 2/D7
97080 Würzburg
Telefon Vorklinik: 0931 20153864
Telefon Klinik: 0931 20153856

>> Österreichische Universitäten für Zahnmedizin
Medizinische Universität Wien
Spitalgasse 23
A-1090 Wien
Internet: www.meduniwien.ac.at

Medizinische Universität Graz
Universitätsplatz 3
A-8010 Graz
Internet: www.meduni-graz.at

Medizinische Universität Innsbruck
Christoph-Probst-Platz, Innrain 52
A-6020 Innsbruck
Internet: www.i-med.ac.at

Danube Private University (DPU)
Steiner Landstraße 124

A-3500 Krems-Stein
Telefon: +43 2732 70478
Fax: +43 2732 70478-7060

>> Schweizerische Universitäten für Zahnmedizin

Universität Basel
Petersplatz 1, CH-4003 Basel
Internet: www.unibas.ch

Universität Bern
Hochschulstr. 4, CH-3012 Bern
Internet: www.unibe.ch

Université de Genève
24 rue du Général-Dufour, CH - 1211 Genève 4
Internet: www.unige.ch

Universität Zürich
Rämistrasse 71, CH-8006 Zürich
Internet: www.unizh.ch

>> Ungarische Universitäten für Zahnmedizin (in deutscher Sprache)

Semmelweis-Universität
Adresse: H-1094 Budapest IX., Tu˝ zoltó utca 37–47.
Zentrale Telefonnummer: (36-1) 459-1500/
Apparate: 60082, 60084, 60086, 60088
Telefon: +36 1317-0932
Fax: +36 1266-6732

Universität Pécs
H-7622 Pécs, Vasvári Pál u. 4.
Telefon: +36 72 501-500
E-Mail: info@deutsch.pte.hu

>> MEDI-LEARN

Dorfstr. 57
24107 Ottendorf bei Kiel
Hotline: 0431 78025-0
Internet: www.medi-learn.de

Anhang

Checkliste Wohnungsbesichtigung

Folgende Punkte solltest du vor und während einer Wohnungsbesichtigung klären – am besten auch direkt schriftlich festhalten, sonst kommst du bei mehreren besichtigten Wohnungen leicht durcheinander.

Basisangaben:

Adresse der Wohnung:

Kontaktdaten des Ansprechpartners:

Besichtigungstermin und Treffpunkt:

Zur Wohnung:
– Welche Größe hat die Wohnfläche (in qm)?
– Wie groß ist die verfügbare Wohnnutzfläche (in qm)?
– Wie ist die Raumaufteilung (am besten eine kleine Skizze machen oder nach einem Grundriss fragen)?
– Wie viele Zimmer hat die Wohnung?
– Wie ist das Bad ausgestattet (Badewanne, Dusche, Fenster, Belüftung)?
– Ist im Mietpreis ein Stellplatz oder eine Garage enthalten?
– Kann man den Stellplatz bzw. die Garage ggf. auch ausschließen und so die Miete entsprechend verringern (in der Regel um 20-40 Euro)?
– Gibt es einen Garten, den du mitbenutzen darfst und wie groß ist dieser ggf.?
– Wie ist der Zustand der Räume? Wer muss wann renovieren (beim Einzug / beim Auszug)?
– Ist die Wohnung eher "ruhig" oder "laut"?
– Gibt es Schalldämmungsmaßnahmen?
– Wie hoch ist die Temperatur in der Wohnung im hohen Sommer bzw. im tiefen Winter (am besten den Vormieter befragen!)?
– Kabelfernsehen? Internet?

Zu den Kosten:
– Wie hoch ist die Kaltmiete?
– Welche Nebenkosten musst du in welcher Höhe zahlen?
– Wie hoch waren in den letzten beiden Jahren die Nachzahlungen der Vormieter?

- Wann wurde die letzte Mieterhöhung vorgenommen und wie hoch war diese?
- Wie hoch ist die Kaution?
- Musst du eine Ablöse für in der Wohnung verbleibende Gegenstände zahlen?
- Verlangt der Makler von dir eine Provision? Wie hoch ist diese?

Rund ums Haus:
- Wie alt ist das Haus?
- Wann wurde es zuletzt renoviert?
- Handelt es sich um ein Einfamilienhaus/ Zweifamilienhaus/ Mehrfamilienhaus?
- Handelt es sich um Eigentumswohnungen, die untervermietet werden oder gehört das Haus einem Vermieter oder einer Wohnungs-Genossenschaft?
- Wie viele Parteien wohnen insgesamt im Haus?
- Gibt es einen Wasch- oder Trockenraum?
- Kannst du dort ggf. deine Waschmaschine abstellen?
- Gehört ein Kellerraum zu deiner Wohnung?
- Wo kannst du deinen Müll entsorgen? Gibt es eine Mülltrennung?
- Ist ein Fahrstuhl vorhanden (ab 4 Etagen)?
- Wer wohnt sonst noch mit im Haus (vorwiegend Studenten bzw. junge Nachbarn oder eher Familien und ältere Leute)?
- Welche Pflichten hast du als Mieter (z. B. Treppenhausreinigung etc.)?

Zur Lage:
- Wie sind die Verkehrsanbindungen rund um die Wohnung?
- Welche Einkaufsmöglichkeiten gibt es in der näheren Umgebung (ALDI, Lidl und Co)?
- Wohin ist die Wohnung ausgerichtet (Straßenseite, Hofseite, Sonnenseite)?
- Welche Freizeitmöglichkeiten gibt es in der Umgebung?
- Im folgenden Abschnitt präsentieren wir dir häufig benutzte Abkürzungen für Wohnungsanzeigen.

Übersicht Abkürzungen Wohnungsanzeigen:

§5-Sch	Wohnberechtigungsschein
1-Zi-Kft.	Einzimmer-Komfortwohnung
2-Zi-Neub.-DG-Whg.	Zweizimmer-Neubau-Dachgeschosswohnung

2-Zi-Whg.	Zweizimmerwohnung
Abl.	Ablöse
Altb.	Altbau
App.	Appartement
Ausst.	Ausstattung
Bek.	Betriebskosten (Hausbeleuchtung, Hausmeister etc.)
Besicht./Bes.	Besichtigung
Bj.	Baujahr
BK	Betriebskosten (Hausbeleuchtung, Hausmeister etc.)
Court.	Courtage (Vermittlungsgebühr des Börsenmaklers)
D'bad/DB	Duschbad (nur Dusche, keine Badewanne)
DG	Dachgeschoss
DHH	Doppelhaushälfte
E.-hzg.	Elektroheizung
EBK	Einbauküche
Eckhs.	Eckhaus
EFH	Einfamilienhaus
Einb'Kü.	Einbauküche
Endetg.	Endetage
Erd.	Erdgeschoss
erf.	erforderlich
exkl.	exklusive Nebenkosten
Fahrst.	Fahrstuhl
Fernw.	Fernwärme
Fb'hzg./Fußbodenhzg.	Fußbodenheizung
Ga.-Ant.	Gartenanteil
Gara.	Garage
Gashzg.	Gasheizung
Gem.-Ant.	Gemeinschaftsantenne
HK	Heizkosten
Hs.-Mst.	Hausmeister
Immob.	Gewerbliche Anzeige
inkl.	inklusive mit Nebenkosten (Achtung: meist ohne Heizkosten)
Kabel	Kabelfernsehen
Kalt	Nettokaltmiete: Miete ohne Nebenkosten, Heizung
Kt./Kaut.	Kaution
Kfz-Stellpl.	Einstellplatz fürs Auto (kostet meistens extra)
Kochn.	Kochnische
kpl.	komplett

Man.	Mansarde (Wohnräume in einem Dachgeschoss)
MM	Miete pro Monat
möbl.	möbliert (dadurch schneller kündbar!)
Mte.	Miete
MV	Mietvertrag
MwSt.	Mehrwertsteuer
Neub.	Neubau
NK	Nebenkosten: Grundsteuern, Straßenreinigung, Müllabfuhr
NKM	Nettokaltmiete: Miete ohne Nebenkosten, Heizung
Nsphzg.	Nachtspeicherheizung – nutzt kostengünstigeren Nachtstrom
Nutzfl.	Nutzfläche
öZH	Ölzentralheizung
Pantry	Miniküche
Part.	Parterre
RDM	Ring Deutscher Makler
ren.	renoviert
RH	Reihenhaus
RMH	Reihenmittelhaus
S-balk.	Südbalkon
sep.	separat
Stpl.	Einstellplatz fürs Auto (kostet meistens extra)
TG	Tiefgarage
v. Priv.	von Privat (ohne Makler)
V'bad m.Fe.	Vollbad mit Fenster
VDM	Verband Deutscher Makler
VHN	Vereinigung Hamburger Hausmakler
warm	Gesamtmiete (alles inkl. außer Strom – der geht immer extra)
WG	Wohngemeinschaft
Wohnfl.	Wohnfläche
WW	Warmwasser
Ww.	Warmwasser
zgl.	zuzüglich
Zhzg.	Zentralheizung
Ztrl.Hzg.	Zentralheizung

Im folgenden Abschnitt präsentieren wir dir eine Auswahl an möglichen Nebenverdiensten während deines Zahnmedizinstudiums.

Beispiele für Nebenverdienstmöglichkeiten:

– Ärztlicher Notdienst
– AStA-Referent/in für behinderte und chronisch kranke Studierende
– Aushilfe Uni-Klinikum
– Babysitter
– Bedienung
– Behindertenbetreuung
– Bezahlte Doktorarbeit
– Call Center
– Catering
– Datenerfassung und statistische Erhebungen
– Datenkontrolle
– Dentallabor
– Deutsch für Ausländer
– Disponent in einer Rettungsleitstelle
– EDV-Spezialist, System- und Netzwerkadministrator
– Empfangsdienst bei einer Werbeagentur
– Erstellung von Lernmodulen im Computer Based Training Labor
– Kinder und Jugendliche
– Fahrzeuge überführen
– Hausnotrufdienst
– Herstellung von Lernsoftware für (Zahn-)Mediziner
– Hilfspfleger im Krankenhaus
– HiWi (Hilfswissenschaftler)
– Intensivpflege
– Inventurhilfe
– Kellner
– Kopiertätigkeit
– Krankenschwester
– Laborarbeit
– Lagerungspfleger
– Lehrkraft für erste Hilfe
– Lehrkraft in der Rettungsdienstschule
– (Zahn)Medizinische Kongresse
– Messen z. B. Hostess, Dolmetscher
– Mitarbeit an (zahn)medizinischen Studien z. B. Arzneimittelstudien
– Nachhilfe geben
– Nachtdienst z. B. Krankenhaus, Notrufgiftzentrale, Seniorenheim
– Notaufnahme

- Physiotherapeut
- Plasmaspenden
- Promotionstätigkeiten
- Redaktionelle Tätigkeiten
- Reparaturen
- Rettungsdienst/Rettungssanitäter
- Rezeption/Patientenaufnahme
- Service in Hotels
- Tankstelle
- Tutor
- Übersetzer für englische Fachtexte ins Deutsche
- Versuchsperson bei Forschungsarbeiten
- Zahntechniker
- Zahnmedizinsche/r Fachangestellte/r

Glossar

AdH

Bedeutet Auswahlverfahren der Hochschulen. Das heißt, dass 60 % der Studienplätze von den Hochschulen im „klassischen" SfH-Verfahren nach eigenen Kriterien in einem eigenständigen Auswahlverfahren besetzt werden können. Die je nach Universität unterschiedlichen Auswahlkriterien sollen das besondere Profil der Hochschule in Forschung und Lehre deutlich machen und unter den Bewerbern die künftigen Studenten, die diesem Profil am besten entsprechen, auswählen.

Anatomie

Lehre vom Bau der Körperteile – Fach in der Vorklinik, das sich in die sogenannte mikroskopische Anatomie (alles, was man nur mit einem Mikroskop sehen kann) und makroskopische Anatomie (alles, was man mit bloßem Auge sehen kann) gliedert (siehe Seite 109).

Allgemeine Hochschulreife

Anderer Begriff für Abitur – ermöglicht den Zugang zu einem universitären Studiengang.

Altklausuren

Altklausuren sind ein beliebtes Mittel, um sich auf eine Klausur im Zahnmedizinstudium vorzubereiten. In der Praxis kopieren ältere Semester ihre Klausuren und stellen sie auf der Homepage der Fachschaft zur Verfügung.

Anamnese

Als Anamnese wird das zahnärztliche Gespräch mit einem Patienten bezeichnet, in dem u. a. Art und Verlauf der aktuellen Beschwerden, aber auch Vorerkrankungen, Allergien und Erkrankungen in der Familie geklärt werden. Die Anamnese ist Teil der klinischen Ausbildung nach dem Physikum.

Approbation

Die Approbation ist die Zulassung als Zahnarzt, die nach bestandenem Staatsexamen jungen Zahnmedizinern erteilt wird.

Approbationsordnung

Die Approbationsordnung regelt in Deutschland die Zulassung zu akademischen Heilberufen, so auch die des Zahnarztes. In ihr finden sich Angaben über Inhalte, Länge und Bedingungen für die staatlichen Prüfungen.

Artikulator

Zahntechnisches Hilfsgerät, welches die Bewegungen des Kiefergelenks simulieren kann.

Assistenzzahnärzte

Als Assistenzzahnärzte oder Vorbereitungsassistent werden junge Zahnärzte in den ersten zwei Jahren ihrer Tätigkeit zur Erlangung der kassenzahnärztlichen Zulassung bezeichnet. Assistenzzahnärzte sind bereits voll approbierte (zugelassene) Zahnärzte. An den Uni-Kliniken betreuen sie die Studentenkurse.

AStA

Die Abkürzung AStA steht für Allgemeinen Studentenausschuss. Dieser vertritt die Interessen der Studenten in allen Gremien der Universität und wird durch gewählte Studenten besetzt.

Auswahlgespräche

Mit Auswahlgesprächen wird ein Verfahren zur Auswahl von Zahnmedizinstudenten bezeichnet, das die Universitäten direkt durchführen (siehe dazu Kapitel SfH ab Seite 27).

BAföG

Die Abkürzung BAföG steht für Bundesausbildungsförderungsgesetz, das die staatliche finanzielle Unterstützung für die Ausbildung von Studenten und auch Schülern regelt. In der Studentensprache versteht man unter BAföG das Geld, das man pro Monat als Unterstützung vom Staat bekommt. Beim BAföG handelt es sich um einen staatlichen, zinslosen Kredit, der nach Berufsbeginn in Raten zurückgezahlt werden muss (siehe dazu Kapitel „Ohne Moos nichts los" ab Seite 69).

Befunderhebung

Unter Befunderhebung versteht man die Durchführung einer zahnärztlichen Untersuchung mit dem Ziel herauszufinden, woran der Patient erkrankt ist.

Berufsinformationszentren (BIZ)

Das Berufsinformationszentrum (BIZ) ist Teil des Arbeitsamtes und informiert zumeist Schüler über die Ausbildungsmöglichkeiten, die Inhalte der Ausbildung sowie Inhalte der beruflichen Tätigkeit.

Biochemie

Das Fach Biochemie wird in der Vorklinik unterrichtet. Früher bezeichnete man die Biochemie als physiologische Chemie. Sie ist die Lehre der chemischen Vorgänge in Lebewesen (siehe Seite 112).

Biologie

Die Biologie wird im Zahnmedizinstudium als kleines Fach unterrichtet und ist die Lehre der allgemeinen Gesetzmäßigkeiten des Lebendigen (siehe Seite 114).

c.t.

c.t. steht für cum tempore und ist eine akademische Zeitangabe. Vorlesungen beginnen meist um c.t., was nichts anderes bedeutet als „Viertel nach" sprich ein sogenanntes akademisches Viertel später – Beispiel gefällig? 8.00 Uhr c.t. bedeutet 8.15 Uhr oder 10.00 Uhr c.t. bedeutet 10:15 Uhr. c.t. darf nicht mit s.t. (= sine tempore) verwechselt werden, was also bei 8.00 Uhr s.t. auch 8.00 Uhr bedeutet.

Chemie

Die Chemie wird als kleines Fach in der Vorklinik ausgebildet und ist die Lehre vom Aufbau, Verhalten und der Umwandlung von Stoffen (siehe Seite 113).

Dekan

Ein Dekan leitet eine Fakultät bzw. einen Fachbereich einer Hochschule. In der Regel ist der Dekan ein Professor, der diesen Posten für eine bestimmte Zeit inne hat. Häufigeren Kontakt hat man als Student mit dem sogenannten Studiendekan, der sich um die Lehre und damit um die Studenten kümmert.

Diagnose

Eine Diagnose ist die Entscheidung für eine bestimmte Krankheit oder Verletzung eines Patienten auf Basis einer durchgeführten Untersuchung.

Direktbewerbung

Im Zahnmedizinstudium ist eine Direktbewerbung an den Universitäten nur unter ganz bestimmten Bedingungen möglich, z. B. bei der Bewerbung für ein höheres Semester. (siehe dazu Kapitel „Wie bekomme ich einen Studienplatz?" ab Seite 27).

Doktorarbeit

Die Doktorarbeit (auch Dissertation genannt), ist eine wissenschaftliche Arbeit zur Erlangung eines Doktorgrades – im Klartext eine wissenschaftliche Arbeit, nach der man sich zusammen mit einem abgeschlossenen Studium als Dr. med. dent. bezeichnen darf (siehe auch Kapitel „Die zahnmedizinische Doktorarbeit" ab Seite 183).

Dozent

Der Dozent ist die ausbildende Person im Studium. Ein Dozent hält z. B. eine Vorlesung oder ein Seminar.

Eignungstest Medizin

Der Eignungstest Medizin (EMS) wird als sogenannter TMS (Test für medizinische Studiengänge) u. a. in Baden-Württemberg eingesetzt, um die Studienfähigkeit von Bewerbern zu beurteilen und ergebnisabhängig Studienplätze zu vergeben.

Einführungsveranstaltungen

Als Einführungsveranstaltungen versteht man die ersten Veranstaltungen nach Studienbeginn, in denen der grundsätzliche Ablauf und die Inhalte erläutert werden.

Einschreibung

Die Einschreibung oder Immatrikulation ist ein Verwaltungsvorgang an einer Hochschule, bei der eine Person als Student an die Hochschule angenommen wird. Die Einschreibung findet meist im Studierendensekretariat statt.

Erstsemester

Die Studenten im ersten Semester werden als Erstsemester (manchmal auch liebevoll „Erstis" oder „Küken") bezeichnet.

Examina

Examina ist die Mehrzahl von Examen. Man versteht unter Examen bzw. Examina die staatlichen Prüfungen im Zahnmedizinstudium (Vorphysikum, Physikum und Staatsexamen).

Fachzahnarzt

Nach Abschluss des Zahnmedizinstudiums kann ein Zahnarzt eine drei- bis vierjährige Weiterbildung zum Fachzahnarzt machen (z. B. für Kieferorthopädie oder Oralchirurgie).

Fachschaft

Als Fachschaft bezeichnet man die Einrichtung der studentischen Interessensvertretung an Universitäten.

Fakultät

Als Fakultät bezeichnet man einer Gruppe zusammengehörender Wissenschaften, die an einer Universität eine Einheit bilden. In der Zahnmedizin ist dies die medizinische Fakultät der jeweiligen Universität.

fakultativ

An der Uni werden freiwillige Veranstaltungen als fakultativ bezeichnet, Pflichtveranstaltungen als obligat. Die meisten Vorlesungen sind fakultativ.

Famulatur

Im Zahnmedizinstudium ein freiwilliges Praktikum im In- oder Ausland.

Förderungshöchstdauer

Die Förderungshöchstdauer spielt im Rahmen des BAföG eine Rolle und bezeichnet den Zeitpunkt, an dem die Förderung eingestellt wird. Derzeit liegt sie für Zahnmedizin bei elf Semestern.

Habilitation

Die Habilitation ist eine Hochschulprüfung, mit der im Rahmen eines akademischen Prüfungsverfahrens die Lehrbefähigung (facultas docendi) in einem wissenschaftlichen Fach festgestellt wird; es handelt sich dabei quasi um die Abschlußprüfung um Privatdozent bzw. später Professor zu werden.

Hochschulrahmengesetz

Da die Kultur- und Wissenschaftshoheit in Deutschland den Bundesländern obliegt, konnte der Bund nur über das Hochschulrahmengesetz bestimmte Inhalte zu den Hochschulen regeln. So stehen im Hochschulrahmengesetz z. B. die grundsätzlichen Aufgaben der Unis oder die Zulassungsrichtlinien.

Hochschulzugangsberechtigung

Die Hochschulzugangsberechtigung kann man in Deutschland durch das Abitur, durch eine fachgebundene Hochschulreife oder eine Fachhochschulreife erlangen. Die Hochschulzugangsberechtigung erlaubt grundsätzlich den Besuch einer Uni unabhängig davon, ob man einen Studienplatz bekommt.

Immatrikulationsbescheinigungen

Die Immatrikulationsbescheinigung bestätigt, dass man als Student an einer Uni eingeschrieben ist. Man bekommt Semester für Semester ein Dutzend Bescheinigungen oder kann sich diese ausdrucken, da man sie für Krankenkassen, Behörden oder für vergünstigte Angebote wie Abos und Konten benötigt – also gut darauf aufpassen und am besten den Eltern gleich ein paar beim nächsten Besuch mitbringen, denn die benötigen ebenfalls welche z. B. für das Kindergeld.

Internationaler Studierendenausweis

Der Internationale Studentenausweis (englisch: International Student Identity Card; ISIC) wird seit 1968 von der ISIC Association herausgegeben. Er ermöglicht die Wahrnehmung von Studentenrabatten weltweit.

Karies

Die Karies ist eine Krankheit, bei der die Zahnhartsubstanzen demineralisiert und somit zerstört werden können.

Kasack

Neben dem Kittel ist der Kasack das gebräuchlichste Kleidungsstück im klinischen Abschnitt. Hierbei handelt es sich um ein Hemd mit einem V-Ausschnitt und mehreren Taschen.

Kieferorthopädie

Zahnmedizinischer Fachbereich, der sich mit der Behandlung von Zahn- und Kieferfehlstellungen befasst.

Kittel

Der Kittel ist nicht nur eines der Statussymbole des Zahnarztes, sondern auch eines der wichtigsten Utensilien im Zahnmedizinstudium, das schon so mancher Student bei so manchem Seminar vergessen hat :-).

Klinik

Als Klinik bezeichnet man im Zahnmedizinstudium den Zweiten Abschnitt nach dem Physikum.

Landeszahnärztekammern

Die Landeszahnärztekammer ist u. a. zuständig für die Ausstellung der Zahnarztausweise nach bestandenem Staatsexamen.

Latinum

Als Latinum wird ein Nachweis über die lateinische Sprachkenntnis bezeichnet. Man bekommt das Latinum in der Regel, wenn man Latein bis zu einer bestimmten Klasse belegt hat und die Sprache mit einer Note nicht schlechter als 4 abgeschlossen hat.

Lehrstuhl

Als Lehrstuhl wird in Deutschland die Stelle eines Professors bezeichnet, die mit personellen und finanziellen Mitteln die Aufgaben der Forschung und Lehre ermöglicht.

Losverfahren

Das Losverfahren ist eine Möglichkeit, an einen Studienplatz für Zahnmedizin zu kommen. Dieses Verfahren wird auf Seite 36 genauer beschrieben.

Mund-, Kiefer- und Gesichtschirurgie (MKG)

Medizinischer Fachbereich, der sich mit der Behandlung der Zähne, der Mundhöhle, der Kiefer sowie des Gesichtes befasst. Für den Facharzt ist ein Doppelstudium der Zahn- und Humanmedizin nötig.

Oberärzte

Ein Oberarzt ist ein Zahnarzt in leitender Funktion. Er leitet in der Regel eine Abteilung und ist für die Assistenzzahnärzte zuständig.

Online-Community

Große Internetseiten, deren Besucher untereinander kommunizieren können – MEDI-LEARN (www.medi-learn.de) ist eine der größten Online-Communities für junge Mediziner und stellt seit Jahren einen beliebten und be-
lebten Treffpunkt für alle angehenden Zahnärztinnen und Zahnärzte dar.

Parodontologie

Zahnmedizinischer Fachbereich, der sich mit der Prävention, Behandlung
und Nachsorge von Erkrankungen des Zahnhalteapparates auseinandersetzt.

Physik

Lehre von den Gesetzmäßigkeiten der Natur. Als Zahnmediziner erhältst du
Einblicke in die auch für die Medizin relevanten Bereiche aus Optik, Mechanik und Wärmelehre (z. B. wie ein Ultraschallgerät funktioniert).

Physikum

Physikum ist die überlieferte Bezeichnung für die zahnärztliche Vorprüfung.
Die Prüfung findet nach fünf Semestern Regelstudienzeit statt und umfasst
einen mündlichen Teil (Anatomie, Biochemie, Physiologie, Zahnerhaltung)
und eine praktische Woche (Zahnerhaltung)

Physiologie

Lehre von der Funktionsweise des menschlischen Körpers, in der du in den
ersten fünf Semestern deines Studiums genauestens erfährst, wie alle Organe und Systeme des Körpers im gesunden Menschen funktionieren.

Plaque

Zahnbelag, der zum größten Teil aus verschiedenen Mikroorganismen besteht.

Praktika

In einem Praktikum (z. B. Physiologie und Biochemie) stehen die Handfertig-
keiten im Mittelpunkt, d. h. du musst praktisch beweisen, was du theoretisch
in Kurs und Seminar gelernt hast (z. B. im Labor Messungen durchführen).

Präparierbesteck

Im Anatomiekurs erlernst du mittels Präparierbesteck – bestehend aus Schere, Skalpell und Pinzette – an einer Leiche den Aufbau des menschlichen
Körpers.

Prothetik

Zahnmedizinischer Fachbereich, der sich mit dem Ersatz von Zähnen beschäftigt.

Regelstudienzeit

Für ein Zahnmedizinstudium sind zehn Semester und sechs Monate die Regelstudienzeit, die man mindestens benötigt, um das Studium erfolgreich abzuschließen.

Reputation

Das Ansehen oder die hohe Meinung, die z. B. ein Professor genießt, wenn es um die Qualität seiner Forschung und Lehre geht.

s.t.

Zeitangabe für den Beginn von Lehrveranstaltungen: sine tempore, d. h. ohne Zeitverlust und punktgenau zur vollen Stunde beginnen die mit s.t. ausgezeichneten Vorlesungen: also bedeutet 9 Uhr s.t., dass du auch um Punkt Neun im Hörsaal sein solltest, um den Beginn nicht zu verpassen. Das Gegenstück zu s.t. lautet c.t., das du hier im Glossar ebenfalls erläutert findest.

Scheine

Um dich zu den drei großen Prüfungen (Vorphysikum, Physikum und Staatsexamen) anzumelden und zugelassen zu werden, musst du mittels des sog. Scheins (Papierbeleg) nachweisen, dass du an den vorgeschriebenen Kursen und Lehrveranstaltungen in den Fächern des entsprechenden Studienabschnitts erfolgreich teilgenommen hast. Die einzelnen Scheine werden dir zu Kursende vom Kursleiter ausgehändigt. Es empfiehlt sich auch hier, die bislang gesammelten Scheine sorgfältig aufzubewahren.

Semester

Das Semester ist ein Studienhalbjahr. Das Wintersemester beginnt Mitte Oktober und endet Mitte April, dabei finden von Oktober bis Februar Vorlesungen statt, die Zeit von Februar bis Mitte April ist vorlesungsfrei. Ebenso im Sommerhalbjahr: Das Sommersemester beginnt Mitte April und endet Mitte Oktober, dabei finden von April bis Mitte Juli Vorlesungen statt, die Zeit von Juli bis Mitte Oktober ist vorlesungsfreie Zeit. Mitte Oktober und Mitte April sind also diejenigen Termine, zu denen das Uni-Leben mit dem Beginn der Lehrveranstaltungen eingeläutet wird (Semesterbeginn). Mitte Februar und Mitte Juli sind also diejenigen Termine, zu denen Studenten die Unis fluchtartig in Richtung Semesterferien verlassen (Semesterende), es sei denn es steht ein Kurs in der vorlesungsfreien Zeit an.

Sozialkriterien

Im Rahmen der Studienplatzvergabe haben Faktoren wie der Wohnsitz bei den Eltern in Uninähe, Behinderung, Studenten mit Kind im Zuge der Wartezeit- Quote eine Bedeutung, deren Bedeutung auf den Webseiten der SfH www.hochschulstart.de näher erläutert wird.

Staatsexamen

Der klinische Teil des Studiums wird mit der Zahnärztlichen Prüfung (=Staatsexamen) abgeschlossen. Sie umfasst mündlich-fachpraktische Prüfungen in den Haupt- und Nebenfächern. Danach bist du Zahnarzt.

SfH

Die ehemalige Zentralstelle für die Vergabe von Studienplätzen (ZVS) in Dortmund heißt jetzt Stiftung für Hochschulzulassung. Siehe Stiftung für Hochschulzulassung.

SfH-Bewerbung

Eine Bewerbung für einen Studienplatz im zulassungsbeschränkten Fach wie Zahnmedizin wird durch die Stiftung für Hochschulzulassung koordiniert, so dass du in jedem Falle deine Erstbewerbung bei der SfH einreichen musst.

Studienplatzvergabe

Die Studienplatzvergabe wird nach wie vor über die Stiftung für Hochschulzulassung (ehem. ZVS) in Dortmund koordiniert. Einige Unis überlassen der SfH die komplette Auswahl der Studenten, andere Unis führen „hauseigene Auswahlgespräche" durch. Die Bewerbung muss immer bei der SfH eingereicht werden.

Stiftung für Hochschulzulassung (SfH)

Sie koordiniert die Zulassungsverfahren für die Studienplätze im Zahnmedizinstudium und ist die zentrale Anlaufstelle für deine Bewerbung. Alle Informationen sind im Internet über www.medi-learn.de/az162 ersichtlich.

Stipendien

Unterstützung in Form von finanziellen Zahlungen oder Sachleistungen (Bücher). Einige Organisationen unterstützen das Studium besonders befähigter oder engagierter Studenten durch regelmäßige „Finanzspritzen".

Studenten-Ausweis

Der „Personalausweis für Studenten", mit dem du zeigst, dass und was du an welcher Uni studierst. Nützlich auch im Alltag, um ermäßigte Eintrittspreise für Studenten in Anspruch zu nehmen.

Studentenparlament

Die Studentenschaft hat das Recht, sich an der Gestaltung des Uni-Lebens zu beteiligen. Zu diesem Zwecke werden die studentischen Vertreter in den entsprechenden Ausschüssen aus dem Studentenparlament heraus gewählt. Das Studentenparlament wird von allen eingeschriebenen Studenten in Wahlen bestimmt.

Studentensekretariat

Eine der wichtigsten Anlaufstellen für dich ist das Studentensekretariat: Hier schreibst du dich zum Studium ein, hier meldest du dich jedes Semester durch Abgabe entsprechender Formulare zurück und erhältst auch sonst alle erdenklichen Infos, wann wo welcher Kurs stattfindet und was es ansonsten für Termine zu beachten gilt.

Studentenwerk

In jeder Unistadt kümmert sich das Studentenwerk um die Belange von Studenten im Hinblick auf Einrichtung von Wohnheimen und Mensen oder der Verwaltung der BAföG-Anträge. Aber auch die psychologische Studienberatung wird vom Studentenwerk angeboten.

Studienbuch

Im Laufe deines Studiums musst du den Besuch von Lehrveranstaltungen in einer Art Berichtsheft festhalten, in das du die im jeweiligen Semester belegten Kurse und Praktika einträgst. Es ist ein sehr wichtiges Dokument, das du von Zeit zu Zeit auch einmal kopieren solltest, falls das Original einmal abhanden kommen sollte, schließlich enthält es die komplette Chronologie deiner Uni-Karriere.

Studiendekanat

Der Dekan ist der Sprecher bzw. Vorsteher/Leiter eines Fachbereiches der Uni; der entsprechende Verwaltungsapparat mit Büros etc. wird als Studiendekanat bezeichnet.

Studiengebühren

Derzeit (Januar 2013) werden Studiengebühren in den Bundesländern Niedersachsen und Bayern erhoben.

Studienplatzvergabe

Ein Studienplatz ist ein kostbares Gut, da er von mehr Bewerbern nachgefragt wird, als Studienplätze vorhanden sind. Also sind vom Gesetzgeber Verfahren für die Vergabe von Studienplätzen entwickelt worden, damit unter Wahrung der Chancengleichheit jeder die Chance hat, an der Studienplatzvergabe teilzunehmen. Die Vergabe der Studienplätze in Medizin wird durch die Stiftung für Hochschulzulassung (SfH) in Dortmund koordiniert.

Terminologie-Kurs

Im ersten Semester gilt es die grundlegenden Begriffe aus der medizinischen Fachsprache zu erlernen. Im Rahmen des Terminologie-Kurses erfährst und lernst du, aus welchen zumeist griechischen oder lateinischen Begriffen sich die medizinischen Bezeichnungen ableiten und wie sie korrekt gebildet werden. Es ist sozusagen der Vokabelkurs für das Studium.

Testat

Ein Testat ist eine Wissensüberprüfung, die in mündlicher oder schriftlicher Form abgehalten werden kann. Meist wirst du in zehn bis 15 Minuten zu einem Thema der Woche kurz befragt. Es gibt aber auch größere Testate, deren erfolgreiches Bestehen darüber entscheidet, ob du den ganzen Kurs bestanden hast.

Therapie

Die medizinische Kunst besteht aus kunstgerechter Diagnose und Therapie. Wenn der Zahnarzt weiß, welche Erkrankung vorliegt, kann er die passende Therapie veranlassen. Das Wort leitet sich aus dem Griechischen ab und kann mit Behandlung übersetzt werden, damit die Symptome einer Krankheit verschwinden oder sich verringern.

Tutorenschaften

Ein Tutor ist ein studentischer Hilfslehrer aus höheren Semestern. Im Anatomie-Kurs helfen erfahrene Studenten z. B. den Frischlingen dabei, eine Leiche kunstgerecht zu präparieren. Auch in vielen anderen Fächern gibt es Studenten-Lehrer. Übrigens eine nette Möglichkeit, um über einen Nebenjob etwas Geld (und Wissen) dazuzuverdienen.

Universität

Uni ist die Kurzform für Universität = Hochschule. Als universitas bezeichnet man die Gemeinschaft der Lehrenden und Lernenden – ein Begriff, der sich aus der Antike bis in die heutigen Zeiten gehalten hat und auch mit Hochschule übersetzt werden kann.

Vorphysikum

Die erste große vorklinische Prüfung. Physik, Chemie und Biologie werden mündlich abgefragt.

Vorlesung

Als es noch keine oder nur sehr wenige Bücher gab, wurde den Studenten von Professoren aus den Büchern vorgelesen. Auch heute stellt diese Form der Wissensvermittlung nach wie vor eine Methode der ersten Wahl dar, wenn es um den Hochschulunterricht geht. Im Hörsaal werden Vorlesungen gehört, d. h. der Professor steht vor dem Pult und erklärt der wissbegierigen Studentenschaft, wie die Medizin (bzw. sein Fachgebiet) funktioniert.

Wartesemester

Wer in der Abiturquote oder im Hochschulvergabeverfahren keinen Studienplatz erhalten hat, kann Wartesemester sammeln. Ein Halbjahr ist dabei gleich einem Wartesemester. 20 % der Studienplätze werden nach Wartezeit vergeben, d. h. wer am längsten wartet, kommt in den Genuss eines Studienplatzes.

Wartezeit

Die Anzahl der Halbjahre, die seit dem Erwerb der Hochschulzugangsberechtigung (z. B. Abitur) verstrichen sind. Jede Form von Tätigkeit – außer einem Studium – zählt hier, d. h. ob du eine Weltreise machst oder Chemie büffelst: Du sammelst Wartesemester. Ein Fünftel der Studienplätze wird nach der sogenannten Wartezeit-Quote vergeben, bei der man zwischen acht und zehn Semestern (= vier bis fünf Jahre) rechnen darf.

Wintersemester

Das Studienjahr wird in zwei Halbjahre aufgeteilt: Das Wintersemester beginnt im Oktober und endet Mitte April, das Sommersemester beginnt Mitte April und endet im Oktober.

Wohnheim

Wer es gern gemütlich und in geselliger Runde mag, dem kann ein Platz in den Studentenwohnheimen empfohlen werden. Es gibt Einzel- und Mehrpersonen-Appartmentwohnungen zu günstigen Preisen. Die Plätze werden von dem zuständigen Studentenwerk vor Ort vergeben.

Zahnarzt

Nach dem Studium bist du Zahnarzt und befasst dich mit der Diagnose und Behandlung von Zahn-, Mund- und Kieferkrankheiten.

Zahnerhaltung

Zahnmedizinischer Fachbereich, der sich mit der Erhaltung der Zähne befasst (= konservierende Zahnheilkunde, Kons).

Zahnersatzkunde

siehe Prothetik

Zahntechnik

Handwerkliche Anfertigung von hauptsächlich Zahnersatz durch einen Zahntechniker in einem Dentallabor. Zahnärzte und Zahntechniker arbeiten sehr eng zusammen.

Zweiter Studienabschnitt

Das Zahnmedizinstudium ist in zwei größere Studienabschnitte eingeteilt: Mit dem Zweiten Abschnitt werden die Semester 6 bis 10 bezeichnet (= Klinik). Das erste bis fünfte Semester stellen den Ersten Abschnitt des Zahnmedizinstudiums dar (= Vorklinik).

Beispielaufgaben TMS

Beispielaufgaben aus dem „Test für medizinische Studiengänge"

Die folgenden Aufgaben prüfen Ihr räumliches Vorstellungsvermögen. Jede der Aufgaben besteht aus zwei Abbildungen eines durchsichtigen Würfels, in dem sich ein oder zwei Kabel befinden. Die erste Abbildung (links) zeigt Ihnen stets die Vorderansicht (Frontansicht) des Würfels; auf dem rechten Bild daneben ist derselbe Würfel noch einmal abgebildet; Sie sollen herausfinden, ob von rechts (r), links (l), unten (u), oben (o) oder hinten (h).

© ITB Consulting GmbH, Bonn

Aufgabe 1

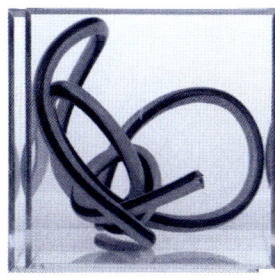

(A): r
(B): l
(C): u
(D): o
(E): h

Lösung: (E)

Lösungsweg: Die rechte Ansicht ist in etwa spiegelbildlich zu der linken Ansicht. Das dem Betrachter entgegenkommende Ende in der linken Ansicht zeigt in der rechten Ansicht nach hinten. Die obere linke Ecke ist in der linken Ansicht frei, in der rechten Ansicht ist es die obere rechte Ecke. Die Lösung lautet folglich: „hinten".

Aufgabe 2

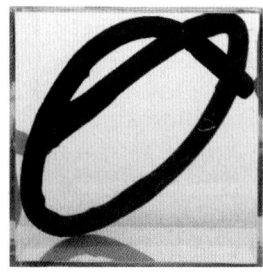

(A): r
(B): l
(C): u
(D): o
(E): h

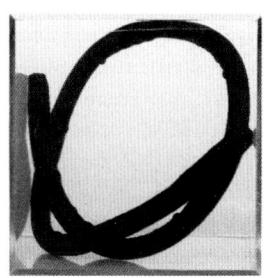

Lösung: (C)

Lösungsweg: Der Schlauch in der linken Ansicht formt eine Schlaufe, die unten am Rand des Würfels aufliegt. In der rechten Ansicht sieht man direkt auf die Schlaufe. Die Lösung lautet folglich: „unten".

Aufgabe 3

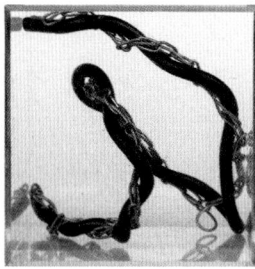

(A): r
(B): l
(C): u
(D): o
(E): h

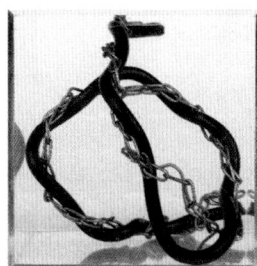

Lösung: (B)

Lösungsweg: In der linken Ansicht befindet sich der Großteil des Schlauches im mittleren und unteren Teil des Würfels und nur ein Ende ragt in den oberen Bereich. Da sich dieses Verhältnis auch in der rechten Ansicht wiederfindet, können die horizontalen Rotationen „oben" und „unten" ausgeschlossen werden. In der linken Ansicht zeigt das obere Ende des Schlauches nach hinten und das untere Ende des Schlauches nach rechts. In der rechten Ansicht zeigt das obere Ende des Schlauches nach links und das untere Ende in der unteren linken Ecke nach hinten. Die Lösung lautet daher „links".

Aufgabe 4

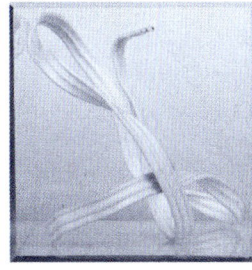

(A): r
(B): l
(C): u
(D): o
(E): h

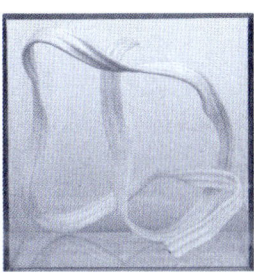

Lösung: (A)

Lösungsweg: Bei dieser Figur sind die Kabelenden gut zu erkennen: In der linken Ansicht verläuft das untere Ende des Kabels in der rechten unteren Ecke des Würfels in einem Bogen. In der linken Ansicht verläuft dieses Ende von vorne nach hinten. Die Lösung lautet folglich „rechts". Für „links" müsste das untere Ende des Kabels zum Betrachter zeigen.

Aufgabe 5

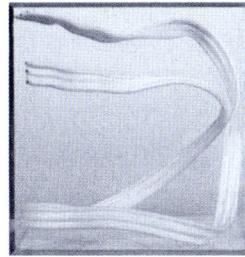

(A): r
(B): l
(C): u
(D): o
(E): h

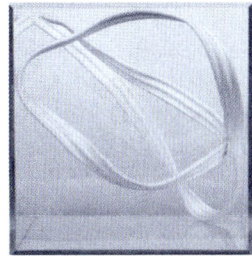

Lösung: (D)

Lösungsweg: In der linken Ansicht befindet sich eine große Schlaufe des Kabels im oberen Teil des Würfels, durch die der Betrachter hindurchsehen kann. In der rechten Ansicht liegt die große Schlaufe auf dem Boden des Würfels. Die horizontalen Rotationen „rechts", „links" und „hinten" können daher ausgeschlossen werden. In der linken Ansicht befindet sich die Schlaufe im vorderen Teil des Würfels und die beiden Enden des Schlauches zeigen in die hintere obere linke Ecke. Für die Lösung „unten" müssten sich die Enden des Kabels in der rechten Ansicht im unteren Teil des Würfels befinden und die Schlaufe müsste an der Decke des Würfels liegen. Die Lösung lautet folglich „oben".

Index

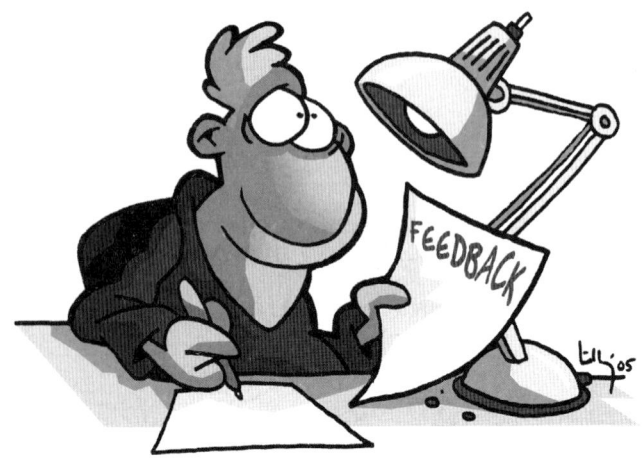

Deine Meinung ist gefragt

Unser Ziel ist es, dir ein perfektes Buch zur Verfügung zu stellen. Wir haben uns sehr bemüht, alle Inhalte korrekt zu recherchieren und alle Fehler vor Drucklegung zu finden und zu beseitigen. Aber auch wir sind nur Menschen: Ganz sicher sind uns einige Dinge nicht aufgefallen. Um dir mit zukünftigen Auflagen ein weiter verbessertes Buch bieten zu können, bitten wir dich um deine Mithilfe.

Sag uns, was dir aufgefallen ist, welche Stolpersteine wir übersehen haben oder welche Formulierungen unverständlich waren. Darüber hinaus freuen wir uns natürlich auch über positive Rückmeldungen aus der Leserschaft.

Deine Mithilfe ist für uns sehr wertvoll und wir möchten dein Engagement belohnen: Unter allen Rückmeldungen verlosen wir einmal im Semester Fachbücher im Wert von 250,- EUR. Die Gewinner werden auf der Webseite von MEDI-LEARN unter www.medi-learn.de bekannt gegeben.

Deine Rückmeldungen kannst du uns einfach per Post an MEDI-LEARN, Dorfstraße 57, 24107 Ottendorf schicken oder im Internet in ein spezielles Formular eintragen, das du unter der folgenden Adresse findest: www.medi-learn.de/rueckmeldungen

Vielen Dank!
Dein MEDI-LEARN Team

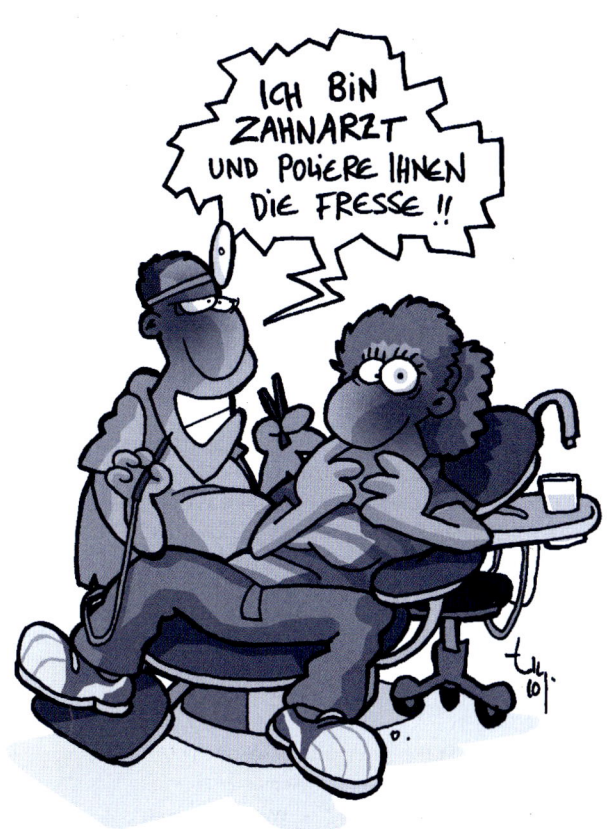

Mehr Cartoons unter www.medi-learn.de/cartoons